Ornstein · Sobel

Gesund durch Lebensfreude

Robert Ornstein · David Sobel

Gesund durch Lebensfreude

Aus dem Amerikanischen von
Konrad Dietzfelbinger

IRISIANA

IRISIANA

Eine Buchreihe herausgegeben von
Margit und Rüdiger Dahlke

Die Originalausgabe erschien unter dem Titel
Healthy Plesures
bei Addison-Wesley Publishing Company, Inc.

Die Deutsche Bibliothek – CIP-Einheitsaufnahme
Ornstein, Robert E.:
Gesund durch Lebensfreude /
Robert E. Ornstein; David Sobel. –
München: Hugendubel, 1994
(Irisiana)
ISBN 3-88034-768-9

Umschlaggestaltung: Zembsch' Werkstatt, München
Satz: Uhl + Massopust, Aalen
Druck und Bindung: Ebner Ulm
Printed in Germany

ISBN 3-88034-768-9

Inhalt

Anmerkungen und Quellenhinweise

Danksagung

Wir möchten an dieser Stelle unserer rastlos tätigen Verlegerin Jane Isay Dank sagen für Ansporn, Ermutigung und guten Rat. Eine weitere gesundheitsfördernde Lebensfreude bei Addison-Wesley war William Patrick, der wertvolle Hilfestellung bei der Abfassung des Buches leistete.

Umfangreiche Vorarbeiten stecken in dieser Veröffentlichung. Besonderer Dank gebührt in diesem Zusammenhang Sharon Sokowitz, Nancy Bruning, Melanie Scheller und Sarah Berkowitz.

Zahlreiche Personen haben uns ihre Zeit geopfert und das Manuskript kritisch begutachtet. Sally Mallam holte uns auf den Boden der Tatsachen zurück, wenn wir uns zu sehr verstiegen hatten, und Davis Widdicombe steuerte soziologische und historische Informationen bei. Ebenso halfen Brent Danninger, Evan Neilsen, Doris Burgess, Don Bardole und Laura Keranen durch Sachverstand und Korrekturen bis zur endgültigen Gestaltung des Manuskripts. Ihnen allen gilt unser Dank.

Besonders danken möchten wir auch Doris und Alan Burgess, die uns ein Zimmer mit schöner Aussicht zur Verfügung stellten, in dem wir das Buch beenden konnten.

Meinen allergesündesten Lebensfreuden:
Sally, Judy und Matt

Und zur Erinnerung an Phyllis,
die stets des Lebens kleine Freuden genoß

Vorwort

Weltweit macht man sich heute Gedanken, wie man sein Leben verlängern, sein Lebensgefühl steigern, mehr Spannkraft gewinnen könnte. Entsprechend steigt das Bedürfnis nach Gesundheitsratgebern. Und doch fehlt den üblichen Empfehlungen für Ernährung und Sport, Chirurgie und Pharmakologie, Meditation und Entspannung stets ein entscheidender Hinweis – der Hinweis auf die Rolle der Lebensfreude.

»Gesund durch Lebensfreude« eröffnet einen neuen Weg, die eigene Gesundheit zu fördern. Wir glauben, man kommt dabei recht gut ohne verbissene Askese aus, ja, wird sogar seinen Spaß dabei haben. Wir wollen dem Leser einen Leitfaden durch das Labyrinth von Mythen und Mißverständnissen, die seiner Gesundheit im Wege stehen, an die Hand geben. Wir hoffen, Sie werden große Erleichterung verspüren, wenn Sie erfahren, daß Gesundheit nicht von irgendwelchen Behörden oder einem gigantischen Gesundheitsapparat abhängt, sondern sich ganz natürlich von innen heraus entwickeln kann.

Sie werden in diesem Buch praktische, auf aktuellen Forschungsergebnissen beruhende Ratschläge finden, wie Sie Ihr Leben so einrichten können, daß Sie nicht nur gesund bleiben, sondern sogar noch gesünder werden. Aus der Praxis der kognitiven Therapie, der modernen Entspannungstechniken und Verhaltenstherapien abgeleitete Verfahren werden Ihnen zeigen, wie Sie bei sich selbst positive Gedanken, Erwartungen und Gefühle erzeugen können. Dabei werden wir Ihnen auch Forschungsergebnisse über Essen, Trinken, Schlafen, Ausbildung, Sport und Sex nicht vorenthalten, die Sie überraschen werden, die aber als Fingerzeige für eine gesündere Lebensführung dienen mögen.

Es handelt sich bei diesem Buch nicht um einen neuen Gesundheitsratgeber der üblichen Sorte. Wir zeigen Ihnen, wie Sie Ihr Leben echt und dauerhaft ändern können, und zwar nicht durch komplizierte Programme, sondern natürlich und angenehm. Der Mensch fühlt sich schon von Natur aus durch das Lustprinzip zu vielen Dingen hingezogen, die gesund sind. Daher glauben wir, daß es Ihnen nicht schwerfallen wird, dem Weg, den »Gesund durch Lebensfreude« weist, zu folgen.

Gesund und kräftig zu sein, ist viel leichter und macht weit mehr Spaß, als wir ahnen. Und wir laden Sie ein, mit uns zu ergründen, warum das so ist.

Robert Ornstein
David Sobel

Teil I
Das Lustprinzip

1. Das Lustprinzip

Man stelle sich eine Welt ohne Freude vor. Unser Leben wäre farblos und düster. Das Lächeln eines Säuglings bliebe unerwidert. Speisen wären geschmacklos. Ein herrliches Bachkonzert stieße auf taube Ohren. Gefühle wie Frohsinn, Aufregung, Begeisterung, Ekstase, Seligkeit und Glück gäbe es nicht. Freundschaft zu anderen Menschen brächte weder Trost noch Erhebung. Die sanfte Hand der Mutter könnte nicht beruhigen, der Liebhaber nicht erregen. Die Lust an Sex und Fortpflanzung würde verkümmern. Die nächste Generation bliebe ungeboren.

Glücklicherweise ist das Leben anders. Die Nervenbahnen leiten Lustgefühle zum Gehirn. Chemische Substanzen stehen bereit, um Lustsignale von einer Nervenzelle zur andern zu übertragen. In unserem Kopf befindet sich eine Apparatur der Lust, in der bestimmte Gehirnzentren auf lustvolle Reize reagieren.

Das alles ist nicht zufällig so. Unser Bedürfnis nach Glück ist durch die Evolution entstanden, um der Spezies Mensch ein besseres Überleben zu gewährleisten. Welcher Weg wäre geeigneter, gesunde, existenzsichernde Verhaltensweisen zu fördern als der, sie mit Lustgewinn zu koppeln? Vom Essen bis zur Fortpflanzung, vom Umweltschutz bis zur sozialen Fürsorge – immer führt uns das Lustprinzip zu einer Steigerung der Gesundheit. Zu tun, was sich richtig anfühlt, und sich gut zu fühlen: Das dient der Gesundheit und dem Überleben der Gattung.

So hat die Evolution dafür gesorgt, daß gesundheitsfördernde Handlungen biologisch mit positiven Gefühlen – also mit Lust – besetzt sind. Obwohl es in der modernen Welt Ausnahmen von dieser Regel gibt, ist Freude – der Genuß am Essen, am Sex, an Freunden, an Arbeit und Familie – der universelle, uns angeborene Führer zur Gesundheit.

Der Mensch erkennt, was gesund für ihn ist, durch die Freuden des Lebens, durch seine Lustgefühle: erfrischenden Schlaf, zufriedenen Magen, entspannendes Liebesspiel. Solche Empfindungen signalisieren unserem Gehirn, daß wir auf dem richtigen Weg sind und so weitermachen sollten.

Wir selbst brauchten lange, um uns mit diesem neuen »Lustprinzip« anzufreunden. Lust hat immer zwei positive Aspekte: Sie schenkt erstens unmittelbare Lebensfreude und führt zweitens zu Gesundheit.

Joie de vivre

Denken Sie an den gesündesten, kräftigsten Menschen, den Sie kennen. Was macht ihn so vital? Es ist diese scheinbar so simple Frage, die unsere Vorstellungen darüber, was gesund ist, total über den Haufen warf und uns mit der Nase auf das neue Lustprinzip stieß. Wir entdeckten, daß die robustesten Typen unserer Bekanntschaft die üblichen Gesundheitsvorschriften gerade nicht befolgten. Das Geheimnis ihrer Gesundheit liegt nicht in den Verboten und Geboten, mit denen wir in den Illustrierten und Fernsehsendungen bis zum Überdruß konfrontiert werden. Manche von diesen Leuten verstoßen bei fast jeder Mahlzeit gegen die amtlichen Gesundheitsempfehlungen. Sie salzen ihre Speisen kräftig, bevorzugen fettes Essen wie Schnitzel und Pommes frites und legen nicht den geringsten Wert darauf, daß nur ballaststoffreiche Nahrung auf den Teller kommt. Sie mögen sogar Nachtisch.

Der einzige Sport, den manche von ihnen treiben, ist (in Abwandlung eines Ausspruchs von Mark Twain), den Sarg beim Leichenbegängnis ihrer allzu hektischen Freunde zu tragen. Ab und zu ein Gläschen Wein, manchmal auch zwei pro Tag – das ist ihnen nichts Fremdes.

Sie sind vertraut mit den Bedürfnissen ihres Körpers und ergreifen nahezu jede Gelegenheit, ihren Sinnen etwas zu gönnen: ein leckeres Mahl, schöne Musik, dem Gesang der Vögel zu lauschen, in die Glut eines Kaminfeuers zu blicken oder das bunte Herbstlaub zu bewundern.

Viele verzichten auf regelmäßige Gesundheitsvorsorge – keine alljährliche Generaluntersuchung, keine Abstriche, Prostata-Tests oder EKGs. Einige von diesen Lebenskünstlern – es sind Männer und Frauen – haben chronische Krankheiten, doch gelingt es ihnen trotzdem, stets den Kopf oben zu behalten. Täglich demonstrieren sie, daß es eine gesunde Möglichkeit gibt, mit der Krankheit zu leben.

Sie führen kein ruhiges Leben ohne Konflikte. Schlaflose Nächte, Termindruck, Stellensuche, die Probleme der Kindererziehung sind ihnen sehr wohl vertraut. Manche kämpfen mit extremen Schwierigkeiten – Armut, Krieg, Verlust geliebter Menschen – und überwinden diese Hindernisse. Ihr Hauptfeind ist die Langeweile. Darum sind sie immer auf der Suche nach neuen Herausforderungen.

Sie sind nicht besonders reich oder berühmt. Aber die Art, wie sie leben und ihr Leben *auffassen*, gibt ihrem Dasein die Würze.

Sie erwarten Gutes von der Welt. Sie rechnen damit, daß die Dinge gut ausgehen. Sie glauben, daß sich ihre Welt harmonisch entwickelt. Sie vertrauen darauf, daß sie von anderen Menschen geliebt und geachtet werden. Und, was am wichtigsten ist, *sie erwarten, daß ihnen vieles, was sie tun, Freude bringt*.

Die positive, erwartungsvolle Grundstimmung gesunder Menschen fiel uns dermaßen auf, daß wir uns entschlossen, systematisch vorzugehen. Was waren das für Leute? Meist waren sie optimistisch und glücklich und glaubten fest daran, daß sich das Blatt stets zu ihren Gunsten wenden würde. Sie hatten Sinn für die alltäglichen kleinen Freuden und die flüchtigen Schönheiten des Augenblicks. Einem Sonnenaufgang zuzuschauen, ein Oldtimermodell zu bauen, mit dem Partner, den Kindern, den vierbeinigen Freunden herumzualbern – das gefiel ihnen. Zu unserer Überraschung machte ihnen gerade das weniger Wichtige Spaß: eine Briefmarkensammlung, passioniertes (obzwar nicht eben passables) Violinspiel oder Stehen am Herd als Hobbykoch. Dadurch absorbierten sie offenbar irgendwie die beruflichen Sorgen.

Wir begegneten einem Mann, dessen Leben und Laufbahn in der antikommunistischen Hetze der 40er Jahre ruiniert worden waren. Wir waren überrascht, daß er so heiter sein konnte, überhaupt nicht verbittert. Nie wäre man darauf gekommen, daß er solche katastrophalen Erfahrungen hinter sich hatte. Sein Sohn bemerkte einmal beiläufig über seinen Vater: »Er war ein glücklicher Beamter im Außenministerium, jetzt ist er ein glücklicher Papierwarenhändler.« Wie hatte er sein Schicksal gemeistert? Er las täglich Klassiker. Um nichts in der Welt hätte er darauf verzichtet, nicht einmal in der schweren Zeit seines Prozesses. Die Lektüre hielt sein Interesse am Leben wach, sie schenkte ihm Trost und Zuflucht vor dem grausamen Schicksal. Er ist heute über achtzig und geistig und körperlich topfit.

Die meisten Leute, die wir beobachteten, waren leidenschaftlich an ihrer Arbeit, ihren Familien, ihren Freizeitbeschäftigungen interessiert. Als wir uns einmal angeregt mit einer unserer vitalen Freundinnen unterhielten, stürzte ihre Sekretärin aufgeregt herein. Eine dringende Nachricht. Die Freundin verließ eilig das Zimmer. Wir fragten uns, was passiert sein mochte. War ihr Kind plötzlich krank geworden? Hatte man sie entlassen? Schließlich kam sie zurück, mit einem Lächeln auf dem Gesicht, und sagte: »Tut mir leid, aber die Celtics haben gerade die Meisterschaft gewonnen. Ich habe das Spiel aufgenommen, doch die letzten Minuten mußte ich unbedingt gleich sehen!«

Diese Leute waren anscheinend auch immun gegen die kleinen Widrigkeiten des Lebens. Als einem von ihnen das Auto gestohlen wurde, sagte er nur: »Können Sie mich heimfahren? Ich hätte gern noch weiter mit Ihnen geredet.«

Wir waren auf Besuch bei Farmern im mittleren Westen, als ein Hagelunwetter einen Teil der Getreideernte vernichtete. Seit einigen Wochen war eine Party für diesen Abend geplant, und wir hängten uns schon ans Telefon, um den Teilnehmern abzusagen. »Quatsch mit Soße«, sagte da einer der Farmer. »Hört auf damit. Jetzt ist erst recht Grund zum Feiern!«

Um all diese Menschen lag ein Hauch von realitätsfernem Optimismus, der uns zunehmend zu denken gab. Sie behielten den Kopf oben, ob sie finanzielle Einbußen und berufliche Rückschläge erlitten oder familiäre Probleme hatten. Irgendwie würde es schon weitergehen. Anscheinend hatten sie das Gefühl, etwas Besonderes zu sein, unter besonderem Schutz zu stehen. Lieber dachten sie an eine helle Zukunft, als daß sie sich verbissen mit einer düsteren Vergangenheit herumschlugen.

Ronald Reagans überwältigender Optimismus zum Beispiel brachte ihm nicht nur Wählerstimmen ein, sondern war auch seiner Gesundheit förderlich. Als er bei einem Attentat angeschossen wurde, sagte er nur, es sei sein Fehler gewesen. Er habe vergessen, sich zu ducken. Vor seiner Operation fragte er die Chirurgen, ob sie Republikaner seien. Befragt nach dem Ausgang seiner Darmkrebsoperation, antwortete er mit der typischen Verweigerungshaltung des unheilbar Gesunden: »Es war kein Krebs. Ich hatte irgend etwas in mir, worin der Krebs saß, und dieses Etwas wurde entfernt.« Er schreckte, wie viele andere, sogar nicht davor zurück, die Wahrheit – in diesem Fall über seinen Gesundheitszustand – zu frisieren, wenn es vorteilhaft für ihn war. Je mehr wir gesunde Menschen beobachteten, desto wichtiger für die Gesundheit schien uns diese sympathische, bewußte Verkennung der Wirklichkeit zu sein.

Viele Gesunde verfügen über unverwüstlichen Humor, lachen gerne, und zwar mehr auf ihre Kosten als über andere. Oft stürzen sie sich mit Begeisterung auf alles und jeden, dem sie begegnen. Immer haben sie irgendwen oder -was besonders ins Herz geschlossen. Menschen, Haustiere, Politik oder Vereine interessieren sie mehr als die peinlich genaue Regulierung ihrer Blutzusammensetzung oder ihr an den letzten Gesundheitsschlagzeilen orientierter Verbrauch an Ballaststoffen. Sie lieben das Leben an sich und achten aus Angst um ihre Gesundheit nicht auf jede Kleinigkeit. Und sie fühlen sich dem Leben *verbunden*, nicht vom Leben *getrennt*.

Auch diese gesunden Menschen haben natürlich ihre Ticks, Marotten, ja Sonderbarkeiten, die sie sogar überraschend wichtig nehmen. Von spleenigen Engländern heißt es, sie lebten besonders lange. Gesundheit ist eine Folge der joie de vivre. Im Gegensatz zum Gesundheitsfanatiker, der von sich selbst absorbiert ist, sind diese Menschen vom Leben absorbiert.

Die gesündesten Menschen sind also Leute, die den Spaß lieben, den Spaß suchen und den Spaß leben.

Mißverstehen Sie uns bitte nicht. Es ist uns völlig klar, daß Sport, Verzicht auf extremes Rauchen und Trinken, Anlegen des Sicherheitsgurtes und vernünftiger Sonnenschutz am Strand zu einem langen, gesunden Leben beitragen. Trotzdem sind diese gesunden Gewohnheiten *zusammengenommen* nicht gar so viel wert, wie Sie vielleicht glauben. Sie erklären nicht, warum manche Menschen so robust und vital sind, wie sie sind.

Die entscheidenden Faktoren liegen woanders. Nicht nur in Ihren Genen, auf die Sie keinen Einfluß haben, sondern in Ihren Gedanken, auf die Sie sehr wohl Einfluß nehmen können. Gesundheit ist etwas viel Näherliegenderes und Einfacheres (auch Vergnüglicheres), als wir anfangs dachten. Sie entsteht aus den vielen kleinen Freuden des Alltags.

2. Zivilisation – ein Minus an Lebensfreude

Wenn Lebensfreude so erstrebenswert und gesundheitsfördernd ist, warum machen wir es uns dann so schwer und gönnen uns unser Vergnügen nicht? Weil die Beziehung zwischen Lebensfreude und Gesundheit mit Schuldgefühlen belastet ist. Niemand braucht eine Katze davon zu überzeugen, daß es gut ist, zu dösen, zu schnurren und Mäuse zu jagen, einen jungen Hund aufzufordern, im Hof herumzujagen, alles zu beschnüffeln und seinen Knochen zu benagen, oder Kindern beizubringen, wie man spielt, lacht und schmust. Doch viele von uns empfinden einen merkwürdigen, tiefsitzenden Widerstand, wenn es darum geht, sich einfach einen guten Tag zu machen. In unserer Kultur haben wir offenbar den lebenswichtigen Instinkt dafür verloren, wie sich ein Mensch natürlich verhält, wie er spontan ist und fühlt. Die Folge ist, daß unsere Gesundheit – und unsere Lebensqualität – leidet.

Viele von uns sind gehemmt und haben Angst, sich einmal gehen zu lassen und zu genießen, einen Sonnenuntergang, ein geselliges Beisammensein, einen aufregenden Tanz. Wir klagen darüber, wegen der Anforderungen des Berufs, der Familie oder gar der zeitraubenden Gesundheitspflichten keine Zeit für derlei zu haben. Viele weisen auch auf die überhandnehmende Drogensucht, Fettleibigkeit und die Geschlechtskrankheiten in unserem Land hin und erheben warnend den Zeigefinger. Genußsucht und Ausschweifung werde unweigerlich ins Verderben führen.

In unserer modernen Gesellschaft haben wir – trotz der manchmal sichtbar werdenden Exzesse und Übertreibungen der sogenannten »Vergnügungssüchtigen« – immer noch nicht gelernt, Freude an uns selbst zu haben.

Oder, um genauer zu sein, wir haben es verlernt.

Aufstieg der Arbeit, Abstieg der Lust

Werfen wir einen Blick zurück auf unsere vorindustriellen Vorfahren. Es gab Zeiten, wo Handwerk und Landwirtschaft das letzte von ihnen forderten, doch wechselten sie auch regelmäßig zwischen Perioden intensiver Anstrengung und vollständiger Ruhe. Fast das ganze Jahr über arbeiteten sie zu Hause, in der Nähe ihrer Familie. Zur Zeit der Aussaat und noch mehr der Ernte mußte der Bauer schwer schuften, aber in den Monaten dazwischen konnte er kürzer treten. Während langer Wochen lebte er nach seinem eigenen Tempo: mit den Kindern spielen, dem Flug der Wildgänse zuschauen, sich von den Strahlen der Morgensonne wärmen lassen, dem Ruf der Vögel lauschen und sich nachmittags ein Schläfchen im Heu leisten.

Heute ist es für die meisten Arbeiter und Angestellten selbstverständlich, jeden Werktag um 6.45 Uhr aufzustehen, um 7.22 Uhr pünktlich in Fabrik oder Büro anzutreten und um 17.36 Uhr wieder zu Hause zu sein. Wir vergessen leicht, wie fremd ein so exakter Stundenplan unseren Vorfahren noch war, und machen uns nicht klar, welch unglaubliche Anstrengung es kostete, ihr Bedürfnis nach Lebensfreude so weit zu beschneiden, daß sie den Anforderungen des industriellen Zeitalters gewachsen waren.

Im 18. Jahrhundert, als die industrielle Revolution schon auf vollen Touren lief, verabschiedete das britische Parlament Gesetze, die von Heimarbeitern immer schnellere Arbeit verlangten. Ein Leben in der Fabrik wurde zum Normalfall. Aber unsere Vorfahren waren nicht glücklich bei diesem »Fortschritt« und dem Sprung in die Zukunft, bei dem sie Fremdbestimmung gegen Selbstbestimmung eintauschten.

Berichte aus dieser Epoche zeigen, daß die Menschen den Gedanken an ihre Arbeit und ein so unfreies, bis ins letzte geregeltes Leben haßten. Mit Bestürzung reagierten sie auf die neue Lage und rebellierten. Sie legten die Arbeit nieder, wann es ihnen paßte, fehlten mehr als ein Drittel der Arbeitszeit und ließen sich oft nur sehen, um ihren Lohn abzuholen. Der natürliche Drang nach Lebensfreude aber fiel schließlich doch dem Moloch Industrie zum Opfer. Die Fabriken wurden zu Erziehungsanstalten für den neuen Lebensstil, wo den Arbeitern eingehämmert wurde, was »Arbeitsdisziplin« ist.

Trotzdem feierten sie bis ins 19. Jahrhundert hinein immer noch ihren »Blauen Montag«, der offiziell aus dem Kalender gestrichen war. Sie verbrachten diesen Tag vergnüglich in der Kneipe. Im Tagebuch eines Bauern finden sich die Worte: »Die ganze Mannschaft blau; Jacob Ventling auf der Jagd; die Bäcker sind sich einig, heute nicht zu arbeiten, und vergnügen sich am Strand. Peter Cox sternhagelvoll, liegt im Bett ... Edward Rutter auf Sauftour. Dem Vernehmen nach ebenfalls völlig betrunken...«

Shoshanna Zuboff beschreibt das »Arbeitsleben« der frühen Industrialisierung in ihrem Buch »In the Age of the Smart Machine«:

> »Der Schiffszimmermann einer New Yorker Werft schildert einen typischen Arbeitstag: Kuchen und Gebäck frühmorgens und am Vormittag, Whiskey im Schnapsladen um elf, großes Mittagessen um halb vier, Auftritt des Süßwarenhändlers um fünf und Abendessen bei Sonnenuntergang, als Abschluß des Tages. Er erinnerte sich an einen Arbeiter, der zehnmal am Tag Grog holte. Ein Zigarrenfabrikant beklagte sich, seine Leute arbeiteten höchstens zwei bis vier Stunden täglich. Die restliche Zeit hingen sie im Bierschuppen herum und spielten Karten. Die Küfer waren für ihren Vierstundentag bekannt, und von den Töpfern in Trenton, New Jersey, Zugezogenen aus Staffordshire, wußte man, daß sie zwar ab und zu Anfälle von ›Arbeitswut‹ hatten, danach aber mehrere Tage nicht zu gebrauchen waren.«

Es war also so, daß die zur »Zivilisierung« des Menschen angetretene moderne Gesellschaft die »animalischen« Instinkte des Menschen als ihren Erzfeind ansah. Viele derbe Eßgewohnheiten, die Funktionen der Ausscheidung und der Fortpflanzung, die heute als unfein gelten, waren noch im 19. Jahrhundert selbstverständlich und salonfähig. Es war überall akzeptiert, daß man intimeren Körperfunktionen und starken Gefühlen ungeniert ihren Lauf ließ. Auch Gewalttätigkeit war normaler Bestandteil des Lebens. Erst die Gabel, das Taschentuch und der Morgenrock sowie die neuartige Empfindung, Körperfunktionen wie Stuhlgang und Spucken seien unanständig, führten dazu, daß man der Lust des Körpers mißtraute.

Jede Generation, die auf die Welt kommt, fängt wieder von vorne an. Wir lernen von unseren Eltern, was verboten und erlaubt ist, erfahren aber wenig von den Jahrhunderten oder auch nur Jahrzehnten vorher. Für uns ist es natürlich und völlig normal, ja wir halten es fast schon für eine angeborene Instinkthandlung, daß wir uns abwenden, wenn wir uns schneuzen, daß wir Eßbesteck verwenden und uns gesittet benehmen, anständig gekleidet, sauber gewaschen, gut erzogen. Viele von uns sind den gesellschaftlichen Konventionen so weitgehend angepaßt, daß wir gar nicht mehr spüren, wie sehr diese Anpassung auf Kosten physischer und psychischer Lust erfolgt.

Damit soll nicht gesagt sein, daß wir dafür plädieren, die Nase wieder am Hemdärmel abzuwischen, die tägliche Körperpflege zu vernachlässigen oder ungezügelt sein Gewaltpotential auszuleben. Wir wollen nur darauf aufmerksam machen, daß mit der Zurückdrängung mancher dieser »animalischen« Funktionen und mit der neuen Arbeitsmoral fast unvermeidlich und unwillkürlich auch das gesunde Sinnenleben und Spielverhalten den Rückzug antreten mußte. Wir sind derart indoktriniert, sinnliches Vergnügen zu verdrängen und unsere Leidenschaften zu beherrschen, daß es vielen von uns schwerfällt, sich einmal gehen zu lassen, auch wenn es der richtige Zeitpunkt und ganz harmlos wäre.

Die Herrschaft der Arbeit ist dermaßen totalitär geworden, daß sie sich noch in das unschuldigste Vergnügen einmischt. Wie würden zum Beispiel Ihre Kollegen oder Familie reagieren, wenn Sie verkündeten, Sie wollten während der Mittagspause ins Kino gehen? So nahe sind wir schon – oder bilden es uns wenigstens ein – einem wild entschlossenen Verzicht auf unser Erbe der Wildnis. Allein beim Gedanken an einen Mittagsschlaf, einen Liebesakt, einen Spaziergang, ein untätiges Dasitzen und die Natur betrachten, mit einem Kind Fangen zu spielen, kommen wir uns irgendwie unproduktiv vor. Aber eine solche Einstellung hat im 20. Jahrhundert ihre Berechtigung verloren. Harmlose Freuden können nämlich dem Sozialprodukt genauso förderlich sein wie der Gesundheit.

Wir sind Sklaven unserer Arbeitsmoral geworden. Je länger wir arbeiten und je mehr die doppelverdienende Familie zur Norm wird, desto weniger Zeit bleibt uns fürs Vergnügen. Doch was haben wir dadurch gewonnen? Unsere »primitiven« Vorfahren, die noch nicht über die zeit- und arbeitssparenden Maschinen und Techniken verfügten wie wir, hatten weit mehr Zeit für Erholung und Vergnügen. In Kulturen, die heute noch auf frühen Formen des Ackerbaus beruhen, oder in Jäger- und Sammlergesellschaften verwendet man relativ wenig Zeit auf die Arbeit – oft weniger als vier Stunden pro

Tag. Und das reicht. Eine Dobe-Frau der Ureinwohner Australiens sammelt an einem Tag genügend Nahrung, um mit ihrer Familie drei Tage leben zu können. Ihre Freizeit verbringt sie mit Ausruhen, Schlafen, Unterhaltung mit Gästen, Plaudern und Spielen.

Unsere primitiven Vorfahren waren, materiell gesehen, vielleicht nicht reich, verfügten aber über Schätze an Freizeit und unkomplizierter Lebensfreude. Für sie war Zeit noch Ruhe. Für uns ist Zeit Geld. Muße, einst ein Hauptbestandteil des menschlichen Lebens, ist heute zum Luxus geworden. Wir haben kaum noch Zeit für uns selbst und für andere. Das mörderische Tempo des Lebens mag uns produktiver, effizienter und zu besser verwalteten Staatsbürgern gemacht haben – aber wir sind auch nicht mehr so spontan und fröhlich wie früher und haben weniger Kontakte zu unseren Mitmenschen.

Manchmal muß uns erst ein Unfall daran erinnern, daß das Leben auch anders sein könnte. Man braucht nur daran zu denken, wie herrlich es sich lebt, wenn Schnee den Verkehr und das ganze Getriebe einer Stadt lahmlegt. Die Schulen sind geschlossen, die Arbeit ruht. Für eine Weile sind wir von der Tyrannei der Zeit befreit und empfinden das vielleicht als Einladung, spontan etwas Vergnügliches zu unternehmen. Und wir spüren, wie reguliert und arbeitsabhängig unser Leben geworden ist.

Doch die Arbeitsmoral ist nicht die einzige kulturelle Barriere, die uns von der Lebensfreude abschneidet. Viele Kirchenmänner und religiöse Texte reden uns ins Gewissen, Vergnügen, besonders sinnliches Vergnügen, als moralisch suspekt und verderblich abzulehnen. Von der Vertreibung aus dem Paradies bis zum ewigen Höllenfeuer reicht das Strafregister für jene, die den fleischlichen Gelüsten nachgeben. Wer das Vergnügen liebt, dem wird mit dem Katalog der sieben Todsünden gedroht. Der Körper soll verleugnet, die Leidenschaft gezügelt und der Gedanke diszipliniert werden.

Zum Teil sind diese Vorschriften falsche Auslegungen spiritueller Lehren, die verlangen, daß wir uns auf bestimmten Stufen geistiger Entwicklung von der Welt zurückziehen und das gewöhnliche Denken verabschieden. Aber Rückzug vom Geschlechtsleben, vom Essen und vom Vergnügen ist niemals das letzte Ziel der Religionen gewesen. Ihr Ziel ist ein Bewußtsein, das sich vom Diktat der Sinnesreize befreit hat. Doch in unserer Gesellschaft hat die zunehmende Industrialisierung und Mechanisierung auch Freuden, die unbedingt lebenswichtig sind, aus dem Leben verbannt.

Wer archaische Religiosität mit einer freudlosen Welt kombiniert, sperrt den Menschen gleich in zwei Gefängnisse auf einmal. Die Folge ist ein Leben, das nicht nur für diese, sondern auch für die zukünftige Welt verloren ist. Wollen wir unser natürliches und gesundes Sinnenleben zurückgewinnen, müssen wir den Kampf gegen sehr starke, geschichtsmächtige Kräfte aufnehmen. Unsere Gesundheit, unser Glück und unsere Zukunft hängen davon ab, daß wir uns dieser in unserer Kultur tief eingewurzelten Feindschaft gegen Lebensfreude und Arbeitsruhe bewußt werden und das Ruder herumwerfen. Sinnlichkeit und Geistigkeit brauchen einander nicht zu widersprechen.

Gesundheitswahn

Heute ist für viele Menschen nicht mehr die Religion, sondern die Wissenschaft ausschlaggebend. Die Normen von »gut und böse« wurden weitgehend durch die Kriterien »gesund und ungesund« ersetzt. Wir sind zunehmend von medizinischen Priestern und Propheten umgeben, denen wir uns in unserem Urteil, was ein »gutes Leben« ist, unterwerfen. Man redet uns ein, Gesundheit sei den Wunderkuren der modernen Medizin, den oft vergnügungsfeindlichen Ernährungsvorschriften, dem Leistungssport und einer sauberen und sterilen Lebensführung zu verdanken.

In vieler Hinsicht ist das Wort »Vergnügen« in Verruf gekommen. Viele von uns haben schon panische Angst davor, sich ein bißchen Spaß zu gönnen. Diese negative Einstellung wird zum Teil noch durch ein ununterbrochenes Sperrfeuer der medizinischen Theorie und Forschung verstärkt, und man behauptet, »Vergnügungssucht« führe zum körperlichen und seelischen Ruin. Neurosen, Nervenzusammenbrüche und Krankheiten lägen unvermeidlich auf der Lauer, wenn wir uns »gehen ließen«. Die medizinische und psychologische Forschung und das entsprechende Denken sind durch eine geradezu pathologische Konzentration auf die Ursachen und Behandlungsmethoden von Krankheiten gekennzeichnet, während sie alles, was der Gesundheit dient, praktisch außer acht lassen. Bei der Arbeit an diesem Buch staunten wir immer wieder über die Unmenge von Informationen, die es über die »gesundheitsschädlichen Wirkungen« der »Lust« gibt, während nur höchst spärliches Material über ihre gesundheitsfördernden Aspekte vorliegt.

Weit mehr Untersuchungen sind über die katastrophalen Folgen eines lebenslangen Alkoholismus als über die Wohltaten mäßigen Alkoholkonsums durchgeführt worden. Zehntausende Studien gibt es über die Gefahren des Lärms, aber nur sehr wenige über die therapeutischen Wirkungen der Musik. Die Forscher verbeißen sich in Themen wie sexuelle Störungen und lebensgefährliche, durch Geschlechtsverkehr übertragene Krankheiten. Sie dokumentieren immer neue Möglichkeiten sexueller Perversionen. Aber wenig berichten sie über den Beitrag eines lustbetonten Sexuallebens zum körperlichen Wohlbefinden des Menschen. Wir fanden Tausende von Artikeln über Traumata, Mißhandlungen und Schmerz, hielten jedoch fast vergeblich Ausschau nach Aussagen über den Segen zwischenmenschlicher Kontakte.

Dieses gravierende Vorurteil gegen Lust und Vergnügen erschwert es vielen von uns zu erkennen, wie wichtig Lebensfreude für Gesundheit und langes Leben ist. Wenn Sie zu viel Salzgebäck und Pommes frites essen, so heißt es, Sie bekommen zu hohen Blutdruck – schränken Sie also ihren Salzverbrauch ein. Wer sich beim Essen gehen läßt, wird dick – und Dicke werden leicht krank. Achten Sie auf Ihren Cholesterinspiegel, vermeiden Sie also Eier und Salz und essen Sie keine Hamburger, auf jeden Fall keine Schnitzel.

Man bräuchte über diese lustfeindliche Kampagne kein Wort zu verlieren, wenn ihre Behauptungen wirklich Hand und Fuß hätten, wenn Salz, Fleisch und Butter tatsächlich so gefährlich wären, wie man uns weismachen will. Oft sind solche Gesundheitsappelle nur blinder Alarm statt solide, wissenschaftlich fundierte Information. Häufig beruhen sie auf Studien über besonders gefährdete Bevölkerungsgruppen, die aber dann großzügig verallgemeinert werden. Es fällt auch auf, daß solche billigen Warnungen oft recht kurzlebig sind: Es ist noch nicht lange her, da sollten wir jeglichem Fett abschwören. Jetzt singt die Presse das Lob der Omega-3-Fettsäure, des herzstärkenden Fischölfettes.

Auf der anderen Seite wird die Öffentlichkeit mit Tausenden von unbedingt todsicheren Gesundheitsprogrammen und -formeln bombardiert. Essen Sie das, machen Sie jene Gymnastik, meditieren Sie, nehmen Sie dieses Vitamin. Dabei wird uns dann versprochen, wir würden garantiert gesund bleiben, wenn wir nur dieses oder jenes einfache System dreimal am Tag anwenden. Durch diese Informationen lassen wir unseren gesunden Menschenverstand übertölpeln und uns die instinktive Sicherheit, wie wir zu einem Leben voller Freude kommen können, rauben.

Die Cholesterinhysterie: Wie steht's mit Ihrem Cholesterinwert?

Lüften wir einmal den Vorhang vor den sogenannten Tatsachen, die beweisen sollen, daß zum Beispiel Cholesterin schlecht für Sie ist. Eine kürzlich durchgeführte, breit angelegte Studie über die Vermeidung von Herzinfarkten hat zu der gegenwärtig kursierenden panischen Angst vor Fetten erheblich beigetragen. Aber diese Untersuchung *beweist ebenso wenig wie viele ähnliche, daß weniger Cholesterin und Fett in unserer Nahrung das Risiko, früher zu sterben, verringert.*

Die Untersuchung bezog sich auf einige tausend männliche Versuchspersonen mittleren Alters mit hohem Cholesterinspiegel, aber ohne Herzerkrankungen. Einer Gruppe wurde cholesterinarme Diät verordnet, während eine Kontrollgruppe sich normal ernährte. Nach zehn Jahren verglich man beide Gruppen. Abgesehen davon, daß die Forscher von ihrer ursprünglichen Versuchsanordnung abwichen und der ersten Gruppe das Präparat Cholestyramin verabreichten, um den Cholesterinspiegel zu senken (das Cholestyramin, nicht die Diät allein, senkte also den Spiegel), bleibt noch die Frage, ob diese Senkung des Cholesterinspiegels auch nützlich für die Gesundheit der Betroffenen war.

Er war es, aber nicht so sehr, wie man die Öffentlichkeit glauben machte. Die Mediziner behaupten, daß jede Senkung des Cholesterinspiegels um 1 % das Risiko eines Herztodes um 2 % herabsetzt. Sie empfehlen, durch Verzicht auf gesättigte Fette und Cholesterin den Cholesterinspiegel um 10-15 % zu senken, wodurch die Anzahl der Herztode um 20 bis 30 % reduziert werden könnte.

Doch ein genauerer Blick auf die Daten mahnt zur Vorsicht. Man sollte nicht gar so schnell darauf vertrauen, daß eine bloße Änderung der Ernährungsgewohnheiten derart einschneidende Folgen hat. An die 7 % derjenigen Männer, die ihren Cholesterinspiegel durch tägliche Dosen von Cholestyramin senkten, erlitten doch einen Herzinfarkt. Zum Vergleich: 8,6 % der Versuchspersonen der Kontrollgruppe, denen man ein Placebo verabreichte, hatten ebenfalls Herzinfarkte. Das ist eine Differenz um nur 1,7 % in sieben bis zehn Jahren. Was noch mehr auffällt: Die Sterberate war – alle Todesursachen zusammengenommen – in den beiden Gruppen fast gleich hoch, und zwar vor allem aufgrund eines unerklärlichen Anstiegs gewalt- und unfallbedingter Tode bei den behandelten Männern.

Beachten Sie, daß man bei dieser Untersuchung die Versuchspersonen ein Medikament zur Senkung des Cholesterinspiegels einnehmen ließ. Und aufgrund solcher Ergebnisse empfiehlt man jetzt überall eine *Ernährungs*reform! Überhaupt waren nur Männer im Alter zwischen 35 und 59 Jahren beteiligt, die anfangs einen Cholesterinwert von über 265 mg pro dl aufwiesen und also zu den 5 % mit den höchsten Werten gehörten. Doch die Daten werden bedenkenlos generalisiert und auf Menschen mit weit niedrigerem Cholesterinspiegel bezogen.

In Wirklichkeit wissen wir nichts Genaues über den gesundheitlichen Wert einer langfristigen fettarmen Diät. In einer Untersuchung versuchte man einen Zusammenhang zwischen veränderter Ernährungsweise und Lebenserwartung zu beweisen, mit überraschendem Ergebnis. Man stellte sich folgende Frage: Wenn ein Nichtraucher mit normalem Blutdruck, aber leicht erhöhtem Cholesterinwert sich lebenslang einem Reformdiätprogramm unterwirft und nur fettarme Kost zu sich nimmt – wie wirkt sich das auf seine Gesundheit aus? Antwort: ein Zuwachs an Lebenserwartung um *drei Tage bis drei Monate*!

Doch viele Menschen, bei denen ein »borderline« – oder »ziemlich hoher« Cholesterinspiegel festgestellt wird, schwören in panischer Angst jeder fetten Mahlzeit ab und folgen dem Diktat ihrer Bluttests mit geradezu religiösem Fanatismus. Überhaupt besteht erheblicher Anlaß, die Genauigkeit und Zuverlässigkeit dieser Laborergebnisse anzuzweifeln. Denn was passierte, als man eine Blutprobe, deren Cholesteringehalt bekannt war – in diesem Fall 262 mg pro dl –, an 5.434 Labors verschickte? Nach Abzug von 5 % der Ergebnisse, die absurde Extremwerte darstellten, schwankten die Werte doch noch zwischen 229 und 312 mg. Nur die Hälfte der Labors bewegte sich im Rahmen einer 5 %-Abweichung vom wirklichen Wert. Das bedeutet, daß ein so gemessener Cholesterinspiegel um 15 % oder mehr vom wahren Wert abweichen konnte, also entweder zu niedrig oder zu hoch war. Wenn übrigens die Aderpresse zu eng angezogen wird, die Versuchsperson liegt oder angespannt ist, können die Cholesterindaten ebenfalls um 10 bis 15 % vom wahren Wert abweichen.

Und wie viele Leute mit nur mäßiger oder gar keiner Erhöhung der Cholesterinwerte terrorisieren sich selbst! Sie sehen einen saftigen Hamburger oder ein Eis, das ihnen das Wasser im Mund zusammenlaufen läßt, und schon klingelt es: Vorsicht, tödliches Gift! Aber sie bräuchten keine Angst zu haben. Sogar Leuten mit sehr hohem Cholesterinwert und fettarmer Diät wird eine fette Mahlzeit *ab und zu* kaum schaden, dafür um so mehr Genuß bereiten. Eine Untersuchung bewies, daß der Cholesterinspiegel kaum ansteigt, wenn man jeden zweiten Tag gegen die fettarme Diät sündigt und in Buttermilch mit hohem Fettgehalt und Schinken- und Käsebrot schwelgt.

Aber die Cholesterinstory bietet noch mehr Überraschungen. Einer der letzten Fronteinbrüche im Krieg gegen das Fett ist der jüngst gelungene Nachweis, daß Fleisch nicht nur »schlechte«, sondern auch »gute« Fette, zum Beispiel Stearinsäure, enthält, die den Cholesterinwert im Blut *senken*. Und Sirup vom Johannisbrotbaum, der normalerweise dem Speiseeis zugesetzt wird, erniedrigt ebenfalls, zumindest in größeren Mengen eingenommen, den Cholesterinspiegel.

Die Fragen, die gestellt werden müssen, lauten also: Ist Ihr Cholesterinspiegel zu hoch, und sollten Sie ihn besser senken? Wenn er hoch ist, können Sie ihn durch fettarme Kost senken? Und wenn Sie ihn senken, leben Sie dann länger?

Zum Glück ist die Mehrzahl von uns mit einem Stoffwechsel gesegnet, der hohe Cholesterinwerte einfach nicht zuläßt, egal was wir essen. Und wenn Ihr Spiegel niedriger als 200 ist, so befinden Sie sich, jedenfalls nach den vorliegenden Daten, eindeutig auf der »sicheren« Seite und brauchen sich über zu üppige Ernährung keine Gedanken zu machen.

Liegt aber Ihr Cholesterinspiegel über 200, sollten Sie Ihre Tests wiederholen lassen, am besten mehrmals. Ist der Wert immer noch hoch, sollten Sie feststellen lassen, wie das Verhältnis zwischen »gutem« HDL-Cholesterin und »schlechtem«, arterienverstopfendem LDL-Cholesterin ist, damit Sie sich ein genaueres Bild von Ihrem Zustand machen können. Auch sollten Sie weitere Faktoren, die das Herzrisiko beeinflussen, mit in Betracht ziehen, nämlich Rauchen, hohen Blutdruck, Diabetes und in Ihrer Familie erblichen Herzinfarkt. Dies alles kann das Risiko hoher Cholesterinwerte erhöhen.

Wenn Sie dann noch das Gefühl haben, sie müßten Ihren Cholesterinwert senken, beginnen Sie am besten mit einer einfachen Änderung ihrer Ernährungsgewohnheiten. Sie brauchen Ihren Speisezettel nur mit löslichen Ballaststoffen in Form von Haferkleie, getrockneten Bohnen oder auch einem Psylliumsamenersatz wie Metamucil anzureichern. Dadurch können Sie Ihren Cholesterinspiegel um 10 bis 20 % senken, ohne ganz auf Fett verzichten zu müssen. Und wenn Sie doch lieber den Fettanteil reduzieren wollen, warum dann nicht mit den Fetten anfangen, die auf den Geschmack und damit den kulinarischen Wert der Speisen kaum einen Einfluß haben? Lassen Sie etwa aus Palm- oder Kokosöl erzeugte Lebensmittel weg, und Sie haben wieder Platz für ein gelegentliches Schnitzel oder Eis.

Leider sind aber nicht alle Menschen in der Lage, ihren Cholesterinspiegel nachhaltig zu senken, selbst wenn sie fettarme Kost wählen. Ihr Körper produziert große Cholesterinmengen, auch wenn ihm nur wenig gesättigte Fette und Cholesterin von außen zugeführt werden.

Weitere empirische Untersuchungen könnten aber durchaus den Beweis erbringen, daß Einschränkungen bei Nahrungsmitteln mit gesättigten Fetten und Cholesterin doch sehr zur Gesundheit beitragen, selbst bei Menschen mit nur geringfügig erhöhten Cholesterinwerten. Die Zeit wird es lehren. Doch bis dahin brauchen sich die meisten keine Sorgen wegen der Fette in ihrem Essen zu machen und können sich guten Gewissens ab und zu einen herrlichen Sahnepudding oder ein gut durchwachsenes Schnitzel leisten.

Wir haben wahrhaftig nichts dagegen, daß jemand seinen Cholesterinspiegel senken möchte, sei es, weil der Wert über 265 liegt, sei es, weil bei ihm andere Risikofaktoren für Herzerkrankungen vorliegen (hoher Blutdruck, Diabetes, Rauchen, erblicher Herzinfarkt in der Familie). Aber die vielen Millionen Menschen tun uns leid, die sich wegen ihres Cholesterins und ihrer Ernährung ganz unnötige Sorgen machen und sich zu Tode quälen. Sehr wenig ist über die gesundheitsschädlichen Wirkungen einer Kampagne bekannt, durch die Millionen lebensfroher, gesunder Menschen zu Neurotikern des Cholesterins gemacht werden! Und es gibt Anzeichen dafür, daß die dauernde Sorge um jede Kleinigkeit, einschließlich fetthaltiger Kost, an sich schon den Cholesterinspiegel im Blut steigen läßt.

Ist Salz schädlich?

Man hört des weiteren viel über die schrecklichen Folgen salzhaltiger Kost für den Blutdruck. Wir suchen nach Ersatzstoffen mit niedrigem Natriumgehalt, verzichten auf salzhaltige Speisen, und sogar auf der Verpackung unserer Salami steht »ein Drittel weniger Salz«. Doch für die übergroße Mehrheit von uns hat Salz wenig oder gar keinen Einfluß auf den Blutdruck. So kommt eine Untersuchung beispielsweise zu dem Ergebnis, daß die Anzahl der Buchstaben im Familiennamen mehr Einfluß auf die Höhe des Blutdrucks hat als die Anzahl der Milligramme Salz, die jemand zu sich nimmt!

Es gibt Argumente, die die nachteilige Wirkung von Salz auf Menschen, die an hohem Blutdruck leiden, zu stützen scheinen. Mit höherem Salzkonsum steigt auch der Blutdruck, und weniger Salz führt häufig zu einer Verringerung des Blutdrucks. Doch gilt dies für jeden Menschen? Müssen wir alle unseren Salzverbrauch reduzieren? Nur einer auf etwa fünf erwachsene Amerikaner hat erhöhten Blutdruck, und von ihnen reagiert wieder nur die Hälfte auf Salz. Ihr Blutdruck wird durch Salz erhöht und dürfte tatsächlich davon profitieren, daß sie weniger Salz zu sich nehmen. Aber 90 % der Bevölkerung brauchen sich keine Sorgen zu machen.

Für die meisten von uns besteht kein Grund, aus Gesundheitsrücksichten auf gesalzene Brezeln, Salami und Pommes frites zu verzichten. Es ist schwierig, wenn nicht unmöglich, bei einem normalen Menschen durch Salz hohen Blutdruck zu erzeugen, und wenn man Wagenladungen von Salz in ihn hineinpumpen würde. Bei einer Studie aßen gesunde Männer 75 Gramm Salz pro Tag, fünfzehnmal soviel wie der Durchschnitt. Sie entwickelten trotzdem keinen höheren Blutdruck. Nur ihr Urin enthielt größere Mengen Salz. Wie sagte doch Harriet Dustan, die ehemalige Präsidentin der Amerikanischen Herzgesellschaft? »Warum um Himmelswillen sollten wir den Natriumverbrauch bei Leuten einschränken, die gar nicht hypertensiv sind?«

Absolutes und relatives Krebsrisiko

Kaum ein Tag geht ins Land, an dem in den Zeitungen keine Horrormeldungen über neue chemische oder Umweltgifte stehen, die Krebs verursachen. Manchmal nimmt das Formen an, daß man schon den Eindruck hat, rein alles erzeugt Krebs: die Luft, die wir atmen, das Wasser, das wir trinken, die Speisen, die wir essen, die Mittel, die wir nehmen, die Liebe, die wir machen.

Übrigens wird die Angst, die wir um unsere Gesundheit haben, teilweise von falschen Statistiken erzeugt. Mark Twain sagte: »Es gibt drei Arten von Lügen: Lügen, faustdicke Lügen und Statistiken.« Die Wissenschaftler haben eine statistische Kategorie namens »relatives Risiko« erfunden, um Gefahren für die Gesundheit auf einen einfachen Nenner zu bringen und dem Publikum leichter verständlich zu machen. So etwas kann wirklich eine sinnvolle Vereinfachung sein, aber auch extrem irreführend.

Nehmen wir ein hypothetisches Beispiel. Es stellt sich heraus, daß ein bestimmter Risikofaktor, sagen wir eine chemische Substanz in Schokolade, mit einer bestimmten Krebsart in Zusammenhang steht. Das relative Risiko des Essens von Schokolade sei in diesem Fall 10 %, was bedeutet, daß Schokoladeesser mit zehnmal so großer Wahrscheinlichkeit diese Krebsart bekommen wie Menschen ohne Schokolade. Und schon ist die Schlagzeile fertig: »Schokolade erhöht Krebsrisiko um das Zehnfache!« Die Absatzkurve für Schokolade fällt rapide, und Schokoladegenießer und Schokoladehersteller leiden. Doch bevor man der Schokolade endgültig abschwört, sollte man nicht versäumen, einen Blick hinter die dicken Lettern der Schlagzeile zu werfen und zu ergründen, was die Zahlen wirklich sagen.

Zunächst ist noch gar nicht erwiesen, daß Schokolade den Krebs tatsächlich verursacht. Eine statistische Korrelation hat noch nichts mit einem Ursache-Wirkungs-Zusammenhang zu tun. Vielleicht haben Schokoladeesser auch eine Tendenz, keine Karotten zu essen, die möglicherweise einen Schutz vor Krebs darstellen. Dann wäre es das Fehlen von Karotten, nicht die Schokolade, die für die Korrelation verantwortlich ist.

Auch behauptete unsere hypothetische Studie nicht, Schokolade stehe in Korrelation mit *allen* Krebsarten, sondern eben nur mit einer. Handelt es sich dabei um einen sehr seltenen Krebs, ist das Risiko des Verzehrs von Schokolade minimal. Wenn zum Beispiel das absolute Krebsrisiko bei Menschen, die keine Schokolade essen, eine Erkrankung auf zehn Millionen beträgt und bei Schokoladeessern um das Zehnfache steigt, also eine Erkrankung auf eine Million, so heißt das, daß 999.999 Schokoladeliebhaber immer noch lebenslang ihre Schokolade genießen können, ohne mit Krebs dafür bezahlen zu müssen – jedenfalls nicht mit dieser besonderen Krebsart.

Medizinterror

Insofern sind wir bei unseren Recherchen immer höchst kritisch gegenüber der medizinischen Forschung gewesen. Wir waren vorgewarnt vor jeglicher Übergeneralisierung, besonders wenn bestimmte Genüsse als Risikofaktoren für Krankheiten benannt wurden. Doch stellen wir in diesem Buch auch wissenschaftliche Arbeiten vor, die einen Zusammenhang zwischen Lebensfreude und positiven seelischen Zuständen einerseits und Gesundheit andererseits beweisen. Aber bei vielen dieser Arbeiten sind die Ergebnisse bestenfalls vorläufig und hypothetisch.

Wie können wir es dann verantworten, diese positiven Resultate ernst zu nehmen und auf der anderen Seite so mißtrauisch gegenüber Forschungen zu sein, die ein Streben nach Genuß in Mißkredit bringen? Erstens, weil wir das Gefühl haben, daß alle Ergebnisse zusammengenommen doch ein ziemlich beweiskräftiges Bild ergeben, auch wenn manche einzelne Arbeit, die einen Genuß als gesundheitlich positiv beurteilt, vielleicht zu Recht kritisiert werden kann.

Zweitens, und das ist das Wichtigste, haben gesundheitsfördernde Genüsse keine Nebenwirkungen und bringen doppelten Gewinn: angenehme Empfindungen und gute Gesundheit. Wenn daher die in solchen Arbeiten dargestellten gesundheitsfördernden Wirkungen nicht voll bewiesen sein sollten, so bringt es Ihnen doch einen Vorteil, wenn Sie Dinge genießen, bei denen Sie sich wenigstens wohlfühlen.

In die Sauna gehen, Freude an guten Gerüchen haben, gerne lachen, optimistisch denken, anderen Leuten helfen: Das kann niemandem schaden.

Wenn aber jemand von Ihnen verlangt, auf irgendeinen Genuß zu verzichten – Ihre Ernährung, Ihren Sport oder einen anderen wichtigen Bereich Ihres Lebens zu ändern –, sollten Sie sich unbedingt Gewißheit verschaffen, daß Ihnen dieses Opfer wirklich auch Vorteile bringt.

Das Leben ist gefährlich. Aber bevor Sie in Panik geraten und auch nur eine Ihrer kleinen Freuden dem Medizinterror opfern, sollten Sie genau wissen, wie groß die Gefahr ist.

Politischer Terrorismus hat so enorme Wirkungen, weil vereinzelte Ereignisse, durch die Medien millionenfach verbreitet, viele Millionen Menschen erschüttern können. Erpresser erregen weltweites Aufsehen für einen Mord, der so getimt ist, daß er noch rechtzeitig in die Abendnachrichten kommt. Nicht anders ist es bei der Gesundheit. Viele von uns fallen dem medizinischen Terrorismus zum Opfer. Wir hören etwas über die letzten Forschungsergebnisse, die auf sehr begrenztem Datenmaterial über eine kleine Gruppe stark gefährdeter Personen beruhen. Und schon werden wir aufgefordert, unsere Lebensgewohnheiten zu ändern und auf unsere kleinen Freuden zu verzichten.

Natürlich ist uns auch klar, daß manche Genüsse wie Zigarettenrauchen, hoher Alkoholkonsum, Rauschgift und rücksichtsloses Fahren ungesund sind und aufgegeben werden sollten, ob Sie darauf schwören oder nicht. Wir empfehlen Ihnen auch nicht, täglich einen Viertelliter Scotch zu kippen, selbst wenn Ihnen das großen Spaß macht. Wir sind nicht der Ansicht, Sie sollten einen Cholesterinwert von 380 oder ein Gewicht von 380 Pfund einfach ignorieren. Wir glauben nicht, daß es eine gute Idee ist, 25 Ihrer Lieblingszigaretten pro Tag zu rauchen, selbst wenn Sie unheimlich darauf stehen.

Manche Freuden sind eben wirklich gesundheitsschädigend. Sie können sich zu zwanghafter Sucht auswachsen, die Ihr Leben, Ihre Beziehungen und die Freude selbst zerstört. Doch nur allzu häufig werden ganze Bereiche des Glücks und unzählige kleine Freuden von übergeneralisierten, überdramatisierten und überbetonten Forschungsergebnissen in Frage gestellt, während man umgekehrt gesundheitsfördernde Faktoren so gut wie verschweigt.

So hört man ungeheuer viel über die großen Risikofaktoren der Herzkrankheiten: Rauchen, hohen Blutdruck und hohen Cholesterinspiegel. Mit einem Risikofaktor ist die Wahrscheinlichkeit doppelt so hoch wie normal, daß Sie koronare Herzkrankheiten bekommen, mit zwei ist es mehr als dreimal so wahrscheinlich, und wenn alle drei gemeinsam auftreten, steigt das Risiko eines Herzschlags auf das Sechsfache. Trotzdem ist sicher, daß mehr als acht von zehn Personen mit allen drei Faktoren in den nächsten zehn Jahren keinen Herzinfarkt bekommen, und die übergroße Mehrzahl der Leute, die einen bekommen, haben keinen dieser Risikofaktoren.

Statistiken über Rauchen, hohen Blutdruck und hohen Cholesterinspiegel sind wichtig, können aber auffallend wenig genau voraussagen, wer gesund bleibt. Viele von uns starren gebannt auf diese Risikofaktoren und übersehen dabei die vielen subtilen Einflüsse, die unsere Widerstandskraft gegenüber Krankheiten stärken könnten. So ergab sich bei einer größeren Untersuchung, daß die *Dauer der Ausbildung* das Risiko eines Herzleidens weit nachhaltiger beeinflußt als alle drei Hauptrisikofaktoren zusammengenommen!

Viele von uns verhalten sich wie die Beamten in der folgenden Anekdote, die sich immer nur auf die Edelsteine konzentrierten, statt die ganze Lage in Betracht zu ziehen.

> Mullah Nasr-Eddin, der berühmte türkische Till Eulenspiegel, überquerte von Zeit zu Zeit auf Esels Rücken die Grenze zwischen Persien und Griechenland. Jedesmal hatte er einen Sack voll Edelsteine und die notwendigen Zollpapiere dabei. Auf jeder Reise kehrte er ohne den Sack wieder über die Grenze zurück.
>
> »Was hast du vor, Nasr-Eddin?« pflegten ihn die Zöllner zu fragen.
> »Ich schmuggle«, lautete jedesmal die Antwort.
> Und jedesmal durchsuchten ihn die Grenzer gründlich nach Schmuggelware. Niemals fanden sie etwas.
> Jahre später – Nasr-Eddins Auftreten verriet mehr und mehr, wie wohlhabend er geworden war – zog er sich nach Ägypten zurück. Eines Tages begegnete ihm dort einer der Zollbeamten und fragte ihn: »Nasr-Eddin, jetzt, wo du außer Reichweite des griechischen und persischen Gesetzes hier im Luxus lebst, kannst du mir ja verraten, was du geschmuggelt hast und wobei wir dich nie erwischen konnten.« Nasr-Eddin gab zur Antwort: »Esel!«

Das Offensichtliche übersehen wir gerade dann, wenn es uns direkt vor der Nase liegt. Wir überschlagen in Gedanken, wie vorteilhaft es wäre, an einem Marathonlauf teilzunehmen, vergessen aber den gesundheitlichen Nutzen, den uns die Arbeit im Garten oder ein Tanzkurs brächten. Sensationelle Untersuchungen fesseln unsere Aufmerksamkeit: Wir lesen, daß hohe Cholesterinwerte Herzerkrankungen verursachen, denken aber nicht an die viel größeren und auf der Hand liegenden Risiken: Unsere Einstellung zum Leben und unsere sozialen Beziehungen sind oft viel wichtiger als Fitneßcenter oder ärztliche Vorschriften.

Wir werden noch zeigen, daß etwa ein lustiger Film viel zur Immunität gegenüber bestimmten Viren beitragen kann. Schon der Blick aus dem Fenster des Krankenzimmers hilft vielleicht mehr bei der Erholung von einer Operation als Eßlöffel voller Arzneien. Eine Scheidung schwächt das Herz fast genauso wie das Rauchen einer oder mehrerer Zigarettenpackungen am Tag. Und auch die folgenden statistischen Angaben sind von erheblichem Gewicht: Bei Menschen mit einer weniger als achtjährigen schulischen Ausbildung ist das Risiko einer geringeren Lebenserwartung dreimal so hoch wie bei Drogen- und Alkoholabhängigen. Leute, die gerne anderen helfen, können ihr Sterberisiko um das Zweieinhalbfache senken.

Wir müssen wieder mehr Sensibilität für das, was unserer Gesundheit gut tut, gewinnen. Viele von uns halten sich selbst für unglaublich schwach und verletzlich, bei dem kleinsten Anlaß anfällig für Krebs, Herzinfarkt oder sonstige gefürchtete Krankheiten. Im Namen der Gesundheit verzichten wir auf viele unserer kleinen Freuden. Der springende Punkt aber ist: Zu große Sorgen, egal worüber – Kalorien, Salz, Krebs oder Cholesterin –, sind schlecht für Sie. Ein optimistisches, vergnügliches Leben dagegen, voll Begeisterung und Engagement, ist gut für Sie. Lassen Sie sich durch den Medizinterror nicht Ihre Lebensfreude rauben!

Es ist höchste Zeit, die Verschwörung gegen die gesunden Freuden des Lebens aufzudecken und das neue Lustprinzip in Anwendung zu bringen. Wer sich wohlfühlt, hat nicht nur mehr Spaß am Leben, sondern lebt auch gesünder.

3. Die neue Wissenschaft: Stimmungsmedizin

Freude ist definitionsgemäß etwas Positives. Als wir uns Gedanken darüber machten, welche Barrieren unsere moderne Gesellschaft gegen harmlose Lebensfreuden errichtet und wie gesunde Menschen leben, nahmen wir uns auch die wissenschaftliche Literatur vor, um herauszufinden, ob Sinnenlust, positive Lebenseinstellung und positive Erfahrungen zur Gesundheit des Menschen beitragen.

Jeder Mensch besitzt einen wirksamen inneren Gesundheitsregler, der vom Lustprinzip gesteuert wird. Es ist wissenschaftlich gesichert, daß wir zur Lust geschaffen sind. Zentren tief im Gehirn antworten direkt auf lustvolle Sinnesreize.

Der Psychologe James Olds entdeckte das schon vor mehr als 30 Jahren. Er ließ Tiere im Labor bestimmte Hebel drücken, die kleine elektrische Stromstöße in tief im Gehirn gelegene Bereiche, das sogenannte limbische System, schickten. Die Ergebnisse waren erstaunlich: Die Tiere hörten auf zu essen, zu trinken und sogar sich zu paaren, nur um immer wieder die »magischen Tasten« zu drücken, die ihr Gehirn stimulierten. Manche betätigten den Hebel, bis sie erschöpft umfielen, nur um beim Erwachen den Kreislauf aufs neue zu beginnen – so sehr verlangten sie nach diesen Reizen.

In den vergangenen zehn Jahren wurde überraschendes neues Wissen zutage gefördert, das zeigt, wie wesentlich die Lust für unser Leben und unsere Gesundheit ist. Hunderte von wissenschaftlichen Arbeiten mit Tausenden von Versuchspersonen beweisen, daß Menschen, die stets das Beste von der Zukunft erwarten, hoffnungsvoll und optimistisch sind und sich regelmäßig ihr Vergnügen gönnen, im allgemeinen gesünder sind und länger leben. Eine einzelne Studie könnte immer noch angezweifelt oder widerlegt werden. Aber so viele Arbeiten zusammengenommen haben Gewicht und weisen überzeugend nach, daß positive Stimmungen die Widerstandskraft gegen Krankheit stärken und Heilprozesse beschleunigen. Auch das Umgekehrte ist wahr: Negative Stimmungen, Depressionen, Aggressivität und Mangel an Vergnügen begünstigen Erkrankungen. Es gibt offenbar so etwas wie eine »Physiologie des Glücks«: Glück beeinflußt unser Herz, unser Immunsystem, unseren gesamten Körper.

Unterdrückte Gesundheit, unterdrückte Immunität

Die wissenschaftlichen Erkenntnisse über den Zusammenhang zwischen Denken, Fühlen, Lebensfreude einerseits und Gesundheit andererseits stammen zum Teil aus der Erforschung der Phänomene der Unlust: Depression, Angst und Aggressivität.

Deprimierte Menschen verlieren ihre joie de vivre und ihre Lust am Leben. Für sie ist das Leben nicht mehr lebenswert und sinnvoll. Und Depressionen zerstören die Gesundheit. Von 2.000 Männern, die in der Western Electric Company in Chicago arbeiteten und über zwei Jahrzehnte untersucht wurden, starben jene, die von Anfang an depressiv waren, mit zweimal so hoher Wahrscheinlichkeit an Krebs. Auch haben depressive Patienten mit koronarer Herzkrankheit eher Herzinfarkte, bekommen Bypass-Operationen und leiden mehr an herzbedingten Beschwerden als Patienten, die immer gut gelaunt sind. Es stellte sich in zumindest einer Untersuchung heraus, daß Depression mit größerer Sicherheit künftige Herzbeschwerden nach sich zog als Arterienverkalkung, hoher Cholesterinspiegel und Rauchen.

Auch eine Verschlechterung der sozialen Beziehungen ist gesundheitsschädlich. Nach dem Verlust eines geliebten Menschen wird man leicht krank. Zufall? Wenn ein Mann seine Frau oder Freundin verliert, quälen ihn negative Gedanken. Die Folge ist ein Chaos in der Körperchemie und dadurch beeinträchtigte Immunabwehr und gefährdete Gesundheit.

Singles, getrennt lebende, geschiedene oder verwitwete Menschen sterben mit zwei- oder dreimal so hoher Wahrscheinlichkeit vor dem Durchschnitt als die gleichaltrigen Verheirateten. Sie halten sich auch fünf- bis zehnmal so oft wegen seelischer Störungen in Krankenhäusern auf. Herzerkrankungen, Krebs, Tuberkulose, Arthritis und Schwangerschaftsbeschwerden sind bei allen Menschen mit problematischen sozialen Beziehungen häufiger als beim Durchschnitt.

Der ausschlaggebende Faktor bei manchen dieser Störungen dürfte das Immunsystem sein. Seine »Agenten« patrouillieren unaufhörlich im Körper und stellen fest, was körperfremd und körpereigen ist. Sobald Eindringlinge identifiziert werden, tritt das ganze System in Aktion und führt eine Heerschar bestimmter Zellen und chemischer Stoffe gegen die angreifenden Viren, Bakterien oder Krebszellen ins Feld.

Geradezu aufregend sind moderne Forschungen, die Änderungen im Gefühlsleben mit den Funktionen des Immunsystems in Beziehung setzen. In einem bahnbrechenden Projekt wurden Blutproben von 26 Versuchspersonen entnommen, deren Ehegatten entweder tödlich verunglückt oder an Krankheiten wie Herzinfarkt, Schlaganfall und Krebs gestorben waren. Das Immunsystem der trauernden Hinterbliebenen war durch den Kummer und die Aufregung über den Verlust ihrer Lieben merklich geschwächt. Auch die Männer von Frauen, die an Brustkrebs starben, wiesen verminderte Immunität auf. Diese Schwächung der Immunität trat unmittelbar nach dem Tod der Frauen auf und hielt bei manchen über ein Jahr lang an.

Sogar schon sehr kleine Stimmungsschwankungen können das Immunsystem beeinflussen. Haben Sie nicht schon häufig erlebt, daß Sie »einen schlechten Tag« hatten? Wir alle haben solche schlechten Tage: Tage, wo einen nichts freut, alles grau in grau aussieht und die Zukunft wie eine schwarze Wand ist. Wir sind am Boden zerstört. An anderen Tagen dagegen ist alles in Butter: Klar, daß wir die neue Stelle kriegen, die Familie ist in Ordnung, und die Arbeit flutscht nur so. An solchen guten Tagen sind wir auch gesünder.

In einer innovativen Studie maßen die Forscher die Immunfaktoren im Speichel, die den Körper gegen Infektionen, etwa gewöhnliche Erkältungen, verteidigen. An Tagen mit Stimmungshochs lag die Immunleistung entschieden höher als an Tagen mit Stimmungstiefs. Wir haben also größere Widerstandskraft gegen ansteckende Krankheiten, wenn wir guter Laune sind! Wenn wir gut drauf sind, ist auch unsere Immunität gut. Und bei einem Stimmungstief leidet auch die Immunität.

Seelische Immunität

Wir können also unsere Immunität erhöhen, wenn wir bewußt oder durch Selbstsuggestion unsere Stimmung aufbessern. Bei einer Untersuchung stellte sich heraus, daß Leute, die einen klassischen Comicfilm anschauten, während dieser Zeit ihre Immunfunktionen verbesserten und ihre Widerstandskraft gegen bestimmte Viren erhöhten. Die Wirkung war allerdings nur kurzfristig, woraus folgt, daß wir möglichst oft lachen sollten.

Die Immunfunktion gewinnt auch, wenn wir belastende Erinnerungen verscheuchen. In einer aufregenden Untersuchungsserie wuchs die Immunität und fiel die Anzahl der Arztbesuche bei Leuten, die lang verdrängte traumatische Erfahrungen ins Bewußtsein heraufholten und endlich auspackten. Die Befreiung der Seele von traumatischen Erinnerungen – etwa ein Verlust von Angehörigen im Frieden oder im Krieg oder Vergewaltigung in der Kindheit – kann reinen Tisch machen und der Gesundheit aufhelfen. Wer stark und gesund bleiben will, muß, wie wir später noch sehen werden, auch wissen, wie er solche Komplexe, die der Lebensfreude im Weg stehen, beseitigt.

Herztod

Negative Gefühle »brechen« außerdem Ihr Herz: Aggressivität, Widerwillen und Verachtung können tödlich für Sie sein. Untersuchungen an Herzkranken ergaben, daß aggressive, reizbare, ungeduldige und ichbezogene Menschen anfälliger für Herzinfarkt und Verkalkung der Koronararterien sind. Sie haben die Neigung, ihren Ärger in sich hineinzufressen und sich von der Umwelt abzukapseln.

Depressionen, große Verluste und Aggressivität begünstigen also Herzkrankheiten. Zum Glück aber ist das nur die eine Seite der Medaille. Das wissenschaftliche Beweismaterial, daß eine positive, optimistische Lebenseinstellung gesund ist, wächst ständig. Ob es sich um den Glauben an die Wirksamkeit von Medikamenten oder um den Glauben an die eigene Fähigkeit, gesund zu bleiben, handelt: Wer immer damit rechnet, sich wohl zu fühlen und Freude am Leben zu haben, lebt auch gesünder.

Große Erwartungen

Jahrhundertelang haben Männer und Frauen, dem Ratschlag der Ärzte folgend, chirurgische Eingriffe, Schröpfkuren und Schockbehandlungen über sich ergehen lassen und sind wieder gesund geworden. In den meisten Fällen aber war es nicht die Kur selbst, sondern der Glaube an die Kur, die sie geheilt hat.

Placebos (lateinisch: »Es wird mir gefallen«) sind potentielle Heilmittel. Gibt man Leuten eine Pille aus reinem Zucker, können Kopfweh, Husten, Zahnschmerz, postoperative Beschwerden, Angina und Asthma gelindert, ja sogar das Blutbild und die Sekretion der Magensäure beeinflußt werden. Kein Symptom oder System ist gegen den Placeboeffekt immun.

Placebos können sogar wirksamer sein als Medikamente. Werfen wir einen Blick auf ein Experiment mit einer Frau, die an schwerer Übelkeit mit häufigem Erbrechen litt. Nichts, was ihr die Ärzte gaben, wollte helfen. Messungen ihrer Darmkontraktionen zeigten gestörte Rhythmen, entsprechend den Phasen der Übelkeit. Die Ärzte erzählten ihr nun von einer »neuen, unglaublich starken Wunderdroge«, die ihre Übelkeit garantiert beseitigen würde. Zwanzig Minuten nach Einnahme der Tablette war der Brechreiz verschwunden und die Darmkontraktion wieder normal.

Die Tablette, die man ihr gab, enthielt Brechwurzsirup, den man sonst verabreicht, um Erbrechen *hervorzurufen*. Ihre Erwartung, daß das Mittel den Brechreiz hemmen würde, war aber stark genug, die *direkt entgegengesetzte* pharmakologische Wirkung der Tablette aufzuheben.

Placebos stimulieren die körpereigene Apotheke. So ergibt sich der schmerzstillende Effekt der Placebos anscheinend dadurch, daß der Körper Endorphine produziert, Opiaten ähnliche Substanzen, die im Gehirn gebildet werden. Bei Untersuchungen von Patienten, denen Weisheitszähne gezogen wurden, zeigte sich, daß der Placebo einer Wirkung von 8 mg Morphin entsprach. Positive Erwartungen sind eben ungeheuer starke Heilmittel.

Patienten, die Warzen haben und denen man unter Hypnose einredet, diese würden verschwinden, verlieren sie oft tatsächlich. Blut kann bei Blutern bis zu einem gewissen Grad zur Gerinnung gebracht, Brüste können vergrößert und manche Hautkrankheiten geheilt werden – alles durch Suggestion.

Erwartete Gesundheit

Sind Sie der Ansicht, Ihr Gesundheitszustand sei schlecht oder hervorragend? Was Sie in bezug auf Ihre Gesundheit glauben und erwarten, könnte wichtiger für Sie sein als die objektiven Messungen Ihres Arztes. Leute, die Krankheiten erwarten, bekommen sie auch. Sie sterben früher und sind öfter krank als Menschen, die sich gesund fühlen. Sogar Kranken geht es besser, wenn sie sich für gesund, als wenn sie sich für krank halten.

In einer größeren Untersuchung war es fast dreimal so wahrscheinlich, daß Personen, die sagten, sie seien krank, im Lauf von sieben Jahren, dem Zeitraum der Untersuchung, starben, als die Optimisten, die ihren Gesundheitszustand als ausgezeichnet einschätzten. Auch Leute, denen von den Ärzten ein schlechter Gesundheitszustand bescheinigt wurde, lebten im Verhältnis länger, wenn sie davon überzeugt waren, sie erfreuten sich bester Gesundheit. Der Glaube ist ein mächtiger Heiler – oder Mörder.

Erwartete Lebensfreude

Ein Mensch, der Angenehmes erwartet, gilt als Optimist. Optimismus verändert das Bewußtsein. Optimisten und Pessimisten erleben, erinnern und erklären Ereignisse anders. Optimisten erinnern sich an mehr erfreuliche Ereignisse, erwarten sich das Beste von der Zukunft und spielen Schwierigkeiten herunter. Die Folge ist, daß sie mehr und längere positive Empfindungen und Stimmungen haben und weniger negative Erfahrungen und Gefühle. Positive Erwartungen sind die Nahrung des Optimisten. Sie stimulieren seine gute Laune und veranlassen ihn, positive Erlebnisse zu suchen. Sie haben auch günstige Auswirkungen auf die Gesundheit.

Eine Untersuchungsreihe (die im Detail später geschildert werden soll), ergab, daß Menschen, die glaubten, daß ihnen viel Positives begegnen würde, auch weniger kränkelten und sich körperlich besser fühlten. Ein andermal wurden Herzpatienten während ihrer Operation beobachtet. Die Lunge der Optimisten funktionierte besser, auch heilte ihr Herz schneller. Bei Pessimisten dagegen erwies sich die Immunfunktion als meßbar schwächer. Eine optimistische Lebenseinstellung läßt die Voraussage zu, daß der Betreffende auch noch 20 bis 30 Jahre später gesünder ist und länger lebt. Also hatte Pollyanna* doch recht: Es gibt triftige Gründe, an das Gute zu glauben.

Wie wir noch sehen werden, spricht vieles dafür, daß positive Stimmungen und Erwartungen uns nicht nur ein besseres Lebensgefühl vermitteln, sondern auch dazu beitragen, daß wir länger und gesünder leben. Der menschliche Organismus ist kein hilfloses Opfer, wehrlos jedem Angriff der Erreger ausgeliefert, seien es Keime oder Streß. Wir sind resistent gegen Schwäche und Krankheit, und zwar durch einen bemerkenswert gut funktionierenden körpereigenen Gesundheitsregler, der vom Gehirn gesteuert wird. Dieser lebenswichtige Mechanismus, der schon vor über fünf Millionen Jahren entwickelt wurde, verschafft uns Zeit und Möglichkeit, die gefährlichen Parasiten auszutreiben.

Natürlich können wir unsere Krankheiten nicht einfach wegwünschen. Aber wir sind weit widerstandskräftiger und weit besser imstande, für unsere Gesundheit zu sorgen, als es sich unsere Mediziner träumen lassen. Die entscheidende Voraussetzung ist eine lebensfreundliche Einstellung und eine gesunde Fähigkeit, Sinnesfreuden zu genießen.

Bereiche der Lust – Körper und Seele

Es gibt verschiedene Wege, Lusterfahrungen im Gehirn auszulösen. Zwei künstliche Methoden, die jedoch erhebliche Risiken enthalten und ungesunde Nebenwirkungen haben können, sind direkte elektrische Stimulierung und Drogen. Glücklicherweise gibt es auch natürliche Wege, auf denen unsere Sinne gereizt werden und Lustempfindungen vermitteln: wohlschmeckende Speisen, schöne Klänge und Farben und gute Gerüche. Doch besitzen wir zusätzlich die Eigenschaft, rein seelisch genießen zu können. Wir können die Bahnen des limbischen Systems durch eine Flut von positiven, optimistischen Botschaften aus den höheren Zentren des Großhirns anregen.

---

* Anmerkung des Übersetzers:
Heldin der amerikanischen Kinderbuchautorin Eleanor Hodgman Porter (1868-1920), Musterexemplar einer unverbesserlichen Optimistin.

Wenn wir uns klar machen, daß es diese beiden Bereiche der Lust gibt, Körper und Seele, sind wir in der Lage, unser Potential an gesunder Lebensfreude voll auszuschöpfen.

Der erste Bereich bezieht sich auf sinnliche, also physische Lust. Es handelt sich dabei um spontane Genüsse, die jedem zur Verfügung stehen: den plötzlichen Glanz der aufgehenden Morgensonne, das strahlende Lächeln eines Ihnen lieben Menschen, vielleicht Ihres Kindes, den süßen Duft eines Blumenfeldes, einen wohlig satten Magen nach einem leckeren Mahl, den Geruch von Bratäpfeln, ein flackerndes Feuer, einen kühlen Schluck, eine zärtliche sexuelle Begegnung. Der zweite Bereich, der der Seele, bezieht sich auf unsere Urteile über die Umwelt und uns selbst, unsere eher optimistische oder pessimistische Einstellung zum Leben, also unsere Deutung der Welt. Während der Körper einfache Sinnesfreuden schenkt, die unsere Stimmung kurzfristig heben können, vermittelt der seelische Bereich langfristige Befriedigung und Lebenssinn.

Auf die »Programme« des seelischen Bereichs zielen Fragen ab wie: »Wie fühlen Sie sich im Leben?« »Sind Sie zufrieden mit Ihrer Karriere in der Firma?« Und: »Wie glücklich ist Ihre Ehe?« Solche Fragen gehen mehr in die Tiefe als Erkundigungen, wie Ihnen Pfirsiche schmecken oder Musik gefällt. Es ist also für unsere Gesundheit sehr wichtig, unsere »innere Mathematik«, die Arbeitsweise unseres Bewußtseins zu verstehen: ob wir zufrieden, optimistisch, glücklich sind.

Frische, gesunde Menschen haben offenbar das Geschick, beide Bereiche »anzuzapfen« und Seele und Körper zu Lustempfindungen zu aktivieren.

Die neue Stimmungsmedizin

Unser körpereigener Gesundheitsregler wird vom Lustprinzip gesteuert. Umgekehrt kann eine Verbesserung unserer Gesundheit überraschend viel Lustgewinn bringen. Die beiden Bereiche der Lust ermöglichen uns, positive Bewußtseinsinhalte auf zwei Wegen hervorzurufen. Wir sollten aus unserer angeborenen, rein biologischen Fähigkeit zur Lust Nutzen ziehen und das Bewußtsein mit lustvollen Empfindungen füttern.

In einer Zeit, wo die Ärzte fast ausschließlich Rezepte verschreiben und operative Eingriffe vornehmen, wirkt es vielleicht befremdlich, wenn wir sagen, daß unsere Gesundheit schon allein durch das, was wir hören, sehen, riechen, schmecken oder fühlen, geschützt und Heilungen begünstigt werden können. Doch die Erfahrung zeigt, daß die alltäglichen kleinen Sinnesfreuden tatsächlich die gute Laune heben und gesund sind.

Wir werden später noch näher darauf eingehen: Aber eine Krankenschwester, die dem Patienten beruhigend über die Stirn streicht, stabilisiert schon bis zu einem gewissen Grad den Herzschlag und den Blutdruck. Sanfte Musik in einem Operationsraum kann 2,5 mg Valium ersetzen. Das Aroma von gewürzten Äpfeln macht den Menschen glücklicher und nimmt ihm Angst und Spannung. Viele empfinden die Hitze in einer Sauna als entspannend. Sie aktiviert nämlich die Ausschüttung von Endorphinen, den körpereigenen Schmerzstillern, und kräftigt das Immunsystem. Eine Studie zeigt, daß Kinder, die regelmäßig die Sauna aufsuchen, längst nicht mehr so oft wegen Infektionskrankheiten in der Schule fehlen.

Gesundheitsfördernde Gewohnheiten brauchen keineswegs mörderisch zu sein. Man muß nicht unbedingt bis zur Erschöpfung Marathon laufen, um gesund zu bleiben. Im Garten herumwerkeln oder einen kleinen Spaziergang machen, das genügt schon. Entspannung tritt auch nicht erst ein, wenn man zwanzig Minuten schweigend meditiert. Ein innerer Krampf kann sich schon lösen, wenn Sie einen Fisch im Aquarium beobachten, sich in einem lustigen Film vor Lachen biegen, im Fernsehen ein Fußballspiel anschauen oder an Ihrem Schreibtisch nur einmal tief Luft holen. Viele einfache Freuden und Genüsse sind gesund.

Stimmungsmedizin betreiben Sie auch, wenn Sie Ihre seelischen Energien anders lagern. Kultivieren Sie eine optimistischere Lebenseinstellung. Erzählen Sie sich nettere Geschichten über sich selbst. Sie werden überrascht sein zu erfahren, daß bewußte Illusionen, etwa wenn Sie die schlechte Meinung der Leute über Sie einfach ignorieren, gar nicht so übel sind. Illusionen können auch dazu beitragen, daß Sie sich schneller von einer Operation erholen. Schwere Arbeit ist ebenfalls nicht von vornherein schlecht für Ihre Gesundheit. Wenn es sinnvolle Arbeit ist, dürften Sie davon profitieren. Eine längere Ausbildung verlängert Ihr Leben womöglich um zehn Jahre. Und paradoxerweise besteht eine der besten Methoden, Ihre Gesundheit zu stärken, darin, daß Sie sich nicht im geringsten um sich selbst, sondern nur um andere Menschen kümmern.

Ob Sie Ihre Lebensfreude im körperlichen oder seelischen Bereich suchen und welche Gesundheitstechniken Sie dabei anwenden, bleibt sich gleich. Wichtig ist nur, daß Sie ein Leben führen, das reich an kleinen und großen Freuden ist. Und ziehen Sie doppelten Vorteil aus dem Lustprinzip: Fühlen Sie sich wohl und verbessern Sie zugleich Ihre Gesundheit.

Die folgenden Kapitel beschreiben, wie Sie Ihre Antennen möglichst fein auf Lustempfang einstellen können. Im zweiten Teil, »Sinnenlust«, zeigen wir Wege auf, wie Sie Ihre sinnlichen Genüsse vermehren und intensivieren und dadurch positive Stimmung und Gesundheit erzeugen. Im letzten Teil, »Mentalinvestitionen«, gehen wir auf Ihre Möglichkeiten ein, anders über sich selbst, Ihr Leben und Ihre Zukunftsaussichten zu denken, um so Ihre Lebensfreude zu steigern.

Teil II
Sinnenlust

4. Haben Sie Ihre fünf Sinne beisammen?

Der Mensch ist dazu geschaffen, die Natur zu genießen, nicht nur, sie zur Kenntnis zu nehmen. Jedes Tier durchstreift die Natur und sucht nach Quellen der Lust. Auch der Mensch ist geboren, Lust durch Sinnesreize zu empfangen: die Süße eines Pfirsichs, die Zärtlichkeit der Liebe, das ruhige Strömen eines Flusses, der Blick vom Berggipfel bis zum fernen Horizont.

Doch hat sich das Dasein des Menschen gewandelt und weit von der natürlichen Umgebung entfernt, zu deren sinnlicher Wahrnehmung wir eigentlich »gemacht« sind. Viele sinnliche Genüsse, auf die wir ein Anrecht hätten, verbaut uns die moderne Welt. Wie selten erlebt ein Großstadtbewohner, der im überfüllten Vorortzug unterwegs ist, einen Sonnenauf- oder -untergang! Die synthetischen Lebensmittel in unseren Supermärkten haben wenig mit dem kräftigen Geschmack der natürlichen Erzeugnisse zu tun, für die Gaumen und Magen eigentlich ausgerüstet sind. Unsere Vorfahren lauschten dem leisen Gurgeln der Ströme und dem in den Bäumen flüsternden Wind. In unsere Ohren dröhnt dagegen der Verkehrslärm und das grelle Tuten des Martinshorns. Viele von uns bekommen nicht einmal das tägliche Minimum an Sinnesfreude, das erforderlich wäre.

Denn Sinnesfreuden sind für unsere Gesundheit unentbehrlich. Unsere Sinne versehen uns mit lebenswichtigen Informationen über die Umwelt. Sie warnen uns vor Gefahren. Man stelle sich vor, wir gingen ohne diese Sinnesdaten durch die Welt. Als Blinde könnten wir dem Verkehr nicht ausweichen und würden am Meer über die Klippen stürzen. Laute Axtschläge veranlassen uns, vor einem fallenden Baum zur Seite zu springen. Der faulige Gestank verdorbener Speisen warnt uns vor, damit wir uns nicht vergiften. Ein heftiger Schmerz läßt uns zurückzucken und verhindert schwere Verbrennungen.

Aber unsere Sinne leisten noch mehr, als nur Alarm bei Gefahr zu schlagen. Sie sind Führer zu positiven Erfahrungen, die die Lebenschancen erhöhen. Geruch und Geschmack regen uns an, uns auf ein möglichst breites Spektrum an Geschmacksempfindungen einzustellen. Sie fordern uns zu möglichst vielseitiger Ernährung auf, so daß die ganze Bandbreite lebenswichtiger Nährstoffe abgedeckt ist. Austausch von Zärtlichkeiten und sexuelle Erregung erhöhen die Wahrscheinlichkeit, daß die Gattung Mensch sich fortpflanzt. Sinnesreize aktivieren die für Lustempfindung zuständigen Gehirnzentren und erzeugen Behagen und gute Laune.

Wenn ein Schuß Optimismus und gute Laune die Gesundheit verbessert, dann wäre eine kleine Dosis Sinnenlust genau das, was der Arzt verordnen müßte.

Doch heißt das nicht, daß wir hier für sinnlose Sinnenlust und zügellosen Hedonismus auf Kosten der Gesundheit eintreten. Wir wollen nur sagen, daß uns das moderne Leben viel zu viele lebensnotwendige Sinnengenüsse vorenthält. Wir müssen hier unser Gleichgewicht wiederfinden.

Viele Sinnesfreuden liegen zum Greifen nahe.

Körperberührung oder nicht?

Sie sitzen im Café und beobachten das junge Paar gegenüber. Er beugt sich vor und berührt sanft ihren Arm. Sie lächelt. Er streicht ihr eine Haarlocke aus der Stirn. Sie sprechen ruhig und schlürfen ihren Kaffee. Als sie sich entschuldigt und aufsteht, ruht ihre Hand sekundenlang auf seiner Schulter. Er legt den Arm um sie. Sie drückt ihm die Hand und entfernt sich. In einer Stunde hat sich dieses Pärchen nicht weniger als 150 mal berührt.

Wo befinden Sie sich? In England, den USA, Frankreich oder Puerto Rico? In den 60er Jahren durchstreifte der Psychologe Sidney Jourard Cafés in diesen Ländern und zählte, wie oft die Menschen einander berührten. In San Juan, Puerto Rico, kam er auf 180 Kontakte pro Stunde. In einem Café in Paris berührten sich die Paare 110 mal. In Gainesville, Florida, nur zweimal pro Stunde. Und in London kam es überhaupt niemals zu einer Berührung.

Wie oft und auf welche Art Menschen einander berühren, hängt von der Kultur ab, in der wir leben. Hier eine Erhebung, an der die meisten Leser sicher gerne mitgearbeitet hätten: Psychologen verbrachten ihre Zeit an den Stränden und auf den Spielplätzen Griechenlands, der ehemaligen Sowjetunion und der Vereinigten Staaten, um die Körperkontakte zwischen kleinen Kindern und ihren erwachsenen Betreuern zu beobachten. Wenn die Erwachsenen sich entfernende Kinder zurückholten oder sie bestraften, war die Quote in allen drei Ländern gleich. Wenn es aber darum ging, die Kinder zu streicheln, sie auf den Arm zu nehmen oder mit ihnen zu spielen, waren die amerikanischen Kinder am schlechtesten dran.

Das Fehlen ausreichender Körperkontakte in vielen Ländern des Westens veranlaßte einen Arzt, von der »Seuche der Berührungsangst« zu sprechen. Im »British Medical Journal« schrieb er:

> »Die Symptome sind unter anderem: Die Menschen fühlen sich einsam und von ihren Mitmenschen im Stich gelassen. Sie zweifeln geradezu krankhaft an der Treue ihrer Freunde und sind ständig unsicher. Sie haben Angst, sich unbeliebt zu machen und unterdrücken ihre Gefühle. Bei unabsichtlicher Berührung durch andere zucken sie zusammen. Berühren sie jemand anderes, haben sie Schuldgefühle. Weitere Kennzeichen: Frigidität, Mangel an Zärtlichkeit und Unfähigkeit, Menschen in Not zu trösten; zögerliches, unsicheres Verhalten in Gegenwart kranker Menschen … Zurückhaltendes, abweisendes, ja kaltes Betragen Fremden und Ausländern gegenüber. Gewohnheit, allein Toilette zu machen. Tendenz, Säuglinge im Kinderwagen zu lassen und Kinder an den Schreibtisch zu verbannen. Abneigung gegen körperliche Züchtigung. Vorbehalte gegen Verwandte, die Freude am Boxen oder Ringen haben. Entsetzen beim Anblick zärtlicher Liebespaare. Unfähigkeit, mit Menschen auf öffentlichen Plätzen und in Kirchen ins Gespräch zu kommen … Abneigung gegen Heilmassagen. Schüchternheit und Introvertiertheit. Größere Tendenz zu Scheidungen. Mangelnde Sensibilität für die Bedürfnisse anderer. Masturbation. Wenig Gefallen am Tango, stattdessen Vorliebe für Tänze ohne Körperberührung. Mehr Fernsehen als Gespräche.«

Die Sprache der Körperberührung

Berührungsmetaphorik hilft uns, die Welt zu verstehen. Wir sprechen davon, »in Fühlung« mit jemandem zu sein. Zu manchen Menschen gehen wir gern auf »Tuchfühlung«, an anderen »reiben« wir uns, manchmal »berühren« sich unsere Interessen, mitunter befinden wir uns aber auch »im Clinch« mit ihnen. Wir strecken unsere

»Fühler« aus und »tasten« uns gegenseitig ab. Bei besonderen Aufmerksamkeiten fühlen wir uns »persönlich berührt«, während wir die Menschen der untersten Ränge der Gesellschaft als die »Unberührbaren« bezeichnen.

Und was das Wichtigste ist: Unsere Sprache stellt eine Verbindung zwischen Berührung und Empfindung her. Glück und Freude, Trauer und Melancholie sind Empfindungen, die wir auch Ge-fühle nennen, um die fast körperlich greifbare Qualität dieser Emotionen auszudrükken. Wir geraten in »Rührung« bei besonders empfindsamen Szenen oder können uns gut in andere »einfühlen«. Manche Menschen sind »dünnhäutig«, andere haben ein »dickes Fell«, womit der Grad ihrer Sensitivität gemeint ist. Aber während das Prinzip der Berührung in Sprache und Denken fest verankert ist, fehlt es nur allzu oft in unserer Lebenspraxis. Wir lassen uns so wenig von den Dingen »berühren«, daß wir oft keinen Kontakt mehr zur Umwelt haben.

Ohne Berührungsangst

Ein ausreichendes Quantum an »Tuchfühlung« mit der Umwelt ist unabdingbar für unsere Gesundheit. Ein »Gespür« für Gefahren warnt uns im voraus. Ein heißer Ofen oder ein spitzer Dorn sind sehr spürbare Alarmzeichen. Unser Tastsinn hilft uns (jedenfalls im ursprünglichen Zustand des Menschen), Nahrungsmittel aufzufinden und sie zuzubereiten. Die Art, wie uns Menschen berühren, signalisiert uns, wer als Liebespartner für uns in Frage kommt, und Zärtlichkeiten sind das Vorspiel zur Fortpflanzung. Berührung ist auch eine Art Kommunikation. In unserer Kultur ist ein guter Indikator für die Intensität einer Beziehung, wie oft sich die Betreffenden berühren.

Die wissenschaftliche Erforschung der gesundheitsfördernden Wirkungen von Berührungen und »Handgreiflichkeiten« begann per Zufall. In den 20er Jahren entfernte der Anatom Frederick Hammett die Schilddrüsen und Nebenschilddrüsen von Ratten. Zu seiner Überraschung blieben einige Ratten trotz der Operation am Leben. Die meisten dieser Exemplare stammten aus einer Kolonie, wo es üblich war, daß die Tiere von ihren Betreuern »gestreichelt und geknuddelt« wurden. Diese Ratten waren weniger ängstlich, furchtsam und aufgeregt als die anderen. Sie hatten auch sechsmal so hohe Chancen, die erwähnte Operation zu überstehen.

Tiere kennen anscheinend instinktiv den Wert von Körperberührungen. Rattenmütter belecken ihre Jungen intensiv mit der Zunge. Das löst die Ausschüttung von Wachstumshormonen aus und aktiviert ein Wachstumsenzym im Gehirn und anderen wichtigen Organen der Jungen. In einer Untersuchung trennte man die Rattenjungen in den ersten Lebenstagen von den Müttern. Das Wachstum verlangsamte sich, und die biochemischen Wachstumssubstanzen gingen auf ein Minimum zurück.

Wenn aber die Wissenschaftler die isolierten Rattenjungen mit einem feuchten Pinsel überstrichen und damit das Lecken der Mutter nachahmten, wurden die Wirkungen der Trennung von der Mutter aufgehoben. Die Tiere gediehen, und die Menge der Wachstumssubstanzen war wieder normal. Berührung ist der ausschlaggebende Faktor, denn auch bei Rattenjungen, die bei ihrer Mutter bleiben, aber nicht geleckt und gestreichelt werden, ist das Wachstum verlangsamt.

Die Unberührbaren

In den 20er Jahren veröffentlichte James B. Watson, ein angesehener Psychologe, seine These, daß Berührung durch die Mutter das Kind »verwöhne«.

> »Es gibt aber einen vernünftigeren Weg, mit Kindern umzugehen ... Nehmen Sie Ihr Kind niemals auf den Arm und küssen Sie es nie, lassen Sie es nicht auf Ihrem Schoß sitzen. Wenn Sie gar nicht anders können, küssen Sie es beim Gutenachtsagen einmal auf die Stirn. Am Morgen geben Sie ihm die Hand. Wenn das Kind eine schwierige Aufgabe besonders gut gelöst hat, tätscheln Sie ihm den Kopf.
> Versuchen Sie es einmal. In spätestens einer Woche werden Sie entdecken, wie leicht es ist, Ihr Kind sachlich und doch freundlich zu behandeln. Und Sie werden sich Ihrer Weichheit und Sentimentalität schämen, mit der Sie es früher verhätschelt haben ...
> Jede Mutter weiß aus Erfahrung, daß ihr Kind lächeln und strahlen und vor Freude außer sich sein kann. Sie weiß, wie es lallt und stammelt und seine molligen Ärmchen ausstreckt. Wie rührend und süß, wie erregend für eine junge Mutter! Und um diese

Erregung wieder und wieder zu genießen, betüttelt sie das Kind von vorne und hinten. Sie hebt es hoch, küßt und umarmt es, wiegt es auf den Armen, streichelt es, nennt es ›mein süßer kleiner Liebling‹ – und erreicht dadurch nur, daß das Kind sich ganz unglücklich und elend fühlt, wenn es keinen Körperkontakt mit der Mutter mehr hat. Und wenn wir dann mit unerträglichen Situationen, an denen wir doch nur selbst schuld sind, konfrontiert werden, sagen wir, das Kind ist ›verwöhnt‹. Verwöhnt sind tatsächlich die meisten Kinder. Selten sieht man ein normales Kind, ein Kind, das sich wohl fühlt, ein Kind, bei dem sich auch die Erwachsenen wohlfühlen, ein Kind mit über neun Monaten, das wirklich glücklich ist.«

Aber berührt und geknuddelt zu werden ist nicht nur für Tiere, sondern auch für eine gesunde Entwicklung des Menschen unbedingt notwendig. Wenn Anfang des 19. Jahrhunderts ein Kind durch irgendein Unglück von den Eltern getrennt wurde, steckte man es ins Findelhaus. Das lief praktisch auf ein Todesurteil hinaus. Eine im Jahre 1915 durchgeführte Untersuchung von zehn solcher Einrichtungen ergab, daß in allen außer einer jedes Baby unter zwei Jahren starb. Die Gründe für diese Tragödie waren nicht bekannt. Die Ernährung war augenscheinlich ausreichend, die Gesundheitspflege gut, vielleicht sogar übertrieben. Doch aus Angst vor Keimen und Ansteckung war es streng verboten, die Kinder zu berühren. Daher wurden die Kleinen höchst selten gestreichelt oder auf den Arm genommen.

In den 40er Jahren visitierte Fritz Talbot, ein Arzt, die Düsseldorfer Kinderklinik. Die Schwestern waren ordentlich und nett, aber etwas fiel ihm auf. Er bemerkte eine alte, dicke Frau, die ein krankes Baby auf dem Arm trug, es streichelte und mit ihm auf und abging. Er fragte: »Wer ist denn das?« Der Klinikchef erwiderte: »Ach, das ist die alte Anna. Wenn wir alles, was in unserer Macht steht, für ein Kind getan haben und es ihm immer noch nicht besser geht, geben wir es der alten Anna. Und bei ihr klappt es immer!«

Solche und ähnliche Beobachtungen führten zu einem radikalen Wandel bei der Betreuung von Kindern in Findelhäusern. Das Bellevue Hospital in New York zum Beispiel schlug einen ganz neuen Kurs ein: Jedes Kind mußte mehrere Male täglich auf den Arm genommen, gedrückt, berührt, gestreichelt und bemuttert werden. Die Todesrate bei Säuglingen sank auf weniger als 10 %. Ein entscheidender Faktor in der »Ernährung« des Menschen war entdeckt worden: Berührung.

Bis in jüngste Zeit hatte diese Erkenntnis jedoch wenig Einfluß auf die Behandlung auch von frühgeborenen Kindern in unseren Krankenhäusern. Die Standardvorschrift in den Säuglings- und Intensivstationen war immer nur: möglichst wenig Berührung. Dadurch war weitestgehende Abschirmung vor Krankheitskeimen gewährleistet. Man bewahrte die Kinder dadurch auch vor unnötiger Aufregung und schonte, wie man glaubte, die winzigen, noch unentwickelten Lungen und Herzen auf diese Weise am besten.

Doch auch Frühgeburten brauchen Berührung, genauso wie andere Babys. Berührungen beruhigen das Kind, sorgen für Gewichtszunahme und senken überdies die Krankenhauskosten. Im Rahmen einer wissenschaftlichen Untersuchung wurden untergewichtige Frühgeburten besonders konzipierten Stimulationen ausgesetzt. Zehn Tage hintereinander wurden sie dreimal am Tag fünfzehn Minuten lang massiert. Warme Hände strichen von Kopf bis Fuß sanft über den Körper und bewegten vorsichtig die kleinen Arme und Beine.

Die massierten Babys gediehen viel besser als die anderen »Frühchen« in ihren Inkubatoren. Obwohl sie genauso oft gefüttert wurden und ebenso viele Kalorien erhielten wie ihre nicht berührten kleinen Freunde, nahmen sie um fast 50 % mehr zu. Und Gewichtszunahme ist ein ausschlaggebender Faktor bei Frühgeburten. Berührung verbesserte offensichtlich den Stoffwechsel der Kleinen. Auch waren die stimulierten Babys aktiver und sprachen auf Gesichter oder Klappern besser an.

Außerdem konnten die massierten Kinder sechs Tage früher entlassen werden, was einer Ersparnis von gut 4.000 DM pro Kind entspricht. Und die frühzeitig erfolgte Stimulierung durch Berührungen hatte auch noch langfristige günstige Auswirkungen. Noch acht bis zwölf Monate lang hielten diese Kinder ihren Wachstumsvorsprung und entwickelten sich seelisch und körperlich besser als die Babys der anderen Gruppe. Und alles das nur, weil man sie über einen Zeitraum von zehn Tagen ein paar Minuten lang sanft gestreichelt hatte!

Zwar springt die Bedeutung von Körperberührungen für das Wachstum und die emotionale Entwicklung des Menschen bei Kindern am meisten ins Auge. Aber auch Erwachsene reagieren positiv auf menschliche Berührung.

Rührung

Wir sprechen davon, daß etwas uns »rührt«, und meinen damit, daß ein enger Zusammenhang zwischen der Berührung durch einen äußeren Eindruck und der emotionalen Reaktion des Herzens besteht. Das ist mehr als eine Metapher – unsere Haut spricht tatsächlich zu unserem Herzen. Und unser Herz gibt Antwort!

Ein Beispiel: Der Patient ist 54 Jahre alt. Er liegt in tiefem Koma in der Abteilung für traumatische Schocks im Krankenhaus der Universität von Maryland. Sein Herz pocht schnell und unregelmäßig. Eine Schwester betritt den Raum, geht an sein Bett und hält seine Hand. Sofort reagiert sein Herz. Es schlägt deutlich langsamer und regelmäßiger.

Was eine Berührung bewirkt, hängt davon ab, wie wir berührt werden und was wir dabei empfinden. Wenn die Schwester einem Patienten die Hand hält, kann ihn das beruhigen. Mißt ihm aber dieselbe Schwester den Puls, wird vielleicht der Herzschlag beschleunigt und unregelmäßiger. Denn Pulsmessen erinnert den Kranken womöglich an den prekären Zustand seines Herzens und erzeugt daher Alarmbereitschaft und Erregung.

In den meisten Fällen jedoch sind uns Berührungen, besonders ein sanftes Streicheln des Arms, der Beine, des Rückens oder der Brust angenehm. Die Verlangsamung des Herzschlags durch die Berührung eines anderen Menschen ist eine reflexartige Reaktion. Eine empirische Untersuchung zeigte, daß sich der Pulsschlag verlangsamte, als der Forscher die Versuchspersonen leicht am Handgelenk faßte, jedoch keine Änderung aufwies, wenn er nur dabeistand oder der Patient sich selbst am Gelenk berührte. Die Versuchspersonen erklärten auch, berührt zu werden sei angenehmer und entspannender als der Versuch, sich selbst durch Übungen zu entspannen, etwa per Biofeedback Alphawellen im Gehirn zu erzeugen.

Therapeutische Berührung

Die Möglichkeiten, die Haut durch Berührung zu stimulieren und dadurch gesundheitlich günstige Wirkungen zu erzielen, sind vielfältig und reichen von den Akupunktur- und Akupressurverfahren des Ostens bis zum Kneten, Streicheln und Klopfen bei der »schwedischen Massage«. Leider stehen wissenschaftliche Daten, die diese These erhärten könnten, nur sehr begrenzt zur Verfügung.

Sicher scheint jedoch, daß Massagen Kranken mit chronischen Angstzuständen guttun. In einer Untersuchung wurden Patienten mit chronischem Muskeltonus und Muskelschmerzen mit Massagen behandelt. Alle hatten auf Tabletten gegen Angstzustände, Antidepressiva und Pharmaka zur Muskelentspannung nicht reagiert, ebensowenig auf die üblichen Entspannungsübungen. Die Wissenschaftler maßen Herzfrequenz, Muskelspannung und Hautwiderstand (Maße für Streß), bevor und nachdem sie die Versuchspersonen mit lärmenden Geräuschen nervös gemacht hatten.

Dann kam der vergnügliche Teil des Unternehmens. Jeder Patient bekam zehn intensive Massagen, die jeweils 30 bis 45 Minuten dauerten. Die physiologischen Messungen nach den Massagen ergaben, daß sich bei allen Beteiligten zumindest in einer Hinsicht eine Besserung eingestellt hatte: Das Herz schlug langsamer, die Muskelspannung war geringer, und die Erregung war abgeflaut. Die meisten berichteten, ihre Streßsymptome seien merklich zurückgegangen und sie bräuchten nicht mehr so viele Medikamente.

Auch ihre Zungen wurden durch die Behandlung auffällig gelokkert. Nach der Massage sprachen die Patienten weit freier und ausführlicher als vorher über ihre Probleme. Neben der traditionellen Praxis, psychische Probleme durch Psychotherapie oder Medikamente anzugehen, täten wir also gut daran, diese »Berührungsalternativen« in Betracht zu ziehen.

Es ist sehr wichtig, daß Sie sich bewußt Mühe geben, die Menschen Ihrer Umgebung mehr und öfter zu berühren. Beobachten Sie Männer und Frauen in der Öffentlichkeit, etwa im Café, am Flughafen oder im Park. Wie oft berühren sich die Leute? Wer berührt wen, und wer berührt nie jemanden? Welche Körperstellen werden berührt? Gibt es dabei Unterschiede nach Geschlecht und Alter? Welche

Botschaften vermitteln sich die Menschen durch Berührung? Beobachtung ist ein guter Lehrmeister.

Stellen Sie auch fest, ob Sie die Möglichkeit haben, die in Ihrem Leben wichtigen Menschen genügend oft zu berühren. In unserer Gesellschaft lebt jeder vom anderen isoliert. Wir waschen, umarmen oder massieren einander nur sehr selten, und die heutigen Eltern tragen ihre Kinder nicht mehr über weite Entfernungen wie unsere Vorfahren. Wenn wir andere berühren, fühlen wir uns ihnen auch innerlich näher. Wir müssen mehr darauf achten, ob und wann wir die »Tuchfühlung« mit unseren Mitmenschen verlieren. Es wäre sehr einfach, am Arbeitsplatz eine kurze Massage statt einer Kaffeepause einzulegen (es gibt immer mehr Firmen, die Massagen im Büro anbieten). Fragen Sie sich einmal, wie lange Sie Ihr Kind oder Ihren Freund (Ihre Freundin) nicht mehr zärtlich gestreichelt haben!

Aber unsere Haut meldet noch viel mehr als nur angenehme Berührungsreize: Wir haben zum Beispiel auch Sensoren für Temperatur, und wenn sich die Haut erhitzt …

Manche mögen's heiß

Die meisten von uns lieben Wärme. Wir sehnen uns nach sonnigem, warmem Klima und drängen in die Saunen, Dampfbäder, heißen Bäder und Solarien. Sicher würden sich nur wenige von uns mit derselben Begeisterung ausziehen und mit bloßer Haut in einen eisigen See stürzen oder im Winterurlaub im Bikini frierend draußen sitzen. Dunkelheit und Kälte haben wir nicht gern.

Doch die meisten Forschungsarbeiten über unser Verhältnis zur Wärme gehen auf unsere Vorliebe für heiße Plätze überhaupt nicht ein. Statt dessen konzentrieren sie sich auf die schädlichen Wirkungen extremer Hitze. Titel wie »Hyperthermie und Dehydrierung bei Marathonläufern« oder »Die Gesundheitsrisiken heißer Bäder« haben Hochkonjunktur. Einer der wenigen Orte, an denen die gesundheitsfördernden Wirkungen der Hitze untersucht wurden, ist die Sauna.

Wer sich kurzzeitig hohen Temperaturen aussetzt, wird einschneidende physiologische Reaktionen hervorrufen: Streßhormone werden ausgeschüttet, der Herzschlag beschleunigt sich, der Atem geht schneller, mehr Schweiß wird abgesondert, und die Haut rötet sich, weil der Körper vergeblich versucht, die Normaltemperatur aufrechtzuerhalten.

Warum setzen sich Leute absichtlich solchem Hitzestreß aus? Viele empfinden ihn als angenehm und entspannend und glauben, die Sauna sei gut für ihre Gesundheit. Die Hitze trägt tatsächlich zur Entspannung der Muskeln bei. Nach der Sauna weisen die elektrischen Entladungskurven der Muskeln einen flacheren Verlauf auf.

Ein kurzer Besuch in der Sauna lindert Schmerzen in Muskeln und Gelenken. Eine hochinteressante Studie in der früheren Tschechoslowakei zeigte, daß ein nur 30minütiger Aufenthalt in der Sauna den Beta-Endorphin-Spiegel im Blut auf das Doppelte erhöhte. (Man erinnere sich, daß körpereigene Endorphine chemische Substanzen produzieren, die Schmerz lindern und körperliches Wohlgefühl, ja sogar Euphorien hervorrufen können.) So ist es keine Übertreibung, von einer wirklichen »Sauna-Euphorie« zu sprechen.

Die Entspannung nach einem Saunabesuch könnte noch auf andere chemische Vorgänge im Gehirn zurückgehen. Die Hitze baut unsere Körpervorräte an Streßhormonen ab. Das hat zur Folge, daß wir auf späteren Streß unter Umständen nicht mehr so heftig reagieren – eine positive Art des »Ausgebrannt-Seins«. Saunen erhöhen auch den Serotoninspiegel. Serotonin ist ein starkes Hormon, das Entspannung und Schlaf bewirkt. Nach dem Saunabesuch treten mehr Gehirnwellen der Art auf, die einen tiefen, ruhigen Schlaf begleiten. Ein Saunabesuch oder ein heißes Bad können also vorzügliche Mittel sein, sich vor dem Einschlafen rasch noch zu entspannen. Saunabegeisterte behaupten auch, der Schwitzraum biete Schutz gegen Erkältungen und sonstige Infektionskrankheiten. Sie könnten durchaus recht haben. Kinder, die regelmäßig schwitzen, sind weniger anfällig für Infekte. So teilte man zum Beispiel in Deutschland 44 Kinder eines Kindergartens in zwei Gruppen ein: Die Hälfte ging wöchentlich in die Sauna. 18 Monate lang registrierte man die Ausfalltage in jeder Gruppe wegen Erkältungen, Ohrenentzündung und damit zusammenhängenden Krankheiten. Die Kinder mit regelmäßigem Saunabesuch hatten nur halb so viele Krankheitstage wie die anderen.

Möglicherweise heizen die hohen Saunatemperaturen den Krankheitskeimen auch nur ein und töten sie dadurch. Oder die erhöhten

Körpertemperaturen simulieren die günstigen Effekte eines Fiebers. Immer mehr setzt sich die Erkenntnis durch, daß Fieber dem Körper dazu verhilft, Krankheiten zu widerstehen und sie zu bekämpfen. Wenn ein Mensch angesteckt wird, ergießen sich Pyrogene – chemische Substanzen, die den Thermostaten des Körpers höher stellen – ins Blut und stärken das Immunsystem. Zugleich werden die eindringenden Keime angegriffen und der für sie lebensnotwendigen Nährstoffe beraubt.

Ein solcher Temperaturanstieg ist also offenbar sehr gesund. Wenn Versuchstiere daran gehindert werden, ihre Körpertemperatur in Reaktion auf eine Infektion zu erhöhen, steigt die Sterblichkeitsrate. Eine Sauna dürfte die angenehmere und sogar noch wirksamere Art sein, »Fieber« zu erzeugen. Wäre es Ihnen nicht auch lieber, sich ab und zu in einer heißen Sauna bequem zurückzulehnen und so Ihre Krankheitskeime abzutöten, als gezwungenermaßen mit hohem Fieber eine Woche das Bett zu hüten?

Das Bad in der Sauna kann außerdem eine angenehme Ergänzung zum Sport sein, wenn man ihn betreibt, um überflüssige Kalorien zu verbrennen und das Herz zu stärken. Schwitzen ist eine aktive Antwort des Körpers auf die Notwendigkeit, die Körpertemperatur zu verringern. Ein beträchtlicher Verbrauch von Kalorien ist damit verbunden. Ein Mensch kann bei einem Saunabesuch zwischen 300 und 800 Kalorien verbrennen. Und wie der Sport fordert die Sauna das Herz und verbessert bis zu einem gewissen Grad die Kondition.

Aber die gesunden Genüsse von Sauna- und Schwitzbädern können noch weit über diese rein physiologischen Vorteile hinausgehen. Das Hitzebad stellt nämlich eine von der Außenwelt abgeschirmte Ruhepause dar, die wir in der Unrast unseres Lebens bitter nötig haben. Wieder heißt hier die Parole: Zurück zu den Ursprüngen. Denken wir daran, daß sich der Mensch aus den höheren Tieren der Tropen, die gut an die warmen Temperaturen der afrikanischen Savanne angepaßt waren, entwickelte. Den kühlen Nordländern, die Tausende von Kilometern und viele Breitengrade vom tropischen Klima ihrer Ahnen entfernt wohnen, kann das Sauna- oder Schwitzbad ein Geschenk sein, das an die warmen Zeiten und Genüsse von einst erinnert.

Aufhellung

Wieder wurde es dunkel um Paul. Angst stieg in ihm hoch, ein Widerwillen vor der Arbeit und Furcht vor Kontakten mit Menschen nahmen von ihm Besitz. Immer mehr zog er sich in sich selbst zurück, machte sich Vorwürfe und hatte schließlich jede Unternehmungslust verloren. Das sexuelle Verlangen schlief ein. Nachts wälzte er sich unruhig von einer Seite auf die andere. Morgens gab es nichts, was ihn zum Aufstehen hätte reizen können. Den ganzen Tag war er lustlos und müde. Es fiel ihm entsetzlich schwer, irgendeinen Entschluß zu fassen. Die Welt wurde ihm zu eng, tot, sinnlos. Was steckte dahinter? Ein Kindheitstrauma, ein noch schwelender Pubertätskonflikt? Die Unfähigkeit, zu lieben? Zu arbeiten?

Nein. Pauls Verfassung war die Folge eines *Lichtmangels*. Er verhungerte sozusagen aus Mangel an Licht.

Mit 35 Jahren hatte es begonnen. Paul bekam unerklärliche depressive Zustände. Er war ein gewissenhafter Mensch, der Tagebuch über seine Stimmungen und Tätigkeiten führte. Nach vielen Jahren kam er darauf, daß seine depressiven Phasen einem jahreszeitlichen Muster folgten. Sobald die Tage ab Ende Juni wieder kürzer wurden, wurde er depressiv. Das blieb dann so bis gegen Ende Januar, wo sich seine Stimmung schlagartig besserte und er zu einem energischen, umtriebigen Menschen wurde. Plötzlich freute er sich wieder auf seine Arbeit. »Die Räder drehen sich wieder«, pflegte er zu sagen, sein Hirn arbeitete wie »geschmiert« und lieferte Kreatives am laufenden Band. Er brauchte weniger Schlaf, manchmal nur zwei bis drei Stunden pro Nacht.

Aber der Herbst kam, und wieder umgab ihn Dunkelheit. Pessimistisch, wie er zu dieser Jahreszeit war, lehnte er Beförderungen ab, die ihm leider gerade immer im Herbst und Winter, den Zeiten des Tiefs, angeboten wurden. Er hatte schon eine Menge Antidepressiva ausprobiert, um die winterliche Schwermut in den Griff zu bekommen. Alles umsonst.

An einem trüben Dezembertag, mitten in einer schweren Depression, begann Paul mit einer neuen Therapie. Da seine depressiven Phasen offenbar mit dem abnehmenden Tageslicht korrespondierten, behandelte man ihn mit künstlichem Licht. Jeden Morgen setzte er sich, statt den Kopf in die Kissen zu vergraben, noch vor Anbruch der Dämmerung drei Stunden lang in sehr helles, das volle Spektrum abdeckendes, fluoreszierendes Licht. Und auch noch drei Stunden nach Tagesanbruch arbeitete oder spielte er in diesem hellen Licht, wodurch er aus dem kurzen Wintertag einen schönen Frühlingstag mit 13 Stunden Helligkeit machte. Die Wirkung übertraf alle Erwartungen. Innerhalb von vier Tagen verschwand seine Schwermut, die Stimmung hellte sich auf, und das Energieniveau stieg.

Fast jeder Mensch ist stimmungsmäßig von den unterschiedlichen Phasen der Sonneneinstrahlung abhängig. An hellen, sonnigen Tagen fühlen wir uns meist besser und vitaler und haben ein »sonniges« Gemüt. An trüben, grauen Tagen dagegen geraten wir leicht in eine schlechte Verfassung und fühlen uns mies. Die meisten von uns sind anscheinend biologisch mehr oder weniger auf den Sonnenlauf programmiert. Bei besonders lichtsensiblen Menschen aber kann eine zu geringe Lichtmenge erhebliche Stimmungseinbrüche hervorrufen.

Solche Menschen leiden an SAD (Seasonal Affective Disorder – jahreszeitlich bedingten affektiven Störungen). Dieses erst jüngst entdeckte Syndrom, das von mäßig starken bis auffälligen Pendelausschlägen in Stimmung und Vitalität reicht, tritt schätzungsweise bei 20 % sonst gesunder Menschen auf.

SAD-Menschen bemerken diese Symptome typischerweise erstmals als Heranwachsende zwischen 15 und 25 Jahren. Anders als die meisten anderen Depressiven haben sie weiter guten Appetit und nehmen vielleicht noch zu. Die Symptome stehen offenbar in direkter Relation zur Menge des Sonnenlichts, das das Gehirn erreicht: Für Bewohner der nördlichen Hemisphäre pflegen die Symptome zwischen September und Oktober aufzutreten und bis in den März hinein anzudauern. Dagegen erlebte eine chilenische Patientin ihre depressiven Phasen zwischen Juni und September, den Wintermonaten der südlichen Hemisphäre.

Hunderte von an dieser Störung leidenden Menschen sind inzwischen mit hellem künstlichen Licht behandelt worden – mit Erfolg. Ihre innere Uhr scheint hinter der Normalzeit um einige Stunden hinterherzuhinken: Zur Schlafenszeit können sie nicht schlafen, am Morgen nicht aufwachen. Aber wenn man sie morgens mit hellem Licht bestrahlt, wirkt das auf sie wie ein früher Tagesanbruch und dreht die Zeiger ihrer Körperuhr schneller weiter.

Wie ist das zu erklären? Licht spricht offenbar direkt zum Gehirn, und zwar über die Zirbeldrüse. Dieses winzige, tief im Gehirn liegende Organ sondert ein Hormon ab, das Schlaf und Depression hervorrufen kann. SAD ist ein gutes Beispiel dafür, wie sensibel das Gehirn, oft ohne daß wir es bemerken und beachten, auf bestimmte Sinnesreize reagiert.

Aber Sie brauchen nicht erst deprimiert zu sein, um vom natürlichen Sonnenlicht mit vollem Spektrum zu profitieren. Normale fluoreszierende Beleuchtung ist arm an ultravioletter Strahlung. Die normalen Beleuchtungskörper wurden in drei Schulklassen einer Grundschule in Vermont versuchsweise durch Licht des vollen Spektrums ersetzt. Davor unterschied sich die Krankheitsquote dieser Kinder nicht von der anderer Kinder in drei Kontrollräumen. Doch nach Beginn des Versuchs stellte sich heraus, daß die Kinder in den Klassenzimmern mit Licht des vollen Spektrums 40 % weniger krank waren als die anderen Schüler. Kinder sind in den Winter- und Frühlingsmonaten häufiger krank als sonst. Aber das Licht des vollen Spektrums sorgte dafür, daß das aufhörte. Obwohl sowohl Schüler als auch Lehrer die Änderung der Lichtqualität bemerkten, legen diese Untersuchungsergebnisse doch den Schluß nahe, daß das Quantum und die Qualität des Lichtes, dem wir ausgesetzt sind, unsere Anfälligkeit gegenüber Krankheiten zumindest mitbestimmen. Wieder zeigt sich, daß etwas so Einfaches – und doch auch Subtiles – wie das Tageslicht unsere Gesundheit meßbar beeinflußt.

Wenn Sie sich also dabei ertappen, wie Sie im tiefsten Winter von einem sonnigen Urlaub träumen, braucht das keine Flucht vor der Wirklichkeit zu sein. Es kann Ihr Gehirn dahinterstecken, das Ihnen sagt, Sie bräuchten mehr Licht, besonders wenn Sie stimmungsmäßig von der Sonne abhängig sind. (Menschen, die in äquatornahen Gebieten wohnen oder ihren Winterurlaub in sonnigeren Breiten verbringen, sind weniger anfällig für SAD.) Lassen Sie ruhig auch einmal die Überlegung zu, ob Sie nicht auch im Winter gelegentlich Sonne tanken sollten. Halten Sie das für keine Frivolität: Es könnte Ihrer Gesundheit und Seelenverfassung für den Rest der dunklen Jahreszeit sehr dienlich sein. Auch Arbeitgeber sollten ihren Mitarbeitern Ferien nahelegen, die sie wieder mit genügend Licht versorgen. Vor allem Bewohner der nördlichen Breiten – die die Menschen erst lange nach der eigentlichen Evolution zum homo sapiens in Besitz nahmen –, und Leute, die zuviel Zeit in geschlossenen Räumen verbringen, brauchen Licht – für das sie doch geboren sind!

Sollten Sie keine Möglichkeit haben, sich in sonniges Klima abzusetzen, gibt es doch Methoden, wie Sie auch zu Hause ihr Quantum Licht maximieren können. Stehen Sie morgens früh auf und gehen spazieren oder setzen Sie sich wenigstens ans offene Fenster. Ersetzen Sie Ihre jetzige Beleuchtung in der Wohnung oder am Arbeitsplatz durch Glühbirnen mit fluoreszierendem Licht des vollen Spektrums.

Und wenn Sie wirklich ganz schlimm dran sind, machen Sie eine Phototherapie. Zwar ist man sich noch nicht völlig im klaren, wie diese Therapie nach Intensität, Dauer und Tageszeit optimal gestaltet werden müßte, doch soviel scheint festzustehen, daß Phototherapie für SAD-Kranke am wirksamsten ist, wenn man sie zwischen 6 und 8 Uhr früh ansetzt und sehr helles Licht verwendet. Manchmal sind auch noch mehr Stunden am Tag oder abends notwendig. Die Lichtintensität sollte bei 2.500 Lux liegen, einem Maß, das etwa der Situation entspricht, daß man an einem sonnigen Frühlingstag am Fenster steht oder in einem Meter Abstand acht Glühbirnen mit fluoreszierendem Licht des vollen Spektrums auf sich wirken läßt.

Doch manchmal ist es nicht so sehr die Lichtmenge, die Ihre Stimmung aufhellt, sondern das Stückchen Welt, auf das Ihr Blick fällt.

Der Blick aufs Leben

Ein Fisch, der im Aquarium langsam hin- und herschwimmt. Eine Baumgruppe vor dem Fenster. Feuer im Kamin, das die brennenden Scheite verzehrt. Wolkenformen, die sich auf der blauen Leinwand des Himmels bilden und auflösen. Der glatte Spiegel eines stillen Sees. Auf einem Zweig nistende Vögel: Das alles sind Ausschnitte der Welt, die sich unserem Blick darbieten können.

Wir haben eine natürliche Sehnsucht nach solchen Festen für das Auge. Haben wir die Wahl, eine in vollem Laub stehende Hügelkette oder eine staubige Stadtlandschaft ohne Grün und Wasser zu betrachten, ziehen wir fast immer die Natur vor. Klar, das ist nichts Neues, aber inzwischen wächst die Erkenntnis, daß solche Wahlakte nicht nur vom ästhetischen Geschmack gesteuert werden. Denn wenn wir unser Gehirn reichlich mit visuellen Eindrücken aus der freien Natur füttern, erholen wir uns schneller von Operationen, ertragen Schmerzen leichter, werden mit Streßsituationen eher fertig und fühlen uns insgesamt besser.

Die meisten von uns sind sich bewußt, daß extreme Umweltbedingungen wie Hitze, Kälte, Lärm und Luftverschmutzung dem Menschen sehr zusetzen können. Beeinflussen und verbessern aber auch schon kleinere Änderungen unserer optischen Umwelt unsere Reaktion auf Spannungssituationen?

Schauen Sie aus Ihrem Fenster. Was sehen Sie da? Eine Wüste aus Stein und Beton oder grüne, lebendige Natur? Menschen, die regelmäßig Wälder, Berge und Wiesen sehen, haben viel mehr positive Gefühle, wie etwa Freundlichkeit und Begeisterung, und viel weniger negative Gefühle, etwa Traurigkeit und Angst als Leute, die ständig von Menschenhand gemachte Häuserkulissen vor Augen haben. Der Anblick von stillen Teichen, Flüssen, Bäumen und Pflanzen reduziert Spannungen und erzeugt mehr Alphawellen – ein Zustand des Gehirns, der entspannter Wachheit entspricht –, als es baumlose, öde Straßenschluchten tun.

Was wir sehen, beeinflußt außerdem die Art, wie wir mit Erregungen fertig werden. Man zeigte einer Versuchsgruppe einen zehnminütigen Film mit blutigen Arbeitsunfällen. Die Leute reagierten mit erhöhter Angst, Muskelspannung, Blutdruck und Hautwiderstand – Parametern für Streßreaktionen. Wenn man nun auf den stressigen Film einen zehnminütigen Streifen mit Naturszenen – Bäumen und Wasser – folgen ließ, ging der Abbau von Spannungen bei allen vier physiologischen Parametern schneller vor sich, als wenn man einen zweiten Film mit städtischem Ambiente zeigte.

Und es ist sogar so: Wenn Sie sich in einer Spannungssituation befinden, kann Ihnen schon ein Zimmer mit schönem Ausblick helfen.

Zimmer mit Aussicht

Sarah und Sally sind eineiige Zwillinge, 25 Jahre alt. Beide leiden an Gallensteinen, der Arzt empfiehlt die operative Entfernung der Gallenblase. Sie kommen zusammen ins gleiche Krankenhaus. Sarah wird auf ihr Zimmer gebracht, ein typisches, ästhetisch steriles Krankenhauszimmer. Sie wirft einen Blick aus dem Fenster und prüft den Anblick, der sich ihr bietet: eine braune Ziegelmauer von einem anderen Flügel der Klinik. Sie denkt: »Sehr schade, aber es sind ja nur ein paar Tage.« Auch ihre Schwester bezieht das ihr zugewiesene typische Krankenzimmer, sieht aber durch ihr Fenster auf einen kleinen Park mit Bäumen. Sie denkt: »O wie schön!«

Die Operation am nächsten Tag verläuft für beide komplikationslos. Sie werden in ihre Räume zurückgebracht und bekommen die gleiche Behandlung. Doch Sally erholt sich in ihrem Zimmer mit Aussicht schneller, braucht weniger Schmerzmittel, ist in merklich besserer Stimmung und wird einen Tag früher entlassen als ihre Schwester in dem Zimmer mit Mauerblick. Zufall? Vielleicht. Kann ein Zimmer mit Aussicht wirklich die Rekonvaleszenzphase nach einer Operation und überhaupt Streßzustände günstig beeinflussen? In einer hochinteressanten Studie analysierte Roger Ulrich die Krankenhausprotokolle von 46 Patienten, die eine Gallenblasenoperation hinter sich hatten. Die Hälfte der Patienten hatte Zimmer mit Blick auf ein paar Bäume, während die anderen mit einer braunen Ziegelwand vorliebnehmen mußten.

Die Patienten mit Blick auf die Bäume mußten nach der Operation nicht so lange im Krankenhaus bleiben (fast einen Tag weniger), waren weniger aufgeregt, weinten seltener und nahmen weniger oft starke Schmerzmittel. Auch gab es bei ihnen etwas weniger postoperative Komplikationen wie ständiges Kopfweh und Übelkeit. Ob ähnliche Erfolge durch Bilder an der Wand oder mit Naturdarstellungen bemalte Wände erzielt werden könnten, ist nicht bekannt, wäre aber eine Untersuchung wert.

Leider ist die Chance, bei einem Krankenhausaufenthalt Zimmer mit schöner Aussicht zu bekommen, nicht gerade groß. Ulrich klapperte 36 Kliniken ab und stellte fest, daß unfreundliche Ausblicke vom Bett aus die Regel, nicht die Ausnahme waren. Die meisten Fenster gingen auf baumlose Parkplätze, große Dachflächen, alleeähnliche Lieferanfahrten und Mauern anderer Trakte hinaus, manchmal auch auf Fenster anderer Patienten. Manche Kranke durften sogar zuschauen, wie Patienten von der Ambulanz zur Notaufnahme gebracht wurden, oder hatten einen Friedhof im Blickfeld. Wenig ermutigend, kaum geeignet, die Angst zu dämpfen!

Offenbar sind wir eben auch geschaffen, uns am Anblick der Natur zu freuen, was sich in unserem emotionalen und physischen Wohlbefinden äußert. Wir geben bestimmten Landschaften den Vorzug, vielleicht infolge tiefverwurzelter evolutionärer Erfahrungen. Gleich welcher kulturelle Hintergrund: Am liebsten sind uns parkartige Anlagen mit weichem Rasen, locker stehenden Bäumen, kleinen Teichen, offenen Ausblicken und Tiefenperspektiven. Das sind Formationen, nicht allzu verschieden von den Savannen Zentralafrikas, wo unsere Voreltern erstmals von den Bäumen ins Gras der Ebenen hinabstiegen.

Die Evolution könnte uns ein tiefes Bedürfnis eingepflanzt haben, etwas Lebendiges zu sehen. Versuchen Sie deshalb, sich in Ihrer Wohnung und am Arbeitsplatz mit Dingen aus der Natur zu umgeben. Pflanzen, Haustiere, Grün vor dem Fenster, Naturbilder oder Fotografien, ja sogar ein Aquarium können einer toten, künstlichen Umgebung Leben einhauchen und den verlorenen Kontakt zur Natur wiederherstellen.

Der Blick ins Aquarium

Niemand, der einmal mit Taucherbrille und Schnorchel ein Korallenriff erforscht hat, wird das herrlich erregende Gefühl vergessen, sich inmitten dieser fast unerträglich schönen, phantastischen Welt zu bewegen. Das mühelose Gleiten durchs Wasser, der rhythmische Fluß des Atems, das stumme Auf- und Abschweben der leuchtend bunten Fische und das wogende Fließen der Seetangbüschel – all das kann den Taucher dermaßen faszinieren, daß er in Verzückung gerät.

Sie schweben selbstvergessen durchs Wasser, denken nicht und grübeln nicht, empfinden nur die Intensität und den Frieden des Gewimmels und Geglitzers um sich her. Die Schönheit der Tiefe erzeugt eine stille, fast überirdische Heiterkeit. Eine kleine Ahnung dieser hinreißenden Erfahrung stellt sich ein, wenn man durch die Scheiben eines Aquariums blickt.

Gut, Fischbeobachtung mag wundervoll sein. Kann aber dieser angenehme Zeitvertreib unsere Gesundheit merklich verbessern? Die Antwort lautet »ja«. Ein Forschungsteam forderte eine Gruppe von Personen – teils mit erhöhtem, teils normalem Blutdruck – auf, laut zu lesen. (Lautes Lesen, ja schon lautes Sprechen erhöht fast automatisch den Blutdruck.) Die Versuchspersonen starrten danach 20 Minuten lang auf eine weiße Wand. Bei einer Wiederholung des Versuchs blickten sie nach dem lauten Lesen 20 Minuten in ein Aquarium mit bunten Tropenfischen, lebenden Pflanzen und Steinen.

Die Forscher fanden heraus, daß der Anblick der Fische den Blutdruck senkte und einen Zustand entspannter Ruhe hervorrief. Der Blutdruck fiel deutlich schneller und um mehr Punkte als beim Starren auf die Wand. Bei den Personen mit Hochdruck fiel er häufig sogar bis zum Normalwert. Der Entspannungseffekt blieb dagegen aus, wenn man die Leute aufforderte, in ein *leeres* Aquarium zu schauen. Das langweilte sie schon bald, und ihr Blutdruck stieg wieder an.

Die durch die Betrachtung der Fische entstandene Ruhe reduzierte auch die Anfälligkeit für Streß. Als man die Leute nach dem Blick ins Aquarium wieder bat, laut zu lesen, stieg ihr Blutdruck nicht einmal halb so stark wie zu Beginn des Experimentes.

Man wird einwenden: Der Blick ins Aquarium ist vielleicht gut bei kleinerer Belastung. Aber hilft er Menschen auch, sich zum Beispiel beim Zahnarzt zu entspannen? Die Aussicht, einen Weisheitszahn gezogen zu bekommen, ist gewiß furchteinflößend. Die Vorstellung von Spritzen, Bohren und Zahnziehen ist geeignet, jedem Patienten das Blut in den Adern gerinnen zu lassen.

Eine Anzahl Patienten, die sich einer solchen Prozedur unterziehen mußten, wurde aufgefordert, vor Beginn der Behandlung 40 Minuten lang in ein Aquarium zu schauen. Man sagte ihnen, sie könnten sich dann während des Eingriffs dadurch entspannen, daß sie sich das friedliche Bild der durchs Wasser gleitenden Fische ins Gedächtnis zurückriefen. Tatsächlich zeigten die Fischbeobachter bei der Operation weniger Unbehagen und Angst. Schmerz und Angst wurden durch das Aquarium ebenso reduziert wie durch Hypnose, wobei die Beobachtung von Fischen erheblich leichter und angenehmer sein dürfte, als hypnotisiert zu werden.

Aber wie entspannt uns der Blick ins Aquarium? Anscheinend hat die Konzentration auf angenehme optische und akustische Eindrücke jederzeit Entspannungswirkung. Sobald wir über irgend etwas nachdenken, egal was, wird auch der Körper aktiviert und gerät in Spannung. Der Blutdruck steigt, das Herz schlägt schneller, und die Hände werden feucht. Richten wir jedoch unsere Aufmerksamkeit auf Ereignisse außerhalb uns, auf optische und akustische Eindrücke, so sinkt der Blutdruck, der Herzschlag verlangsamt sich, und die Hände werden wieder trocken – alles Anzeichen für Entspannung.

Natürlich reduzieren nicht alle äußeren Eindrücke Aufregung und Angst. Leicht vorauszusehen ist, daß ein Horrorfilm Blutdruck und Herzfrequenz erhöht. Aufregende äußere Ereignisse verursachen auch innere Erregung. Sie denken vielleicht, es macht doch kaum einen Unterschied, ob man Fische im Aquarium oder Menschen auf einem Fernsehschirm betrachtet. Doch kann die Wirkung diametral entgegengesetzt sein, je nach dem von den Bildern vermittelten Inhalt. Das Fernsehprogramm soll ja spannend sein – deshalb die schnell wechselnden Bildfolgen, die dauernde Aufregung, Gewalt, Sex und Humor. Alles soll uns gerade daran hindern, in ein entspanntes Dösen zu geraten und die Werbespots zu übersehen.

Versuchen Sie einmal, fernzusehen und den Ton abzuschalten. Da Sie dann den Sinn der Bilder nicht mehr verstehen und der Handlung nicht mehr folgen können, verwandeln sich die Eindrücke in ein bloßes optisches Muster, das eine gewisse Ähnlichkeit mit der kontinuierlichen, zufälligen Bewegung der Fische im Aquarium besitzt.

Besser wäre aber noch, Sie beobachten das Leben selbst. Durchs Wasser gleitende Fische, ein knisterndes Feuer, die auf- und abflutenden Wellen am Strand, zwitschernde Vögel, im Wind schwankende Bäume vor dem Fenster – das beruhigt und entspannt. Es führt uns zur Natur zurück, in die uns die Evolution von Haus aus gestellt hat. Solche Eindrücke lenken uns auch von uns selbst ab und unterbrechen den inneren Monolog der Sorgen und Pläne.

Ein friedlicher Tagtraum, erniedrigter Blutdruck und reduzierte Spannung sind nicht unerreichbar weit entfernt, ebensowenig wie die Fische im Aquarium, die verglühenden Scheite im Feuer oder ein Bild mit einem Wasserfall drauf. Reservieren Sie sich täglich ein paar

Minuten, in denen Sie bewußt auf die Natur in Ihrer Umgebung achten und sie beobachten. Sie brauchen gar nicht den Grand Canyon oder majestätische Berge vor Ihrer Haustür zu haben. Gleichgültig, wo Sie leben, immer werden Sie ein Fleckchen unberührte Natur finden. Vielleicht ist es ein fein geädertes Baumblatt, ein Ameisenhügel, ein Vogel im Nest oder das kinetische Kunstwerk, das entsteht, wenn der Regen aufs Pflaster trommelt.

Sie brauchen wirklich kein esoterisches Mantra oder eine raffinierte Meditationstechnik, keinen zeitaufwendigen Biofeedbackkurs oder wochenlange Streßmanagementseminare, um zu lernen, wie man sich entspannt. Es genügt, wenn Sie mehr auf die alltägliche, ganz normale Schönheit der Natur um sich herum achten. Die Menschen lebten früher umgeben von Feldern, Bäumen und Tieren. Man konnte der Natur gar nicht entkommen. Heute müssen wir uns bewußt vornehmen, das Leben der Natur an uns heranzulassen – weil es Freude macht und gesund ist!

Und achten Sie auch auf das Reich der Töne!

Die Heilkraft der Musik

Sie sitzen in einem verdunkelten Raum. Von Zeit zu Zeit spüren Sie starke Schauer das Rückgrat hinabrieseln, die irgendwo im Nacken beginnen und sich nach oben über den Kopf und nach unten zu den Zehen ausbreiten. Sie zittern vor Freude und kriegen Gänsehaut, vielleicht kommen Ihnen sogar die Tränen. Was ist die Ursache so wundersamer Empfindungen? Liebe mit einem phantastischen Partner? Ein unglaublich raffinierter Film? Ein herrliches Gemälde? Die Geburt einer großen Idee?

Hätten Sie an diesem Experiment in der Stanford University teilgenommen, wüßten Sie es. Auch Sie wären dem Einfluß der Musik erlegen. Musik kann ein Hochgenuß und gleichzeitig gesund sein. Eine Befragung ergab, daß manche Menschen Musik aufregender finden als alles andere, einschließlich Sex (der zusammen mit nostalgischen Erlebnissen die sechste Stelle auf der Skala der Reize, durch die Menschen am meisten erregt werden, einnahm).

Zumindest ein Teil der Macht, die die Musik über den Menschen ausübt, dürfte daher stammen, daß sie die Ausschüttung von Endorphinen auslöst, den starken, Opiaten ähnlichen chemischen Substanzen im Gehirn, welche Schmerzen lindern und euphorische Zustände hervorrufen. Wenn ein Mittel verabreicht wird, das diese Lustgewinn bringenden Substanzen blockiert, wird die mit dem Hören von Musik verbundene Erregung merklich gedämpft.

Gute Schwingungen

Sie brauchen nicht besonders musikalisch zu sein, um von Musik bewegt zu werden. Ob Sie es wollen oder nicht – Musik ist Bestandteil Ihres Lebens. Das beginnt gewissermaßen schon vor Ihrer Geburt mit dem Rhythmus des Herzschlags Ihrer Mutter. Der Klang ihrer Stimme ist Ihr erstes Wiegenlied. Vielleicht ist Hintergrundmusik ein Ersatzkinderlied für Erwachsene – unbewußt beruhigt sie uns im Fahrstuhl, beim Zahnarzt, in der Bank, und überredet uns, mit Begeisterung unsere Kreditkarten in Einkaufszentren und Kaufhäusern zu zücken.

Fast jeder von uns mag Musik. Der eine spielt »Radioroulette«, der andere wippt mit den Füßen zu irgendwelchen Melodien, der dritte singt aus voller Kehle seinen Lieblingsschlager. Wir brauchen keine sündhaft teuren Konzertkarten zu kaufen, uns unter Kopfhörern zu verstecken oder in die Kirche zu gehen, um festzustellen, wie wir auf Musik reagieren. Ob Bach, Jazz, Rock, Gospel oder Pop – Musik ist ein Stimmungsmacher. Die richtige Musik zur richtigen Zeit bringt Frohsinn und Heiterkeit und streichelt die strapazierten Nerven. Sie richtet uns auf, wenn wir niedergeschlagen sind, und besänftigt unsere Erregung. Sie kann uns zu Tränen rühren, aber auch Lust auf Essen, Studium, Arbeit und Liebe machen.

Anscheinend verfügen wir über ein eingebautes Ton-Sensorium. Wir empfinden in hohen Tönen gesetzte Musik als fröhlich und heiter, tiefe Klänge dagegen als traurig und ernst. Vielleicht ist das Tempo eines Stückes überhaupt das musikalische Element, auf das Herz und Kopf am stärksten reagieren. Unser Herz schlägt normalerweise zwischen 70 und 80 mal pro Minute. Die meiste Musik der westlichen Welt ist in diesem Tempo geschrieben – Zufall? Mehrere Studien haben bewiesen, daß die Frequenz des Herzschlags sich auf das Tempo der Musik abstimmt und entsprechend höher oder niedriger wird. Musik verändert die elektrischen Rhythmen im Gehirn.

Sie beeinflußt Atemrhythmus, Blutdruck, Darmkontraktion und die Quantitäten der Streßhormone im Blut. Es gibt zwar unterschiedliche Reaktionen auf Musik, doch dämpft ruhige, getragene Instrumentalmusik im allgemeinen Erregungszustände des Körpers, während schnellere Stücke in Alarmbereitschaft und Spannung versetzen. Vielleicht ist Musik manchmal auch nur deshalb so verführerisch, weil sie uns von weniger angenehmen Gedanken und Gefühlen ablenkt, sei es auch nur zeitweise.

Dieser ablenkende Aspekt erklärt wohl auch, weshalb sich mit Musik leichter Sport treiben läßt – Musik läßt den Schweiß vergessen, ohne den kein Preis zu erringen ist. Eine Untersuchung zeigte, daß bei gleichmäßiger Bewegung im Takt die Muskeln sich leichter beugten und streckten. Und Musik kann Sie in Harmonie mit Ihrem Körper bringen, Ihre Ausdauer erhöhen, den Atem regulieren und Ihnen Lust auf Sport machen. Sportler, die bei Rockmusik trainieren, haben das Gefühl, nicht so hart arbeiten zu müssen wie sonst.

Brahms als Valium

Der Gedanke an eine Operation, ans Krankenhaus oder an den Bohrer beim Zahnarzt jagt Ihnen vielleicht Schauer über den Rükken. Aber Sie können durch Musik beim Zahnarzt fast ganz auf Schmerztabletten verzichten. Man hat herausgefunden, daß Musik vor, während und nach der Behandlung die Angst der Patienten dämpft, den Schmerz lindert, dafür sorgt, daß weniger Schmerzmittel vorher und nachher gebraucht werden, und den Heilungsvorgang beschleunigt. Bei einer Untersuchung ließ man während des ganzen Eingriffs in einem Operationsraum beruhigende Musik laufen, wodurch der Bedarf der Patienten an Beruhigungsmitteln auf die Hälfte zurückging. Die Patienten waren geradezu begeistert und sagten zum Beispiel: »Es war wirklich wunderbar«, oder »Als ich aus der Narkose erwachte, hörte ich den Kanon von Pachelbel. Das Ganze war ein wirklich schönes suggestives Erlebnis.« Bestimmt kein typisches Urteil nach einer Operation! Bei einer anderen Studie schätzte der verantwortliche Wissenschaftler, die Wirkung der Musik entspreche etwa einer intravenösen Dosis von 2,5 mg Valium.

»Musikvalium« hat sich bei Männern und Frauen, Jungen und Alten, Patienten vor und nach den verschiedensten Operationen, von der Eileiterligatur bis zur Spinalfusion, als segensreich erwiesen. Zwei empirische Studien mit operierten Patienten in Japan zeigten, daß das Hören von Musik vor und während des chirurgischen Eingriffs den Streßhormonspiegel im Blut senkt. Da die Geräusche und Stimmen im Operationssaal immer eine Quelle der Angst für die Patienten sind – auch jene, die unter Vollnarkose stehen, hören sie vielleicht –, könnte ein Teil dieser positiven Wirkung auch darauf zurückgehen, daß die Musik diese irritierenden Geräusche überdeckt.

Jetzt wissen Sie also, weshalb Sie beim Zahnarzt von Musik berieselt werden. Eine Handvoll Töne bei der zahnärztlichen Behandlung, Bohren und Zahnziehen eingeschlossen, sorgt dafür, daß die Betäubungsspritze verstärkt wird. Musik kann sogar den Geburtsvorgang für die Mutter zu einer angenehmeren Erfahrung machen. In Verbindung mit Lamaze-Übungen reduziert Musik den Schmerz und die Dauer der Wehen um bis zu zwei Stunden, während sie zugleich die Geburtseuphorie steigert.

Wenn Sie selbst oder jemand aus Ihrer Bekanntschaft also das nächste Mal einen Termin beim Zahnarzt oder Arzt haben, denken Sie daran, Musik mitzubringen oder um Musik zu bitten.

Morgens zwei Arien und »Call me«

Musiktherapie gab es schon in der Antike. Das älteste uns bekannte medizinische Dokument ist ein Papyrus, auf dem von Gesängen zur Heilung von Kranken die Rede ist. Für die alten Griechen war Apollo der Gott der Heilkunst *und* der Musik. Schon früh benutzten Ärzte Musik, um den Herzschlag zu regulieren, und seit Urzeiten setzt man Musik und Gesang gegen vielerlei Beschwerden ein, einschließlich »Melancholie«. Heilen durch Klänge, Rhythmen und Lieder ist in zahlreichen Kulturen überall auf der Welt üblich.

Die in unserer Kultur praktizierte Version der Musiktherapie hilft den Menschen bei vielen Krankheiten, die emotionalen und physischen Begleiterscheinungen in den Griff zu bekommen. Helen Bonny setzte Musik zur Unterstützung ihrer Psychotherapie ein, und als sie selbst herzkrank wurde, vertraute sie sich der Musik an, um sich selbst zu heilen. Sie wußte aus eigener Erfahrung, wie wichtig Musik für sensible Krankenhauspatienten war, die sich einer kalten, sterilen, oftmals tödlich langweiligen Umgebung ausgeliefert sahen. Sie begann ihr Pilotprojekt damit, daß sie ruhige Musik in der Intensivstation zweier Kliniken, wo Herzkranke lagen, laufen ließ. Die Musik reduzierte die Herzfrequenz, senkte den Blutdruck, erhöhte die Schmerzgrenze und milderte Angstzustände und Depressionen.

Musiktherapie ist eine gute Ergänzung bei der Behandlung zahlreicher Krankheiten wie Krebs, Asthma, Schlaganfall, Arthritis und Diabetes. Man bedient sich ihrer, um potentiell unangenehme Methoden wie Chemotherapie, Bestrahlungen und Nierendialyse erträglicher zu machen und ihre Nebeneffekte auszuschalten. Sie ist geeignet, Schmerzen zu lindern, den Patienten die Angst zu nehmen und die Lebensgeister zeitweise oder chronisch Kranker zu mobilisieren.

Sehr extensiv wird Musik bei Kopfschmerzen, Verdauungsproblemen und Depressionen eingesetzt, Beschwerden, die eine starke emotionale Komponente besitzen. Man hat mit ihr außerdem Erfolge beim Versuch erzielt, den Schutzwall autistischer Kinder zu durchbrechen.

Ferner spielt Musik eine Rolle, wenn es darum geht, Depressionen, Angst und Einsamkeit bei Patienten zu vertreiben, die mit Verbrennungen und Organtransplantationen im Krankenhaus liegen oder wegen ansteckender Krankheiten in Quarantäne bleiben müssen, also lange Zeit in wenig anziehender Umgebung verbringen. Besonders anrührend ist die Anwendung von Musik bei Patienten, die im Koma liegen oder Hirnverletzungen haben. Man versucht, mit Musik zu ihrem Bewußtsein vorzudringen.

Ein dreizehnjähriger Junge, Opfer eines Autounfalls, lag im Koma und reagierte auf nichts und niemanden. Aber als man ihm verschiedene Musikstücke vorspielte, gab er allmählich doch Lebenszeichen von sich. Seine Therapie begann sehr einfach: Man drehte ihm den Kopf in Richtung der Musik, und es endete damit, daß er sang und selbst Instrumente spielte. Als er nach einem Krankenhausaufenthalt von viereinhalb Monaten entlassen wurde, sagte er zu seinem Musiktherapeuten: »Musik macht mich richtig glücklich.«

Musik kann auch zu früh geborenen Kindern helfen. Mit durchschlagendem Erfolg spielte man Brahms' »Wiegenlied« vor solchen Babys. Die Kinder nahmen schneller zu und konnten im Schnitt eine Woche früher entlassen werden als Babys, die keine Musik hörten. Das entspricht etwa 7.000 DM Kostenersparnis pro Kind.

Musik steigert also die Wirksamkeit von Behandlungen und beeinflußt den Verlauf von Krankheiten und den Heilungsprozeß ganz erheblich. Wie aber wirkt sie auf gesunde Menschen? Kräftigt sie die Gesundheit und hat sie vielleicht auch präventive Wirkungen?

Schauen wir uns einmal an, wie Musik das Immunsystem beeinflußt. Große Mengen von Streßhormonen im Blut beeinträchtigen das Immunsystem, während Musik dazu beiträgt, den Hormonspiegel zu senken. Mark Rider, Musiktherapeut und Forscher, untersuchte Krankenschwestern mit Nacht- und Schichtarbeit, die wegen ihrer Nachtstunden gesundheitliche Probleme bekamen. Den Schwestern wurde ein 20-Minuten-Band mit gesprochenen Entspannungsübungen, geführter Imagination und sanfter Musik vorgespielt. In den Tagen mit musikalischer Entspannung stiegen die Streßhormonspiegel der Schwestern weniger schnell an, und ihr Biorhythmus war harmonischer. Interessanterweise äußerten zwei von den Schwestern, sie hätten in der Zeit der Untersuchung einmal gefürchtet, krank zu werden. Doch nachdem sie das Band mit Musik und Entspannungsübungen gehört hatten, ging es ihnen besser.

Wenn wir mehr Musik in unser Leben bringen wollen, können wir das gezielt oder eher locker tun.

Experimentieren Sie mit Musik und Stimmung. Lassen Sie eine neue oder schon bekannte Disk laufen und tun nichts weiter als zuhören, vielleicht auf dem Bett in einem verdunkelten Raum. Entspannt Sie die Musik? Stimuliert sie Sie? Ruft sie besondere Stimmungen, Empfindungen, Erinnerungen oder Bilder hervor? Versuchen Sie, Ihren Puls vor, während und nach dem Hören zu messen.

Vielleicht möchten Sie Musik, die Ihrer momentanen Stimmung entspricht. Fangen Sie also mit aufregender Musik an, ebenso aufgedreht, wie Sie sich gerade fühlen, und wählen hierauf ein ruhigeres Stück. So etwas hat sich bei chronischen Schmerzen sehr bewährt. Wenn Sie unter Schmerzen oder Angstzuständen leiden, kann es nämlich sein, daß sich langsame Musik zunächst mit ihren Empfindungen nicht verträgt. Aber wenn die Musik zuerst Ihrer erregten Stimmung entspricht und Ihrer körperlichen Verfassung parallel läuft, und Sie dann langsamere Klänge wählen, werden Sie sich um so besser entspannen, je mehr Sie sich auf das neue Stück einstellen. Ein paar Vorschläge für beruhigende Musik: Bachs »Air für die G-Saite«, Pachelbels »Kanon in G-Dur«, Haydns Cellokonzert in C-Dur und Debussys »Claire de Lune«. Aber die Reaktionen und Geschmäcker sind verschieden. Sie müssen also experimentieren.

Vor über 2.500 Jahren muß der griechische Philosoph Pythagoras einen guten Riecher gehabt haben. Er kam darauf, daß täglicher Gesang und Spiel auf einem Musikinstrument kathartische Effekte hatten. Kummer, Sorgen, Furcht und Ärger schwanden. Wenn Sie selbst ein Instrument lernen, wird Ihnen die Musik noch mehr Spaß machen, und Sie werden zusätzlich das stolze Gefühl haben, Meister eines Instruments zu sein. Und wenn auch eine Sonate im Haus den Arzt nicht unbedingt erspart, so werden Sie dadurch jedenfalls Auftrieb bekommen. Musikgenuß ist eins der besten Beispiele für vom Menschen veranlaßte Sinnesfreude und ein gutes Mittel, sich für manche sonstigen Genüsse, die uns in unserer modernen Welt abhanden gekommen sind, zu entschädigen.

5. Gute Gerüche und guter Sex

Ohne den Geruchssinn wären wir großen Gefahren ausgesetzt. Da wir die Geruchswarnung eines schädlichen Gases oder Rauches nicht zur Kenntnis nähmen, würden wir an Vergiftung sterben. Der Gestank verdorbener Lebensmittel ließe uns kalt, und giftigen Chemikalien wären wir schutzlos ausgeliefert. Gerüche helfen uns, Entfernungen abzuschätzen, Gegenstände zu lokalisieren und Gefahren zu orten. In der Regel riechen wir den Rauch schon, bevor wir das Feuer sehen. Und ohne Ihren Geruchssinn hätten Sie keine Ahnung, weshalb andere Menschen so sonderbar auf Sie reagieren. Hängt es mit Ihrem Körpergeruch zusammen? Schwer zu sagen. Sie können nun versuchen, ein anderes Parfüm zu nehmen. Aber wie wollen Sie feststellen, ob Sie vielleicht des Guten zuviel tun?

Sie müßten eine Welt duftender Genüsse entbehren: das Aroma frisch gebackenen Brotes oder gerade aufgebrühten Kaffees. Ihre Speisen wären praktisch geschmacklos. Denn 80 % des Geschmacks gehen auf das Konto der feinen Moleküldämpfe, die durch die Nase aufgenommen werden. (Halten Sie sich einmal die Nase zu und stellen dann fest, ob Sie in einen Apfel, eine Zwiebel oder eine Kartoffel beißen!) Und wer hätte den Mut, von Ihnen zubereitete Mahlzeiten zu essen, wenn sie ohne Geruchsprobe gewürzt wären? Die salzhaltige Brise an der Meeresküste könnten Sie vom prickelnden Aroma eines Fichtenwaldes nicht unterscheiden. Und ohne den vom Partner ausströmenden Duft, der uns erregt, würde das sexuelle Verlangen absterben.

Der Geruch ist vielleicht der am stiefmütterlichsten behandelte und am meisten unterschätzte Sinn des Menschen. Seit unsere Vorfahren in ferner Vergangenheit den aufrechten Gang erlernten und sich an freistehenden Bäumen orientierten, wurden die beiden »Entfernungssinne« – Gesicht und Gehör – zu den Hauptorientierungsmitteln, die uns Informationen über Gefahren und Chancen der Umwelt zutragen. Trotzdem hat der Geruchssinn, der mit den Empfindungszentren im menschlichen Gehirn aufs engste zusammenhängt, immer noch sehr großen, oft unbewußten Einfluß auf Stimmung und Erinnerung.

Verfolgen wir einen Duftreiz vom flüchtigen Molekül bis zur lustvollen Wahrnehmung im Bewußtsein. Die Nase reagiert auf die in der Luft schwebenden gasförmigen Moleküle. Sie sitzt in strategisch günstiger Position genau über dem Mund, wo sie alle Nahrung, die in den Körper gelangen soll, kontrollieren kann. Die chemischen Stoffe, die wir einatmen, stimulieren zwei erbsengroße Membranen weit hinten in der Nase. Prüfendes Schnüffeln erhöht die Menge der duftgeschwängerten Luft, die die beiden Geruchsantennen erreicht.

Die gasförmigen Moleküle erregen nun diese Duftrezeptoren in der Nase und lösen ein elektrisches Signal aus, das direkt zu einem entwicklungsgeschichtlich sehr alten Teil des Gehirns eilt, dem »Rhinenzephalon« (wörtlich: »Nasenhirn«) im limbischen System. Von hier aus werden grundlegende Lebensprozesse geregelt: Herzschlag, Atmung, Temperatur und Blutzuckerspiegel hängen von Informationen aus dem limbischen System ab.

Das Rhinenzephalon schaltet sich auch in die Empfindungen von Furcht und Freude ein. Und als netzförmiger Neuronenkomplex steuert es überlebenswichtige emotionale Reaktionen wie den Sexualtrieb und die Entscheidungen über Kampf oder Flucht. Auch Erinnerungen werden hier aktiviert. Da Gerüche direkt zu diesem Teil des Gehirns sprechen, ist es kein Wunder, daß sie Stimmungen, Handlungen und Erinnerungen derart stark beeinflussen.

Geruchserinnerung

Gerüche steuern vielleicht mehr als optische und akustische Eindrücke unser Bewußtsein. Ein einmal erlebter Geruch wird selten wieder vergessen. Von Gerüchen ausgelöste Erinnerungen drängen sich unwiderstehlich ins Bewußtsein und rufen die lebhaftesten Assoziationen in allen Sinnesbereichen hervor. Boyd Gibbons erinnert sich im »The National Geographic«:

> »An der Wand vor meinem Schlafzimmer hängt eine Photographie meines Großvaters mit braunem Hut und Windjacke. Er steht neben meinem Vater und mir. Mein Großvater ist schon vor Jahren gestorben, und dieses gerahmte Bild, eine gestellte Aufnahme, erinnert mich oft an meine Kindheit, als er in mich ganz vernarrt war und mich häufig zum Jagen und Fischen mitnahm. Doch sonst sind diese Erinnerungen vage und verschwommen.
>
> Kürzlich jedoch holte ich seine alte hirschlederne Jagdweste aus dem Schrank und preßte sie, einem plötzlichen Impuls folgend, an meine Nase. Da überfiel mich unwiderstehlich ein Strom von Gefühlen und Erinnerungen, ebenso lebhaft wie zwingend. Ich war plötzlich kein Erwachsener mehr, der im Nebel der Vergangenheit verschwimmende Ereignisse über den Abgrund der Zeit zu fixieren versucht. Ich war wieder ein kleiner Bub, und in nächster Nähe, fast leiblich anwesend, stand mein Großvater und lud sorgfältig die Büchse nach, während die aufgescheuchte Wachtel über den Mesquitebaum wegsegelte.
>
> Das war kein schnell zerrinnender Tagtraum mehr. Ich spürte Großvaters bärtige Wange an der meinen und konnte den für ihn typischen Geruch aus Alter, Wolle, Staub und einem Hauch Old Grand-Dad riechen. Für Augenblicke lag ich wieder auf dem Fußboden des Frühstücksraums meiner Großeltern, spürte das kühle Linoleum an meinem Bauch, während ich B-17-Bomber zeichnete, und schlich mich wieder durch die Halle in meines Großonkels düsteres Schlafzimmer, in dem ausgestopfte Fasanen standen und Hirschköpfe von den Wänden starrten – nach Moschus und Mysterium riechend. Mit dem Bild, daß ich zusammen-

gekrümmt auf dem Rücksitz des Fords meines Großvaters hockte – wir kamen von einem langen Jagdausflug in Mexiko zurück –, und mit halbem Ohr den Männern vorne und Fred Allen im Radio zuhörte, bis ich langsam in süßen, erschöpften Schlaf hinüberglitt, klang die Erinnerung an diese Epoche schließlich aus.

Und alles nur wegen des flüchtigen Geruchs einer Weste! Ich hatte nicht beabsichtigt, mir meine Kindheit ins Gedächtnis zurückzurufen. Es war die Magie des Geruchssinns – meine Kindheit rief mich zu sich zurück!«

Geruchserlebnisse mögen flüchtig sein und rasch wieder verfliegen. Aber ihre Wirkung ist dauerhaft und unvergeßlich. Da Gerüche unmittelbar mit dem Teil unseres Gehirns, der Erinnerungen und Emotionen kontrolliert, in Verbindung stehen, können sie unsere Stimmungen beliebig formen. Es ist kein Geheimnis, zumindest nicht bei Immobilienmaklern und gewieften Autohändlern, daß sich beim Duft frischen Brotes Häuser leichter verkaufen und daß der spezielle »Neuwagen-Geruch« sogar einen hartgesottenen Gruftie weichkriegt. Warum sollten Sie selbst nicht daraus Nutzen ziehen? Verkaufen Sie sich Ihr Haus nochmal und füllen es mit guten Düften, die gute Gefühle auslösen!

Das Parfüm einer Geliebten, der Geruch des Herbstlaubes oder der Gestank ranziger Butter ruft unweigerlich Gefühle hervor, die von Begeisterung bis zu Depression reichen können. Was passierte zum Beispiel, als ein paar Studenten einen einfachen schriftlichen Test durchführten, bei dem sie glaubten, mit Leichtigkeit gut abschneiden zu können? Nach dem Test verspritzten die Experimentatoren einen bestimmten Geruch in der Luft, und zwar im selben Augenblick, in dem sie den Studenten die schlechte Nachricht mitteilten, sie hätten miserable Leistungen erbracht. Dieser Geruch assoziierte sich im Unterbewußtsein mit Versagen. Wenn später die Studenten den gleichen Geruch rochen, rief er deutliche Depressionen hervor. Der bittere Duft des Versagens wirkte weiter und hatte starken Einfluß auf die Stimmung der Versuchspersonen.

Wenn vergangene Duftassoziationen Depressionen erzeugen können, wäre es dann auch möglich, daß sie das Stimmungsbarometer steigen lassen? Kann man bestimmte Gerüche dazu verwenden, die seelischen und körperlichen Funktionen positiv zu beeinflussen?

Aromatherapie: Die Wissenschaft der Gerüche

Alte Papyrusfragmente lassen erkennen, daß die Ägypter zur Zeit der Pharaonen das Aroma von Gewürzen wie Zimt als Arznei ansahen. Auch in der überlieferten Heilkräuterkunde der alten Griechen, Römer, Inder und des fernen Ostens machte man keinen Unterschied zwischen Heilmitteln und Duftstoffen. In der traditionellen chinesischen Medizin inhalierte man aufgebrühten Tee und trank ihn als Arznei. In Japan sind medizinische Duftbäder auch heute noch weit verbreitet. Die »Waldtherapie« in Deutschland besteht darin, daß man die Dünste von Eukalyptus und anderen Bäumen durch die Nase einatmet. Doch leider gefiel sich die moderne Medizin immer nur darin, über diese sogenannte »Aromatherapie« die Nase zu rümpfen.

Erst vor kurzem sind die Wissenschaftler auf das therapeutische Potential der Gerüche aufmerksam geworden. Bei einem Experiment wurden die Versuchspersonen im Labor an physiologische Meßgeräte angeschlossen und mit aggressiven Fragen bombardiert, etwa: »Welcher Typ Mensch regt Sie am meisten auf?« Dann schilderten sie ihre Stimmungen, während Änderungen bei Blutdruck, Herzfrequenz, Atmung und Hirnwellen gemessen wurden.

Manchmal ließ man einer Versuchsperson vor der aufregenden Frage einen leisen Duft in die Nase steigen. Und tatsächlich: Der Geruch von Gewürzäpfeln scheint das Streßverhalten zu beeinflussen. Niedrigerer Blutdruck, langsamere Atmung, entspanntere Muskeln und beruhigter Herzschlag waren die Folge. Die mit Düften beglückten Personen zeigten sich außerdem ausgeglichener, hatten weniger Angst und standen nicht so unter Druck. In anderen Studien erzeugte der Duft von Gewürzäpfeln mehr Gehirnwellen, die einem entspannten Wachzustand entsprechen, als Eukalyptus oder Lavendel.

Düfte wecken die Lebensgeister. Bei angenehmen Gerüchen atmen wir langsam und tief und entspannen uns. Ein kräftiges Aroma macht uns wach und lenkt uns von unangenehmen Gedanken ab. Gute Gerüche können auch positive Erinnerungen und Empfindungen mit günstigen physiologischen Begleiteffekten hervorrufen.

Unter Schlaflosigkeit, Angstzuständen, panischer Furcht, Rückenschmerzen, Migräne und Heißhunger leidende Menschen werden jetzt auch durch die moderne Aromatherapie behandelt. So fordert man Patienten mit chronischen Schmerzen auf, ihre Muskeln zu entspannen, während sie Pfirsichduft einatmen. Später brauchen sie dann nur noch an einem Pfirsich zu schnuppern, und sofort sind sie entspannt. Eine Firma bietet schon mit Erdbeerduft imprägnierte Gesichtsmasken für Chirurgen an, wodurch in Narkose auf dem Operationstisch liegende Patienten zusätzlich beruhigt werden. Ein anderes Unternehmen hat ein Patent für Gerüche, die die Streßanfälligkeit reduzieren, angemeldet. Inzwischen untersuchen japanische Forscher die Wirkung der Aromatherapie auf Schwindelgefühle, Übelkeit, Angst und sonstige Störungen. Und mindestens ein Psychoanalytiker in Frankreich benutzt das assoziative Potential von Vanille, um Patienten zu Erinnerungen an frühe Kindheitserlebnisse zu verhelfen.

Vielleicht entdeckt die Wissenschaft eines Tages, daß bestimmte Gerüche, ähnlich wie Drogen, auch ganz spezielle Auswirkungen auf Stimmung und Körperbefinden haben. Heute wissen wir immerhin schon, daß konditioniertes Verhalten auf Gerüche zurückgehen kann. Wir haben bei Düften die unterschiedlichsten Assoziationen und reagieren entsprechend. Den einen erinnert eine Prise Vanille an einen guten Wein, den anderen an Großmutters Küche, den dritten an einen Exfreund oder seine Lieblingsmusik, während wieder ein anderer an eine scheußliche Medizin mit Vanillegeschmack denken muß, die er als Kind schlucken mußte. Es wäre sicher gut, wenn wir mehr über unseren Geruchssinn und seine Funktionen wüßten. Wir wären dann vielleicht in der Lage, Stimmung, Konzentration und Erinnerung allein durch den Geruch zu steuern.

Probieren Sie einmal verschiedene Düfte aus (Parfüms, Riechwässer, Gewürze, Speisen) und beobachten Sie, ob und welche Wirkung sie auf Ihre Stimmung und Erinnerung haben. Ziehen Sie dann einen Vorteil daraus und erzeugen absichtlich positive seelische Zustände bei sich. Oder machen Sie eine Entspannungsübung, während Sie zugleich einen besonders angenehmen Duft einatmen. Dieser Duft wird sich allmählich mit Entspannung und Wohlbefinden assozieren. Beobachten Sie, ob sich, wenn Sie den Duft später riechen, das angenehme Gefühl wieder einstellt.

Erweitern Sie Ihren »Wortschatz der Gerüche«. Ein Mensch, der einen Duft riecht, etwa von Zahnpasta, Kaugummi, Zitrone oder

Kaffee, ohne den Gegenstand zu sehen, wird ihn im allgemeinen in 70 % der Fälle richtig erraten. Aber viele berühmte Nasen, von Helen Keller bis zu großen Parfüm- und Weinkennern, haben weit präzisere und feinere Riechtalente entwickelt. Doch fast jeder Mensch kann mit einiger Übung seinen »Wortschatz der Gerüche« erweitern und sein Unterscheidungsvermögen für Duftnuancen verbessern. Sie können Ihre Riechgenauigkeit mit einem kleinen Geruchstest testen (zu beziehen bei Sensonics, Inc., 15 South Haddon Avenue, Haddonfield, NJ 08033) oder auf eigene Faust vorgehen und versuchen, Gewürze und Produkte in Ihrem Haushalt am Geruch zu erkennen.

Unterschwellige Gerüche

Fast ständig laufen wir durch die Welt, ohne auf Duftinformationen zu achten. Beobachten Sie dagegen einmal einen Hund in einem Hinterhof! Mit geblähten Nasenflügeln, die Schnauze dicht am Boden, schießt er von einem Zaun zum andern und erforscht das geheimnisvolle Reich der angenehmen und unangenehmen Gerüche. »Aha, das sind Spuren einer läufigen Hündin! O weh, wieder dieser Lump aus der Nachbarschaft!« Und wir werden zu amüsierten Zeugen dieses Hundeselbstgesprächs.

Tiere produzieren auch Gerüche zur Verständigung mit ihrer Umwelt. Viele Geschöpfe erkennen Freund und Feind allein am Geruch. In den kurzen Augenblicken der Geburt bilden eine Gnumutter und ihr Junges auf der Grundlage von Gerüchen ein unzerreißbares soziales Band. Auf den weitesten Wanderungen, mitten in einer Herde von Tausenden gleicher Exemplare, erkennen sich Mutter und Kalb am Geruch.

Verglichen mit dem Geruchssinn eines Bluthundes nehmen sich die Fähigkeiten des Menschen sehr bescheiden aus. Doch stellen wir unser Riechtalent nicht allzu schnell unter den Scheffel! Es ist erwiesen, daß Menschen Körpergerüche mit großer Genauigkeit unterscheiden können. Jeder von uns wird mit seiner persönlichen Duftnote geboren. Mütter finden schon nach zwei Stunden mit ihrem Neugeborenen die Babywäsche allein durch den Geruch aus anderen Kleidern heraus. Kleine Kinder erkennen Brüder oder Schwestern am Geruch ihrer Kleider, und Ehegatten identifizieren mit dem

Körpergeruch ihres Partners imprägnierte T-Shirts. Möglicherweise ist das ein Erbe unserer Evolution. Tierfamilien hängen wie die Kletten zusammen. Die einzelnen Tiere werden vom speziellen »Familienduft« angezogen. Eine prähistorische Menschenmutter war durch den Geruch vielleicht imstande, sich selbständig machende Kleinkinder in einer dunklen Höhle oder bei Nacht wiederzufinden oder praktisch nicht wahrnehmbare Duftspuren eines wandernden »Freiers« doch zu erkennen.

Tiere benutzen Gerüche als Waffen im Lebenskampf – sie machen sich durch Gerüche auf Gefahren aufmerksam, auf die sie sich dann schon einmal einstellen können. Wenn man Ratten im Experiment erschreckt, senden sie einen »Streßgeruch« aus. Gewöhnliche Ratten, die mit dem Duft gestreßter Exemplare in Berührung kommen, reagieren, wie wenn sie sich selbst in der Streßsituation befänden. Nur eine Nasevoll »Streßgeruch« löst schon die Bereitschaft der ungestreßten Ratten zu Kampf oder Flucht aus.

Derselbe Geruch regt die Produktion von Endorphinen im Gehirn an, die natürlichen Schmerztöter, welche die Ratten weniger empfindlich machen und ihnen helfen, physische Verletzungen so lange zu ignorieren, bis sie der Gefahr Herr geworden sind oder sich in Sicherheit gebracht haben.

Haben Menschen ähnliche Fähigkeiten? Wir wissen es noch nicht, aber Menschen und Ratten verfügen über ähnliche Endorphinmechanismen zur Schmerzreduzierung. Unter Druck bereiten auch wir Menschen uns auf Kampf oder Flucht vor: Unsere Nasenflügel beben, wir atmen schneller und tanken mehr Luft, und die Sensibilität der Geruchsnerven steigt. Schnuppern wir dabei mit der Nase in der Luft, um chemische Signale aufzufangen? Vielleicht sind Ausdrücke wie »eine feine Nase für etwas« oder eine »Witterung für Gefahren« zu haben mehr als bloße Metaphorik. Vielleicht verfügen wir eines Tages über Schmerzmittel in Form von Gerüchen statt Pillen.

Viele Tiere verständigen sich über Düfte, die von körpereigenen Drüsen, Kot und Harn ausgehen. Ihre Katze reibt sich an Ihrem Bein und hinterläßt dort den Geruch ihrer Gesichts- und Schwanzdrüsen. Dadurch bestätigt sie, daß Sie zu ihrem Territorium gehören. Hunde markieren die Grenzen ihres Gebietes mit Urin.

Es sieht so aus, als ob auch Menschen auf solche Duftmarkierungen ansprechen. In einer Reihe sehr ungewöhnlicher Experimente testete man die Wirkung von Androstenol, einem Moschusbestandteil in Schweiß und Urin, der chemisch mit dem männlichen Geschlechtshormon verwandt ist. Eine Woche sprühten die Forscher Androstenol auf die Schüsseln einer Toilette, die nächste Woche eine wirkungslose Substanz, und beobachteten, was passierte. In den Wochen, wo mit Androstenol präpariert wurde, mieden die Männer die entsprechenden Boxen und benutzten die nicht markierten. Sie waren sich nicht im geringsten bewußt, daß ihr Verhalten von den subtilen Duftbotschaften beeinflußt wurde.

In einem anderen Experiment spritzte man Androstenol auf einen Stuhl in einem Warteraum. Frauen setzten sich häufiger auf diesen Platz, während Männer ihn mieden. Wieder hatten die Versuchspersonen keine Ahnung, daß hier ihre Nasen Regie führten.

Wie oft werden unser Verhalten, unsere Stimmung und unser Befinden von solchen unterschwelligen Gerüchen gesteuert? Womöglich haben wir die verborgenen Einflüsse aus der Welt der Düfte und Gerüche bisher weit unterschätzt. Wir leben in einer Duftküche voller »Nasenreize«, und ob wir es bemerken oder nicht, sie haben erhebliche Auswirkungen auf Stimmung, Handlung und Physiologie. Schon der Ausdruck »Nimm dir noch Zeit, an den Rosen zu riechen«, kann uns an die Fülle guter Gerüche erinnern, die nur darauf warten, von uns genossen zu werden. Je bewußter wir uns unserer Nasen bedienen, desto besser sind wir imstande, auch aus dem Geruchssinn Nutzen für Lebensfreude und Gesundheit zu ziehen.

Liebesdüfte

Sex und Geruch sind engstens miteinander verbunden. Eine männliche Motte fliegt kilometerweit, unwiderstehlich angelockt von den von einem Weibchen ausgesandten chemischen Molekülen. Lewis Thomas entführt uns in seinem hübschen Essay »Furcht vor Pheromonen« ins Innenleben solcher Motten:

> »Die Botschaft ist dringend, doch läßt sie, soweit wir wissen, vieles offen: ›Bei mir zu Hause, heute 4 Uhr nachmittags‹, sagt das Mottenweibchen und entläßt ein kleines Wölkchen Bombykol, ein ganz besonderes Molekül, das jedes Männchen innerhalb von

Kilometern zusammenschauern läßt und in Jagdfieber versetzt. Doch ist sehr zweifelhaft, ob es weiß, daß es nur zum Sklaven eines chemischen Auslösers geworden ist. Im Gegenteil, es denkt wahrscheinlich plötzlich: ›Ein herrlicher Tag heute! Wunderbares Wetter! Gerade der richtige Zeitpunkt, den alten Flügeln ein bißchen Bewegung zu machen und im Aufwind abzuzischen.‹ Es folgt der vom Bombykol vorgeschriebenen Bahn, bemerkt aber unvermittelt, daß noch viele andere Mottenmännchen in seiner Richtung unterwegs sind, alle in aufgekratzter Stimmung und bereit, miteinander um die Wette zu fliegen. Schließlich ans Ziel gelangt, denkt es: ›Was bin ich doch für ein Glückspilz! Du lieber Himmel, was für eine Überraschung!‹«

Von der Motte bis zum Muli benutzen Tiere Gerüche als sexuelle Lockstoffe. Pheromone, besonders aromatische chemische Substanzen, werden vom einen Geschlecht abgesondert, erregen den Geschlechtstrieb des andern und lösen Paarungsverhalten und Begattung aus. Bei der Eireife produziert das Affenweibchen Copuline, die den Männchen Bereitschaft signalisieren. Eine Kombination aus Düften, brünstigen Schreien und einladenden Gesten des Weibchens zieht die Männchen an. Wenn Experimentatoren aber dem Affenmännchen die Nase verstopfen, kann es nicht mehr riechen und zeigt mehr Interesse an Bananen als an empfänglichen Weibchen.

Auch Menschen sondern wahrscheinlich Sexualgerüche ab und reagieren darauf. Wir sprechen von »chemischer Anziehung« zwischen Personen, wissen aber nicht, ob das vielleicht nur ein Bild ist. Somerset Maugham fragte einmal eine der Frauen H.G. Wells': »Wie kommt es, daß ein dicker, unansehnlicher Schriftsteller solchen Erfolg bei Frauen hat?« »Er riecht süß wie Honig«, gab sie zurück. Wenn wir von jemandem angezogen werden: Wieviel davon geht auf das Konto von Geruchssignalen?

Jüngst durchgeführte empirische Untersuchungen scheinen uns des Rätsels Lösung näherzubringen. Bei einem Experiment reagierten Frauen mit Gesichtsmasken, die mit dem moschusartigen Pheromon Androstenol getränkt waren, bei zwei »Arbeitssuchenden« positiver auf den »männlich« auftretenden Typ. Bei einem anderen Versuch fühlten sich Frauen mehr von Männern angezogen, deren Anzug mit dieser Substanz präpariert war. Und Photographien fremder Männer gefielen Frauen besser, wenn man heimlich kleine Mengen Androstenol in die Luft gespritzt hatte oder wenn sie Masken mit dieser Substanz trugen.

Neues Beweismaterial legt den Schluß nahe, daß wir auf solche Substanzen nicht nur reagieren, sondern sogar selbst unsere hausgemachten Pheromone produzieren und absondern – eine Körpersprache der Gerüche. Die bisher erforschten menschlichen Pheromone sind aber genau besehen keine sexuellen Lockstoffe oder Aphrodisiaka. Doch können menschliche Pheromone als Duftsignale wirken, die die Fruchtbarkeitszyklen der Frau über Monate hinweg modifizieren. So synchronisieren zum Beispiel junge Frauen, die im Wohnheim gemeinsam in großen Sälen schlafen, ihre Menstrualzyklen. Zu Beginn des Semesters hat jedes Mädchen seinen individuellen Zyklus. Doch nach zwei Semestern bekommen sie ihre Periode weitgehend zum gleichen Zeitpunkt.

Man verdächtigte nun bestimmte Duftsignale, für diese Gleichschaltung der Bio-Uhren verantwortlich zu sein. In einem spannenden Experiment konnte man mehrere Mädchen herausfiltern, die die Periode ihrer Schlafsaalgenossinnen »lenkten«. Man entnahm diesen »Gebermädchen« Schweißproben, indem man ihnen Wattebäusche unter die Achseln steckte. Dann hielt man dieselben Bäusche anderen Mädchen dreimal pro Woche unter die Nase. Man sorgte dafür, daß die »Gebermädchen« den anderen während dieser Zeit niemals begegneten. Doch im Lauf von fünf Monaten hatten die meisten »Empfängermädchen« ihre Periode auf die der Geberinnen abgestimmt.

Auch Männer haben starke Wirkungen auf die Menstrualzyklen der Frau. Forscher haben kürzlich herausgefunden, daß Frauen, die mindestens einmal pro Woche mit Männern Verkehr haben, auch mit größerer Regelmäßigkeit ihre Periode bekommen. Auch leiden sie weniger unter der Menopause als alleinstehende Frauen, die kaum Kontakt mit Männern haben.

Der ausschlaggebende Faktor, abgesehen vom Geschlechtsverkehr selbst, ist dabei anscheinend, daß die Frau aromatischen chemischen Substanzen, die im normalen Körpergeruch des Mannes enthalten sind, ausgesetzt ist. Wenn sie durch die Nase oder über die Haut diese Duftstoffe aufnimmt – das braucht ihr gar nicht bewußt zu sein –, bessert sich ihr physiologischer Zustand automatisch.

Die männlichen Duftstoffe, die von Schweißdrüsen unter den Achseln und um die Brustwarzen und Genitalien abgesondert werden, gehen bei der Umarmung vom Mann auf die Frau über. Die Wissenschaftler hoffen, eines Tages Sprays entwickeln zu können, die gewisse Formen der Unfruchtbarkeit heilen, die Periode regulieren, dadurch auch die Verhütung zuverlässiger machen und Probleme bei der Menopause erleichtern.

Die Forscher sind auch schon so weit, die Wirkungen der männlichen Pheromone zu verdoppeln. Bei einer Untersuchung wurden Frauen, die momentan keine sexuellen Beziehungen hatten, männlichen Pheromonen ausgesetzt. Diese waren in Wattebäuschen enthalten, die Männer unter der Achsel getragen hatten. Als man Frauen mit irregulärem Zyklus die Watte dreimal pro Woche unter die Nase hielt (was natürlich kaum so befriedigend ist wie die natürliche Art der Übertragung!), zeigte ihre Periode eine Tendenz zu mehr Regelmäßigkeit.

So können also männliche wie weibliche Pheromone Änderungen im Fortpflanzungszyklus in Gang setzen. Aber es gibt Unterschiede, was die Art der Übertragung betrifft. Das weibliche Pheromon kann sich im Raum verbreiten und trotzdem stark genug bleiben, Menstruationszyklen zu synchronisieren. Das männliche Pheromon dagegen setzt intime Berührung voraus. Frauen brauchen Männer eben doch. Da liegt der Hund begraben.

Sexuelle Harmonie

In alten griechischen Texten ist zu lesen, daß Sex den Körper »kostbarer Substanzen beraubt« – kostbar, weil sie Leben produzieren können. Wir wissen heute zwar, daß es Ammenmärchen sind, wenn man uns erzählt, Masturbation mache blind, zaubere Haare auf die Handflächen und Warzen an die Backe. Aber der Sexualakt – eine ebenso natürliche Körperfunktion wie Essen – gilt immer noch als moralisch nicht einwandfrei, ja als »sündig«. Und außerdem gibt es heutzutage durch Geschlechtsverkehr übertragene gefährliche Krankheiten. Bei jedem Kontakt laufen wir Gefahr, Gonorrhöe, Syphilis, Chlamydia, Herpes, Filzläuse und die tödliche Aidskrankheit zu bekommen. Es scheint auch in unseren aufgeklärten Zeiten wieder absurd geworden zu sein, bei Sex von einem »gesunden Genuß« zu sprechen.

Aber die Erfahrungen der meisten Menschen bestätigen doch, daß wir uns nach dem Liebesakt besser fühlen: Er beschwingt unseren Schritt, läßt das Auge funkeln, die Haut glänzen. Wenn wir gesättigt sind – durch eine gute Mahlzeit oder die Liebe –, sieht die Welt ganz anders aus. Manche Menschen behaupten, Sex entspanne sie. Andere schwören, daß sie danach besser schlafen oder keine Menstrualkrämpfe mehr bekommen. Wieder andere sagen, Sex lindere Kopf- oder Bauchweh und kuriere sogar Erkältungen. Aber wir waren sehr überrascht, in der wissenschaftlichen Literatur kaum etwas über die Wirkung eines gesunden Sexuallebens auf das seelische und körperliche Befinden des Menschen zu finden! Die meisten Sexualforscher antworteten auf unsere Frage, warum Sex gut für den Menschen ist: »Das ist ein interessanter Gedanke, aber niemand hat bisher darüber gearbeitet!« Aber es setzt sich doch mehr und mehr die Einsicht durch: Es gibt so etwas wie eine Heilkraft des Sex.

Der offensichtlichste Nutzen des Sex ist das Überleben der Gattung Mensch. Trotz Samenbänken und künstlicher Befruchtung ist der altmodische Geschlechtsverkehr immer noch der beliebteste Weg zur Fortpflanzung. Und vielleicht haben Sie auch schon bemerkt, daß die Menschen viel häufiger intime Kontakte haben, als es für die Fortpflanzung allein notwendig wäre.

Testosteron ist das Hormon, das für den Sexualtrieb bei Männern und Frauen in erster Linie verantwortlich ist. Die Produktion des weiblichen Testosterons ist am höchsten etwa in der Mitte der Periode, wenn der Eisprung stattfindet. Dieser Höchststand des Testosteronspiegels bewirkt, daß Frauen zu diesem Zeitpunkt, an dem die Wahrscheinlichkeit einer Empfängnis am größten ist, auch sexuell erregter sind. Manche Frauen produzieren bis zu zehnmal so viel Testosteron wie andere. Sie tendieren daher auch während des ganzen Zyklus zu mehr Sex als andere und haben mehr Spaß daran. Außerdem befinden sie sich meist in besserer körperlicher Verfassung und gehen leichter Beziehungen ein.

Testosteron kann Frau und Mann auch dazu verhelfen, sich sexuell besser zu verstehen. Bei Partnern, die lange miteinander zusammen sind, tendieren die Testosteronspiegel zu parallelen Rhythmen, so daß auch das Verlangen nach dem anderen synchron läuft. Und so etwas kann zu einer befriedigenderen, harmonischeren Beziehung beitragen. Das sexuelle Verhalten des Menschen unterscheidet sich grundsätzlich von dem der Tiere: Es dient nicht allein der biologischen Fortpflanzung, sondern auch dem Aufbau dauerhafter sozialer Beziehungen. Wir sind die einzigen Primaten, die während des ganzen Menstruationszyklus sexuellen Verkehr haben können, auch wenn eine Empfängnis unwahrscheinlich ist. Und menschliche Väter sind die einzigen Primatenväter, die eine Familie gründen und sich an der Erziehung und Ernährung der Kinder beteiligen.

Ein reger Sexualtrieb begünstigt gute Ehen. Eine Untersuchung zeigte, daß junge, frischverheiratete Frauen mit hohem Testosteronspiegel auch die besten Ehen führten. Ob jung oder alt: Miteinander harmonisierende Partner haben ein aktiveres Geschlechtsleben als Menschen in Konfliktehen. Aber wir wissen nicht, was zuerst da ist: Führt mehr Sex zu guten Ehen oder eine gute Ehe zu mehr Sex?

Zyniker könnten behaupten, verheiratete Paare hätten weniger Sex als unverheiratete. Aber eine ganze Reihe von Studien beweist, daß verheiratete Männer und Frauen mehr und befriedigenderen Verkehr haben als unverheiratete Paare.

Zärtlichkeit

Sex ist, genauso wie das Band zwischen Mutter und Kind, weitgehend eine Sache der Berührung. Durch Berührung läßt sich so viel ausdrücken! Positive Einstellung, Liebe, Verlangen, aber auch Mißbilligung und Tadel. Gewiß berühren wir andere vor allem deshalb, weil es angenehm ist. Die tröstende Berührung durch die Hand der Mutter, die warme Geborgenheit, die ein Kind auf dem Arm des Vaters empfindet, die entspannenden Striche des erfahrenen Masseurs, das Fest der gegenseitigen Berührung beim Geschlechtsverkehr – das alles sendet über unsere Haut Botschaften zu den Zentren der Lustwahrnehmung im Gehirn.

Sexuelle, aber auch schon enge, leidenschaftliche Berührungen können ein guter Weg sein, Empfindungen auszudrücken, die in Worte zu kleiden uns schwer fällt. Eine sanfte Liebkosung, ein festes An-sich-Drücken, ein beruhigendes Streicheln sagen manchmal weit mehr als bloße Worte. Niemand kann berühren, ohne selbst berührt zu werden. Und wenn wir im Alltag großzügiger mit zärtlichen Gesten umgingen – gelegentliche Umarmungen, Kraulen am Rücken,

Massieren, sich Anschmiegen –, müßten wir vielleicht weniger häufig zum Arzt.

Wie wir oben gesehen haben, sind liebevolle Berührungen für unsere Gesundheit ausschlaggebend. Sex ist ein Fest für alle Sinne gleichzeitig, aber in erster Linie ist er Berührung, emotional und physisch. Mehr als jeder andere zwischenmenschliche Kontakt kann der Verkehr zwischen den Geschlechtern die hauptsächliche oder gar einzige Quelle körperlicher und gefühlsbetonter Intimität zwischen zwei Menschen sein. Er ist die Grundlage gegenseitigen Vertrauens und Solidarität, was beides für die Gesundheit entscheidend ist.

Gesunder Sex

Liebeserfüllung kann dazu beitragen, Konflikte und Spannungen in einer Ehe zu mildern. In einer faszinierenden empirischen Untersuchung führten verheiratete Paare täglich Protokoll über ihr Sexualleben und registrierten gleichzeitig die Zahl ihrer Auseinandersetzungen. Das Ergebnis könnte man als »K-Index« bezeichnen: Kontakthäufigkeit minus Konflikthäufigkeit. Je höher der K-Index, desto glücklicher die Ehe. Wenn etwa ein Paar zehnmal im Monat Krach hat, aber in derselben Zeit zwölfmal miteinander schläft, ist sein K-Index + 2, deutet also auf eine glückliche Ehe. Umgekehrt hätte ein Paar, das sich nur viermal im Monat streitet, aber nur zweimal Verkehr hat, einen Index von –2, ist also wahrscheinlich weniger glücklich verheiratet. Daraus folgt natürlich nicht automatisch, daß wir das Eheglück von Menschen, die sich dauernd in den Haaren liegen, dadurch steigern könnten, daß wir sie zu mehr sexuellen Kontakten ermuntern. Aber ein Versuch in dieser Richtung wäre doch sehr verlockend...

Fortgesetzte sexuelle Aktivität könnte auch dazu beitragen, der Frau zumindest eine unangenehme Erfahrung, die sie während der Menopause durchmachen muß, zu erleichtern: vaginale Atrophie. Wenn der Hormonspiegel sinkt, wird auch das die Vagina umschließende Gewebe dünner, weniger elastisch und produziert weniger Feuchtigkeit, so daß es beim Verkehr Schwierigkeiten geben kann. In ihrer klassischen Studie »Human Sexual Response« berichten Masters und Johnson, daß drei weibliche Versuchspersonen, die während und nach der Menopause sexuell aktiv blieben, auf sexuelle Reize doch mit beträchtlicher Feuchtigkeit der Vagina reagierten.

In jüngster Zeit untersuchten andere Forscher 52 Frauen in der Zeit nach der Menopause, um zu prüfen, ob das Prinzip, daß man verliert, was man nicht trainiert, auch in diesen Fällen gilt. Sie stellten fest, daß Frauen, die dreimal oder öfter im Monat Verkehr hatten, deutlich weniger vaginale Atrophie aufwiesen als inaktive Frauen, also solche, die weniger als zehnmal im Jahr mit ihren Männern schliefen.

Manche Menschen bekommen Kopfweh vom Beischlaf, während andere Kopfschmerz vorschützen, um ihren ehelichen Pflichten nicht genügen zu müssen. Sie kennen die klassische Ausrede: »Heute nicht, Liebling, ich habe Kopfweh.« Kopfweh kann einem tatsächlich jede Lust auf den Verkehr nehmen. Aber wenn man sich dann trotzdem dazu entschließt, wird man feststellen, daß der Verkehr bestimmte Arten von Migräne lindern kann. In einer Befragung von Menschen, die an Migräne litten, berichtete ein Viertel, Orgasmus lindere den Schmerz, und je intensiver der Orgasmus, desto größer sei auch die Erleichterung. Selbst wenn also Sex das letzte wäre, auf das Sie bei rasendem Kopfweh kämen, sollten Sie an diese Heilwirkung des Sex als Alternative zur Aspirintablette denken.

Warum man Sex ernst nehmen sollte

Manche von uns scheinen ohne weiteres auch ohne Sex auszukommen. Andere hat die Natur mit einem so starken Trieb ausgestattet, daß seine Befriedigung ebenso notwendig erscheint wie Essen, Atmen, Schlaf, Sport, Liebe und Lachen. Erinnern Sie sich daran, daß Sex eine ganze Anzahl von Bedürfnissen befriedigt: berührt zu werden, gestreichelt zu werden und sich anderen nahe zu fühlen. Wenn sich keine Gelegenheit zum Sex bietet, sorgen Sie dafür, daß Sie ihn durch andere Arten menschlicher Nähe ersetzen. Lassen Sie sich massieren. Massieren Sie jemand anderen. Sprechen sie mit Menschen, die Probleme haben, und versuchen Sie, ihnen zu helfen. Solche und ähnliche Maßnahmen können Sex natürlich niemals ganz ersetzen, werden Ihnen aber mehr helfen, als Sie denken. Hilft man anderen, hilft man auch sich selbst. Sie bekommen dann bessere Laune, fühlen sich überhaupt besser und sind weniger einsam. Und vielleicht lernen Sie dann auch wieder jemanden kennen ...

Leider gibt es so manches Vorurteil, entstanden durch Erziehung, kulturelle Traditionen und Einflüsse der Medien, das den sexuellen Genuß behindert. Arbeit und andere Interessen oder Pflichten konkurrieren um Zeit und Energie. In Perioden körperlicher und geistiger Überbeanspruchung und Krankheit, während der Schwangerschaft, bei Problemen mit den Kindern und im Alter ist häufig Sex das erste, was auf der Strecke bleibt. Sie denken dann vielleicht, dafür ist später auch noch Zeit. Machen Sie's besser nicht so!

Wir wollen Ihnen hier kein Sexhandbuch offerieren, aber wir möchten Ihnen dringend raten, sich genügend Zeit für Sex, Berührung und Liebe zu nehmen. Lassen Sie nicht zu, daß sich anderes dazwischendrängt. Sie müssen vielleicht auf ein paar Überstunden verzichten, die Ihrer Karriere förderlich wären, um ein langes Wochenende mit Ihrem Partner zu verbringen. Aber wozu arbeiten Sie eigentlich?

Machen Sie sich klar, worin der Wert eines sexuellen Erlebnisses für Sie besteht: Ist es die Umgebung? Was Sie davor und danach tun? Der Grad der emotionalen Beteiligung? Sorgen Sie dafür, alles so zu arrangieren, daß es Ihnen auch das bringt, was Sie sich davon erhoffen.

Ist Ihr Sexualleben gestört, widmen Sie diesem Problem die Aufmerksamkeit, die Sie auch anderen Problemen schenken. Sprechen Sie über Ihre sexuellen Neigungen und Abneigungen mit Ihrem Partner, auch wenn es Ihnen schwerfällt. Wo möchten Sie gerne berührt werden, und wie? Ihr Partner ist kein Gedankenleser, Sie ebensowenig. Viele Anwälte behaupten, sexuelle Disharmonie sei der wichtigste, allerdings häufig verschwiegene Scheidungsgrund. In den Klageschriften, die Grausamkeit, Vernachlässigung oder gebrochene Versprechen in den Vordergrund stellen, ist von Sex meist nicht die Rede. Aber Sex ist häufig das eigentliche Problem. Seien Sie in dieser Hinsicht nicht prüde. Die Menschen haben eben verschiedene sexuelle Neigungen. Wenn Ihre sexuelle Beziehung ein Problem für Sie ist, und sei es auch nur ein kleines, stellen Sie sich der Herausforderung und schenken Sie diesem lebenswichtigen Genuß die Aufmerksamkeit, die er verdient.

6. Konsumentenfreuden

Evolution des Geschmacks

Glücklicherweise ist Essen ein Vergnügen, das aus der Welt, die wir von unseren Vorfahren ererbt haben, noch nicht verschwunden ist. Alle Tiere essen, aber nur der Mensch genießt sein Essen mit solcher Leidenschaft. Wir essen, um uns zu ernähren, um zu feiern, um bestimmter Ereignisse zu gedenken, doch in der Hauptsache essen wir, weil es uns schmeckt. Und Essen dient nicht nur dem Genuß, sondern auch der Gesundheit.

Die Welt zeigt uns ein anderes Gesicht als unseren Vorfahren. Doch über unsere natürlichen Feinschmeckertalente verfügen wir noch immer. Und wir brauchen gar keine solche Angst davor zu haben, zu rundlich zu werden oder so pedantisch auf alle Einzelheiten unserer Ernährung zu achten, wie man es uns immer einreden will.

Im Jahre 1825 stellte Jean-Anthelme Brillat-Savarin, vielleicht der größte Philosoph auf dem Gebiet des Kulinarischen, der je gelebt hat, den Satz auf, daß »die Entdeckung eines neuen Gerichts mehr für das Glück der Menschheit bedeutet als die Entdeckung eines neuen Sterns«. Noch näher kommt Aldous Huxley der Sache, wenn er erklärt: »Ein Mensch kann vor dem Essen ein pessimistischer Determinist sein, und nach dem Essen ein Optimist, der an die Freiheit des Willens glaubt.«

Doch Geschmack ist mehr als eine Sache der Sinnenfreude und des Genusses. Er kann eine Angelegenheit auf Tod und Leben sein. Geschmack und Geruch sind entstanden, damit wir uns vor Giften und verdorbenen Nahrungsmitteln schützen können. Und unser »feiner Gaumen« hat sich entwickelt, um unseren Vorfahren den Weg zu den reifen Früchten, in denen so viel Energie und Vitamine stecken, zu zeigen. Unsere Vorliebe für fette, kalorienhaltige Speisen war unseren wilden Ahnen ungemein nützlich. Sie half ihnen über Hungerszeiten hinweg.

Aber wir leben nicht mehr im Garten Eden der unschuldigen Gaumengenüsse. Wir haben heute einen Überfluß an künstlichen

Nahrungsmitteln, die nach Geschmack, Geruch und Aussehen nicht sind, was sie scheinen. Wir schütten literweise süße Getränke hinunter, die nicht den geringsten Nährwert besitzen. Wir stehen vor Bergen von Lebensmitteln, auf die wir durch die Evolution nicht vorbereitet sind.

Wir zählten einmal auf dem Weg nach Hause, an wie vielen Schnellgaststätten mit fetten Angeboten wir vorüberfuhren. Auf unserem einstündigen Trip fanden wir 34 Hähnchenbratereien, 12 Pizzerias, 55 Hamburger-Restaurants und mehr als 30 Eisbuden. Dabei waren die Feinkostläden (bei denen mehr Leckerbissen im Schaufenster lagen, als ein ganzes Dorf in einem Jahr verdrücken könnte), Süßwarenläden und Lebensmittelmärkte gar nicht mitgerechnet. Der moderne Mensch mag Wert auf Sonnenlicht und Sport legen, aber bei fetten Speisen wird er gewiß nicht zur Askese verführt. Unsere natürliche Vorliebe für Fett wird im Gegenteil unnatürlich stimuliert.

Unsere Vorfahren lebten hauptsächlich von Getreide und Gemüse. Wir jedoch haben die Möglichkeit, in Fetten und Zucker zu schwelgen. Unser Problem ist heute, in einem Land der gigantischen Gaumenversuchungen mit dem uns angeborenen kulinarischen Trieb fertig zu werden. Unser Geschmackssinn allein kann uns kein Wegweiser durch das verwirrende Labyrinth der Gaumengenüsse mehr sein. Natürlich dürfen wir weiterhin Spaß am Essen haben. Doch müssen wir etwas besser Bescheid darüber wissen, was unsere Nahrung enthält und wie sie auf unsere seelische Verfassung und körperliche Gesundheit einwirkt.

Wie wirkt das Mittagessen?

Bei jeder Mahlzeit können wir Speisen zu uns nehmen, die uns entweder erfrischen oder beschweren. Wenn wir hier die richtige Wahl treffen, werden wir besser schlafen, arbeiten und denken. Schauen wir uns einmal eine Mahlzeit an, an der vier Personen teilnehmen. Sophia macht eine Fastenkur und wirft sehnsüchtige Blicke auf den Brotkorb und die Beilagen, enthält sich aber spartanisch dieser »dickmachenden« Kohlenhydrate und entschließt sich zu einem Salatteller mit Käsestückchen. Noch schwerer fällt es ihr, zum verführerischen Dessertangebot nein zu sagen. Während des ganzen Essens jammert sie über die 10 Pfund, die sie loswerden will.

Inzwischen bedient sich Alicia mit einem Shrimpcocktail, gefolgt von gebratenem Fischfilet mit Karotten, und verzehrt genüßlich eine Schale frischer Erdbeeren zum Nachtisch. Dabei plaudert sie fröhlich drauflos und geht dann mit klarem Kopf wieder an die Arbeit. Nach ein paar Stunden hat sie Feierabend.

Alex macht sich über den Brotkorb her, leert einen großen Teller Nudeln und beendet das Mahl mit einer Fruchttorte. Wiederholt macht er Bemerkungen über das herrliche Essen. Noch bevor er fertig ist, gerät er ins Dösen. Die Augen werden glasig, und die Spannung eines harten Arbeitsvormittags löst sich. Wenn er abends nach Hause geht, ist er voll mit sich zufrieden und schläft gut.

Beim ersten Bissen, den Bret vom ersten Gang zu sich nimmt, schmatzt er laut und vernehmlich, seine Augen quellen hervor und der Atem stockt ihm. Tränen treten ihm in die Augen, die Nase tropft und aus jeder Pore auf der Stirn trieft der Schweiß. Für einen Moment vergißt er das Restaurant, die anderen Gäste und den Rest der Welt. Er ist total von dem plötzlichen Angriff auf seine Geschmacksnerven absorbiert. Aber allmählich breitet sich ein seliges Lächeln über sein Gesicht, und mit einem tiefen Seufzer stößt er hervor: »Mann, war das gut!« Er hat ein mit scharfem Chilipfeffer gewürztes Menü verdrückt.

Sophia, Alicia, Alex und Bret haben also vier verschiedene Mahlzeiten zu sich genommen und verschiedene Genüsse dabei und hinterher erlebt. Warum war Alicia nach einem stark eiweißhaltigen Mahl so wach und energiegeladen, während Alex sich wohlig entspannt fühlte, nachdem er in Kohlenhydraten geschwelgt hatte? War es richtig, daß sich Sophia ihr Vergnügen aus Angst, dick zu werden, nicht gönnte? Gibt es einen Weg, den Lustgewinn zu maximieren und dabei den Gewichtszuwachs zu minimieren? Und woher kommt es, daß Bret den brennend scharfen Paprikapfeffer so gern hat, ein Gewürz, das, wie wir sehen werden, Genuß bringt, aber vielleicht auch ein gesünderes Herz?

Angenehm mollig

Sophia ist ganz krank vor Sorge wegen ihrer Figur. Dauernd steigt sie auf die Waage und vergleicht ihre Pfunde mit der Tabelle der »wünschenswerten Gewichte«. Mit düsterem Blick sieht sie sich die Fernsehparade der »idealen Frau« an, die Ausscheidungskämpfe zur Miss Amerika, die Playboyfaltseiten und Barbiepuppen. Sogar sie verlieren Gewicht.

Aber unser Schönheitsideal ändert sich schnell. Schlankheit ist erst in unserer Zeit zum begehrten Ziel geworden – in der gesamten Menschheitsgeschichte waren üppige Figuren das Ideal weiblicher Schönheit. Dick war schick. Denken Sie nur an Lillie Langtry, eine Schönheit, die um die Jahrhundertwende zahlreiche Verehrer, einschließlich des Prince of Wales, entflammte. Kürzlich gab es eine Sendung im Fernsehen über sie: Sie wurde als attraktive Frau von knapp 170 cm Größe und etwa 120 Pfund Gewicht vorgestellt. Aber was glauben Sie, wie schockiert wir waren, als wir ein wirkliches Foto von ihr sahen! Sie wog 200 Pfund!

Die Frage des Gewichts hat schon einen moralischen Beigeschmack. Übergewichtige, dicke Menschen gelten als faule Freßsäcke, willensschwach und entschlußlos. Es wäre doch so einfach: weniger essen und mehr Sport treiben!

Und viele Millionen haben eine geradezu panische Angst davor, dick zu werden, und zwingen sich zu Abstinenz. Schlankheitskuren sind zur bundesweiten Besessenheit geworden. 60 Millionen erwachsene Amerikaner versuchen Gewicht zu verlieren. Aber mehr als die Hälfte davon haben gar kein Übergewicht!

Ist dick zu sein vom Teufel? Ist dick zu sein an sich schon schädlich, oder ist es der emotionale Druck des sozialen Vorurteils gegen die »Dicken« beziehungsweise der physiologische Druck der »Jojo-Diät«, der den eigentlichen Schaden verursacht? Noch mehr: Ist schlank zu sein all die tägliche Fastenfolter, das pedantische Kalorienzählen und die anstrengenden Körperübungen wert, mit denen sich die meisten von uns herumquälen müssen, wenn sie ihr »Idealgewicht« halten wollen?

Wahrscheinlich doch nicht. Auf jeden Fall ist angenehm mollig zu sein gesünder, als sich ins enge Korsett der Diätvorschriften pressen zu lassen. Und während es natürlich keine Frage ist, daß das Was und

Wie unseres Essens unsere Gesundheit beeinflußt, sind Schlankheitskuren gewiß kein gesunder Eßstil.

Wie schlimm ist dick sein?

Schlanke Leute sind für uns automatisch auch gesund – und jahrelang wurden die Versicherungstabellen unter dieser Voraussetzung angelegt. Die Wahrheit ist jedoch, daß Menschen mit Durchschnittsgewicht oder leichtem Übergewicht – relativ zum Durchschnitt – am gesündesten sind. Die Menschen mit größtem Risiko sind die ganz Dünnen und die ganz Dicken. Nach einer größeren Untersuchung sind wir am gesündesten, wenn wir zwischen dem 25. und 56. Lebensjahr regelmäßig etwa ein Pfund pro Jahr zunehmen. Und die meisten Menschen in den westlichen Ländern nehmen von Natur aus etwas weniger als ein Pfund pro Jahr zu.

Sophia zum Beispiel, eine 160 cm große Frau, wog mit Dreißig gesunde 120 Pfund. Jetzt, mit Sechzig, hat sie das gesunde Gewicht von 150 Pfund. Ihr Körper scheint von selbst zu wissen, was ein gesunder Genuß ist, obwohl sie sich dauernd mit Schlankheitskuren quält, im falschen Glauben, sie hätte gefährliches Übergewicht.

In den letzten Jahrzehnten sind die Amerikaner immer dicker geworden, während die Lebenserwartung kontinuierlich stieg. Wenn Rundlichkeit so lebensgefährlich wäre, wie viele annehmen, hätte sich diese Gewichtszunahme deutlicher auf die Sterblichkeitsquote auswirken müssen. Es steht weit weniger in unserer Macht abzunehmen, als wir uns einbilden – weil wir mit dem Alter ganz von selbst langsam zunehmen.

Wann aber besteht wirklich Grund zur Sorge, sobald jemand dikker wird? Wenn Sie Diabetes haben, erhöhten Blutdruck, hohen Cholesterinspiegel, Herzschwäche oder Rückenschmerzen, sollten Sie tatsächlich versuchen, Ihr Gewicht auf dem nach den Gewichtstabellen wünschenswerten Stand zu halten. Wenn Sie 40 % über dem wünschenswerten Gewicht liegen (andere würden schon 20 % sagen), kann eine Gewichtsabnahme günstige gesundheitliche Auswirkungen haben. Falls Sie jedoch zu einer »Jojo-Diät« tendieren, also abwechselnd abnehmen und dann wieder zunehmen, wäre es wahrscheinlich besser, Sie würden gar nichts tun und bleiben, wie Sie sind, dick oder nicht.

Auch kann es einen Unterschied machen, wo Sie dick sind. Eine dickere Taille – die »Fettwulst um den Bauch« oder der »Altersspeck« – kann Diabetes und Herzerkrankungen begünstigen. Fett um die Hüften und an den Schenkeln birgt weniger Risiko. Mit »Sauerkrautstampfern« sind wir besser dran als mit »Bierbäuchen«. Zum Glück wird man ein Bäuchlein leichter wieder los.

Es kommt aber noch besser. Falls Sie gute medizinische Gründe haben abzunehmen, müssen Sie nicht so viel abspecken, wie Sie denken oder die Tabellen verlangen. Kleinere Gewichtsreduzierungen bei stark übergewichtigen Personen (die also mindestens 60 % über dem Idealgewicht liegen) können schon riesige Vorteile für die Gesundheit bedeuten. In einer Untersuchung zeigte sich, daß schon eine Abnahme um 10 % dazu führte, daß ein Drittel der Diabetiker auf Insulin verzichten und 40 % der Leute mit hohem Blutdruck ihre Medikamente absetzen konnten.

Trotz der üblichen Diskriminierungen und der tyrannischen Diätvorschriften haben Dicke offenbar keine größeren psychischen Probleme als Dünne. Es ist vielleicht sogar von Vorteil, angenehm pummelig zu sein. Mehrere Arbeiten stützen die These eines Zusammenhangs zwischen »Fröhlichkeit und Fettleibigkeit«: Übergewichtige zeigen deutlich weniger Angst und Depressionen als ihre schlankeren Altersgenossen.

Also kann sich unsere Angst davor, dick zu sein – außer bei den wirklich Fettleibigen –, höchstens auf die Figur und bestimmt nicht auf die Gesundheit beziehen. Gewichtszunahme heißt einfach, daß man älter wird (und aussieht), da fast jeder mit zunehmendem Alter schwerer wird. Die meisten von uns möchten schlanker werden, um besser auszusehen. Aus dem gleichen Grund färben wir uns die Haare oder glätten die Falten. Doch obwohl zweifellos eine Korrelation zwischen der Zahl unserer Falten und der Lebenserwartung besteht (je mehr Falten, desto weniger Jahre liegen noch vor uns), käme niemand auf die Idee, daß eine Beseitigung von Falten das Leben verlängern könnte: Falten sind kein gesundheitliches, sondern ein ästhetisches Problem. Genauso ist es meist bei den sogenannten überflüssigen Pfunden.

Verlorene Schlachten

Doch Millionen quälen sich unaufhörlich wegen dieser Pfunde und unterwerfen sich der Tyrannei von Diäten, die nicht nur die Lebensfreude schmälern, sondern auch ineffektiv sind, ja sogar Gewichts*zunahme* verursachen. Denn die meisten Diäten sind, was die Zusammensetzung nach Nährwerten betrifft, unausgewogen, und ihr Scheitern ist vorprogrammiert. Gewicht zu verlieren ist gewöhnlich sehr leicht. Aber weniger als 5 % der Kandidaten halten das neue Gewicht dann auch.

Es sieht so einfach aus: Wenn wir mehr Kalorien zu uns nehmen, als wir verbrauchen, nehmen wir zu. Doch Gewichtszu- und -abnahme sind kompliziertere Vorgänge. Der Körper läßt nämlich das Gewicht um einen körpereigenen »Festwert« pendeln, und dieser »Festwert« ist es – nicht wieviel wir wiegen möchten –, an dem sich unser Körper von vornherein orientiert.

Manchen Menschen ist es also angeboren, dick zu werden. Ihr Festwert liegt eben höher. Schon in der Kindheit sind sie rundlicher als andere. Das hängt von der Anzahl und Größe der körpereigenen Fettzellen ab, die in den ersten beiden Lebensjahren gebildet werden. Fettleibige Menschen haben dreimal so viele Fettzellen wie Leute mit Normalgewicht. Für sie ist es schwierig, wenn nicht unmöglich, Gewicht bis zu einem ersehnten Idealzustand zu verlieren.

Aber vielleicht setzen Sie Ihre ganze Hoffnung auf eine neue Diät. In den ersten Tagen einer Diät mit niederen Kalorienwerten verlieren Sie unter Umständen tatsächlich sehr rasch und leicht fünf Pfund und mehr. Sie freuen sich und fassen Mut. Endlich ein wirklicher Fortschritt! Leider ist aber der größte Teil dessen, was man in den ersten Tagen und Wochen einer Diät verliert, Wasser und Muskelgewebe, nicht Fett. Es dauert mehrere Wochen, bis der Körper echt Fett verliert.

Und damit nicht genug: Der Körper trickst Sie bei einer Schlankheitskur aus. Der Stoffwechsel verlangsamt sich um bis zu 20 %. Ihr Körper erkennt den Unterschied zwischen einer Fastenkur und einer Hungersnot nicht. In Zeiten des Hungers ist es überlebenswichtig, daß der Kalorienverbrauch reduziert wird. Aber bei der Schlankheitskur mit niedrigen Kalorienwerten bremst der verlangsamte Stoffwechsel den Gewichtsverlust. Das ist mit ein Grund dafür, weshalb so viele Leute, die mit einer Diät ernst machen, nach einigen Wochen doch an ihre Grenzen stoßen und feststellen, daß sich ihr Gewicht, das sich am Anfang so bereitwillig drücken ließ, ab einem bestimmten Punkt einfach nicht mehr von der Stelle bewegen will.

Wenn Sie schließlich die Kur beenden und wieder normal zu essen beginnen, paßt sich Ihre Stoffwechselgeschwindigkeit nur langsam den neuen Verhältnissen an. Sie nehmen jetzt schneller zu, auch wenn Sie weniger Kalorien aufnehmen als vor der Kur! Schlankheits- oder Fastenkuren fordern unseren Körper geradezu heraus, Fett zu speichern, wodurch er später umso leichter zunimmt.

Schlankheitskuren sind für viele Menschen mit angeborener Neigung zur Fülle von vornherein verlorene Schlachten. Leute mit zu vielen Fettzellen haben eben einen höheren Festwert und bleiben hungrig, auch wenn es ihnen gelingen sollte, ihr Gewicht auf das ersehnte Niveau zu drücken. Entweder also sind sie dauernd hungrig oder wegen ihres Übergewichts Zielscheibe des Spottes. Daher gibt es bei ihnen ein dauerndes Hin und Her zwischen Gewichtsabnahme und -zunahme, und ihre Schlankheitskuren nützen ihnen gar nichts.

Ein solches Auf und Ab – die sogenannte »Jojo-Diät« – steigert den Prozentsatz an Körperfett und lagert es besonders in der Bauchgegend ab, wo es ein größeres Gesundheitsrisiko darstellt. Viele gewohnheitsmäßige Schlankheitsapostel entwickeln noch größeren Appetit als vorher auf fetthaltige Nahrung, die reich an Kalorien ist und leichter in Körperfett umgewandelt wird.

Jojo-Diät erhöht auch das Risiko einer Herzerkrankung. In der Framingham-Herzstudie ergab sich, daß Menschen, die 10 % ihres Gewichts verloren, mit 20 % weniger Wahrscheinlichkeit koronare Herzkrankheiten bekamen. Wer aber um 10 % zunahm, erhöhte das Risiko einer Herzerkrankung um 30 %. Daraus läßt sich folgern, daß Sie, wenn Sie zunächst Gewicht verlieren und dann wieder zunehmen, gefährdeter sind als zuvor. Die meisten von uns täten also besser daran, gar nicht erst zu fasten, als ihr Gewicht ständig an- und abzukurbeln.

Vielleicht schwanken Sie noch und machen sich einerseits Sorgen um Gewicht und Figur, andererseits aber auch wegen der eventuellen Folgen einer Schlankheitskur. Sie essen gern und haben nicht die geringste Lust, auf das wohlige Gefühl satter Zufriedenheit, das sich nach einer guten Mahlzeit einstellt, zu verzichten. Da werden Ihnen Informationen, wie verschiedene Speisen auf Appetit, Sättigungsgrad und Gewicht einwirken, sehr gelegen sein. Sie können dann zu einer bekömmlicheren, gesünderen und sogar noch schmackhafteren Ernährungsweise übergehen. Hier ein paar Tips, wie Sie den Genuß maximieren und dabei überflüssige Gewichtszunahme minimieren können.

Fette Speisen

Bis in jüngste Zeit dachten die meisten Fachleute, eine Kalorie sei eben eine Kalorie. Es spielte keine große Rolle, ob sie in einem dicken Milchshake, einer Sahnetorte, einer Mohrrübe oder einer Orangenscheibe steckte. Doch auf nicht alle Kalorien reagiert unser Körper gleich. Kalorien aus fetten Speisen werden leichter in Fett verwandelt als Kalorien aus Kohlenhydraten, etwa in Brot und Nudeln. Während in Fetten im Verhältnis mehr als zweimal soviel Kalorien wie in Kohlenhydraten und Proteinen stecken, wirken sie auf den Körper, als wenn sie fünf oder sechsmal soviel Kalorien enthielten.

Zum Teil liegt das daran, daß der Körper die aufgenommenen Kalorien bei Verdauung und Verarbeitung der Nahrung auf unterschiedliche Art verbrennt. Um Nahrungsfette in Körperfette zu verwandeln, genügt ein kleiner Stoffwechselschritt, bei dem nur 3 % der aufgenommenen Fettkalorien verbraucht werden. Im Gegensatz dazu werden fast 25 % der Kohlenhydrate bei ihrer Umwandlung in Körperfette verbrannt. Kohlenhydrate regen den Körper an und heizen den körpereigenen Verbrennungsofen mehr als Fette.

So kommt es, daß Sie dicker werden können, wenn Sie bei einer fetthaltigen Diät weniger Kalorien zu sich nehmen, als wenn Sie mehr Kalorien in stark kohlenhydrathaltiger Nahrung verbrauchen. Es ist schwer, wenn nicht unmöglich, bei fettarmer Kost dick zu werden. Das Problem besteht darin, daß wir den Geschmack von Fett lieben – wir haben das Gefühl schöner fetter Bissen im Mund einfach gern. Früher, als noch nicht in fast jedem Haus Kühlschränke surrten, nicht an fast jeder Ecke die Türen der Supermärkte weit offen standen und man nicht wußte, woher die nächste Mahlzeit nehmen, bewahrte diese Vorliebe für Fett viele unserer Vorfahren vor dem Verhungern.

Fette verlangsamen die Entleerung des Magens, erzeugen ein Völlegefühl und stimulieren die Leber, Botschaften wohliger Sattheit zum Gehirn zu senden. Also werden kleine Fettmengen zu Beginn einer Mahlzeit eher die angenehme Empfindung, gesättigt zu sein, hervorbringen. Und wenn Sie sahnige Speisen mit wenig Kalorien, wie fettarmen Joghurt oder Früchtebrei, essen, können Sie Ihrem Körper vortäuschen, Sie äßen kräftige, schnell sättigende Nahrung.

Viele diätbewußte Leute vermeiden, ähnlich wie Sophia, sorgfältig Kartoffeln, Brot und Nudeln, weil sie glauben, Kohlenhydrate machten besonders dick. Aber es sind gar nicht die Kohlenhydrate selbst, sondern die »Gesellschaft«, in der sie sich befinden, die dick macht: das Öl, in dem die Pommes frites gebacken werden, die Butter auf dem Brot und die Spaghettisoße.

Kohlenhydrate können wohlschmeckend, bekömmlich und sehr gut verträglich sein. Daher sind Kohlenhydratverbindungen wie Vollkornkost und Gemüse vorzügliche Diätspeisen. Und ballaststoffreiche Kohlenhydrate vermitteln ein gutes Gefühl der Sättigung. Diätbewußte Menschen, die unbegrenzte Mengen stark kohlenhydrathaltiger Nahrung verschlingen, nehmen weniger Kalorien zu sich als Leute, die weit kalorienhaltigere Mahlzeiten genießen. Und das Gefühl, satt zu sein, hält bei Kohlenhydratessern um Stunden länger vor.

Sogar Kohlenhydrate in Form von Zucker, die ernährungsbewußte Zeitgenossen lange Zeit fürchteten wie der Teufel das Weihwasser, können als Appetitzügler sehr nützlich sein. Mutter hatte schon recht: Süßigkeiten vor dem Essen dämpfen den Hunger. Ein Stück Obst oder ein Glas Fruchtsaft vor der Mahlzeit, beides reich an Fruktose, können den Hunger sehr schnell stillen und die aufgenommenen Kalorienquanten verringern.

Iß dich schlank

Wir lieben die Abwechslung und Vielfalt der Tafelfreuden. Das hat manche Diätexperten zu der Empfehlung veranlaßt, man solle den Weg zur Gewichtsabnahme mit eintöniger Nahrung pflastern, bei einer Mahlzeit immer nur eine Speise essen und sich auch insgesamt weniger variabel ernähren. Auf den ersten Blick stimmt das natürlich: Wer vor einem frugal gedeckten Tisch sitzt, läuft weniger Gefahr, in einer Kalorienorgie unterzugehen als jemand, dessen Tafel sich unter den Leckerbissen biegt. Doch gibt es Möglichkeiten, das Bedürfnis nach wohlschmeckenden Speisen zu befriedigen, auch ohne auf dem Kaloriensektor des Guten zu viel zu tun.

Diäten, die arm an Wohlgeschmack und Abwechslung sind, pflegen auf lange Sicht zu scheitern, einfach weil sie keinen Spaß machen. Sie gehen an unserem Grundbedürfnis nach Geschmacksreizen vorbei. Besonders beleibtere Menschen haben anscheinend einen höheren Geschmacks-»Festwert«. Sie brauchen intensivere Reize und kauen jeden Bissen genießerisch. Leider ist ein Großteil des Geschmacks von Speisen im Duft enthalten, den sie ausströmen, und viele der herrlichsten Düfte sind Aromen fetter Speisen. Eine mögliche Lösung besteht hier darin, daß man Speisen mit kalorienfreien Geschmacksverstärkern anreichert.

Ein Forscher auf diesem Gebiet hat die Zufriedenheit und die Gewichtsverlustrate von Essern dadurch erhöht, daß er den Geschmack ihrer Speisen – nicht die Kalorien! – intensivierte. Eine Gruppe von Essern aß nach standardisiertem kalorienarmem Speisezettel. Eine weitere Gruppe aß ähnliche Speisen, aber mit Geschmacksverstärkern ohne Kalorien. Leute einer dritten Gruppe gewöhnten sich an Schlemmereien mit Schokolade und Vanille vor jeder Mahlzeit und aßen unbedenklich, sobald sie Hunger verspürten. Die Geschmacksverstärker nun beschleunigten den Gewichtsverlust und sorgten für glücklichere, zufriedenere Esser. Und für die Zukunft verspricht die Nahrungsmitteltechnologie noch schmackhafteren, kalorienarmen Ersatz für Fette und Süßigkeiten.

Ein anderer Weg ist, daß Sie Ihren Speisezettel großzügig mit leckeren, kalorienarmen Speisen anreichern. Gewürze zum Beispiel können hier für diätbewußte Menschen oder Leute, die die Geschmacksreize intensivieren wollen, Wunder wirken. Mit scharfem Paprika oder Senf gewürzte Speisen tragen zur Beschleunigung des Stoffwechsels und zur Verbrennung von Kalorien bei. In einer Studie aßen zwölf Personen identische Mahlzeiten mit 766 Kalorien. Einige der Festmenüs enthielten dabei drei Gramm Chili beziehungsweise drei Gramm Senfsoße, während die anderen Menüs nicht gewürzt waren. Nach beendetem Mahl maß man die Stoffwechselgeschwindigkeit der Versuchspersonen über einen Zeitraum von drei Stunden. Bei den gewürzten Menüs erhöhte sich die Stoffwechselgeschwindigkeit um 25 %, und es wurden im Durchschnitt 45 Kalorien mehr verbrannt. Wenn dieser gesteigerte Kalorienumsatz anhält – durch stark gewürzte Mahlzeiten –, kann eine Person fast fünf Pfund im Jahr nur dadurch verlieren, daß sie ihren Speisen großzügig Paprika zusetzt und so den internen Verbrennungsprozeß beschleunigt. (Das gilt jedoch nicht für alle scharfen Gewürze. Ingwer etwa erhöht die Stoffwechselgeschwindigkeit nicht.)

Es wäre den Versuch wert, einmal Landkäse und Sellerie, stark mit Chili gewürzt, als Diätgrundlage zu wählen.

Auch unsere Eßgewohnheiten haben einen Einfluß darauf, wieviel Lustgewinn pro Kalorie wir erzielen. Unser Geschmacks- und Geruchssinn werden stumpf und reagieren nicht mehr, wenn sie zu lange mit demselben Geschmack oder Ballaststoff bedient werden. Versuchen Sie daher, nach jedem Bissen wieder andere Speisen auf die Gabel zu nehmen, und vermeiden Sie gemischte Nahrungsmittel wie Sandwiches, bei denen alle Geschmacksreize auf einmal auftreten. Auch stellt ein breites Ernährungsspektrum sicher, daß wir alle Nährstoffe erhalten, die wir brauchen. (Eine auf Grapefruit basierende Diät mag kalorienarm sein, ist aber auch arm an den meisten lebenswichtigen Nährstoffen.)

Aber ob dick oder dünn: Essen Sie langsam und genießen Sie jeden Bissen. Wie oft schlingen Sie ein gutes Steak hastig hinunter und wissen nachher nicht, wie es geschmeckt hat! Dann aber ist es zu spät, und Sie haben kein Vergnügen gehabt, nur zugenommen. Kein Genuß – nur Gewicht! Kauen Sie das nächste Mal jeden Bissen andächtig! Achten Sie auf den Geschmacksreiz gerade zu Anfang und auf den Nachgeschmack hinterher. Wenn Sie gründlich kauen, zerkleinern Sie Ihre Nahrung nicht nur besser und geben mehr wohlschmeckende Moleküle frei, sondern Sie setzen auch kleine Luftströme in Bewegung, die flüchtige Duftmoleküle zum Gaumen hinten transportieren, wo sie von den Geruchsrezeptoren der Nase schon sehnsüchtig erwartet werden. Vermeiden Sie auch kalte Speisen, die die Geschmacksnerven betäuben und das Aroma schwächen.

Langsames Essen gibt außerdem den ans Gehirn gemeldeten Sättigungssignalen genügend Zeit. Wenn Sie Ihr Menü hastig in sich hineinschlingen, verpassen Sie den optimalen Sättigungspunkt und werden ein unangenehmes Völlegefühl verspüren. Löffeln Sie dagegen zu Beginn einen Teller guter Suppe, sind Sie wahrscheinlich früher angenehm satt. Und für jede Kalorie in der Suppe nehmen Sie zwei Kalorien weniger beim Hauptgericht zu sich.

Sie brauchen auch nicht immer gleich zu essen, wenn Sie Hunger haben. Natürlich, oft haben wir das Bedürfnis nach irgendeinem Genuß, und da Essen ein so leicht beschaffbares Vergnügen ist, essen wir eben. Deshalb liegt rund um die Uhr die köstliche Schokoladetafel griffbereit und wartet darauf, angeknabbert zu werden. Viele andere Freuden dagegen, von der Umarmung eines geliebten Menschen bis zum Theaterbesuch, sind nicht so leicht und schnell zu bekommen.

Wenn Sie deshalb das nächste Mal automatisch nach Ihrer Schokolade oder sonst etwas greifen, prüfen Sie erst, ob Sie wirklich hungrig sind. Vielleicht verschafft Ihnen eine andere Art Sinnesreiz im Moment mehr Genuß. Manchmal möchten Sie gar nicht wirklich essen, sondern nur Abwechslung haben. Gehen Sie dann spazieren oder ins Kino, spielen Ball oder schmusen mit Ihrem Freund. Das wird Sie mehr befriedigen – bei weniger Kalorien.

Im Dauerlauf zum Essen

Wenn Sie einen Raum betreten und sich die *dünnsten* Menschen darin anschauen, sind es wahrscheinlich die, die am *meisten* essen. Es sind mit Sicherheit auch die, die regelmäßig Sport treiben. Wir haben einen Freund, einen Dauerläufer, der sich ein- oder mehrmals am Tag hinsetzt und enorme Mengen vertilgt.

Körperliche Betätigung ist der Schlüssel zum Erfolg, zu kontinuierlicher Gewichtsabnahme und zum Halten des Gewichts. Das liegt nicht nur daran, daß beim Sport Kalorien verbraucht werden. Im Gegenteil, es kann deprimierend sein, die Kalorientabelle zu studieren und zu berechnen, wie viele Kilometer Sie laufen müssen, um ein einziges Eis am Stiel zu kompensieren. Zum Glück liest aber unser Körper solche Tabellen nicht.

Nach sportlicher Betätigung bleibt die Stoffwechselgeschwindigkeit 24 Stunden lang konstant. Daher verbrennen Sie überflüssige Kalorien auch beim Ausruhen, nachdem Sie sich verausgabt haben. Diese Anregung des Stoffwechsels ist entscheidend, da sie der sinkenden Stoffwechselgeschwindigkeit bei der Nahrungsaufnahme entgegenarbeitet. Zusätzlich scheint Sport die Anpassung an den

Körperfestwert für Fettspeicherung zu erleichtern. Es werden Signale ans Gehirn gesendet, die das Fettquantum in den Geweben reduzieren, und die Fettanteile fallen ganz natürlich, wenn auch langsam.

Nahrung fürs Denken

Essen ist nicht nur wegen des Geschmacks, Geruchs, der Zusammensetzung und Eigenschaft, den hungrigen Magen zu füllen, wertvoll. Untersuchungen der letzten Jahre legen den Schluß nahe, daß Essen auch wie eine schwache Droge wirkt und unsere Stimmungen, Gedanken, Motive und Leistungsfähigkeit beeinflußt – noch Stunden nach einer Mahlzeit. Gewisse Speisen lösen chemische Stoffe im Gehirn aus, die angenehme Körpergefühle erzeugen. Doch wie gelangen Speisen in unsere Gedankenküche? Das Gehirn ist ausnehmend gut von der Umwelt abgeschirmt. Schon der Schädel wehrt Verletzungen von außen ab. Außerdem verfügen wir über eine »Blutschranke« im Gehirn, ein besonderes Zellgewebe, das das Hirn vor Toxinen im Blut schützt: Bis vor kurzer Zeit nahm die Wissenschaft noch an, daß unser Gehirn auch vollständig vom Prozeß der Nahrungsaufnahme getrennt sei. Doch neuere Untersuchungen brachten Überraschendes zutage: Neurotransmitter, die chemischen Botschafter des Gehirns, fördern unseren Appetit auf bestimmte Speisen, und bestimmte Speisen regen die Produktion von Neurotransmittern im Gehirn an.

Da diese Botensubstanzen Signale von Gehirnzelle zu Gehirnzelle weitergeben, beeinflussen sie Stimmung und Verhalten auf viele Arten, ganz wie natürliche Drogen. Dopamin und Norepinephrin, chemische »Wecker«, ermöglichen uns, schneller zu denken und zu reagieren, aufmerksamer, konzentrierter und motivierter zu sein. Serotonin andererseits, das chemische »Sandmännchen«, entspannt, lockert und macht schlaff. Es setzt auch die Schmerzempfindlichkeit herab und läßt uns einschlafen.

Unser Gehirn produziert also Neurotransmitter, die den Appetit beeinflussen. Von Natur aus sind wir vormittags, wenn der Noradrenalinwert am höchsten ist, wacher und denken besser. Bei unserer nächsten Mahlzeit fühlen wir uns dann etwa zu Eiweißnahrung hingezogen. Und wenn wir müder werden, verführen uns wieder andere Neurostoffe zu Kohlenhydraten und Fetten. Es kann also eine instinktive Reaktion sein, wenn wir bestimmte Speisen essen, um die Produktion gewisser Neurotransmitter anzuregen, die uns durch schwierige Situationen helfen oder uns gerade benötigte Nährstoffe zuführen. Wenn Sie also das nächste Mal denken, »jetzt wäre ein Steak gerade recht«, oder »ein Kuchen ist schon lange fällig«, könnte es sein, daß nicht Ihr Magen, sondern Ihr Gehirn Ihnen gut zuspricht.

Es macht Spaß, manchmal bei einem Arbeitsessen über die Stränge zu schlagen, besonders wenn jemand anderes die Rechnung bezahlt. Vielleicht aber haben Sie schon bemerkt, daß Sie dann hinterher nicht so leistungsfähig sind. Viele Studien belegen, daß das wirkliche »Kraftfutter« nicht unbedingt das extravagante, üppige Menü ist, für das teuer bezahlt werden muß.

Forschungen von Judith und Richard Wurtman und Mitarbeitern zeigen, daß sich der Mensch nach leichterer Kost weit besser fühlt: Er ist wacher, spricht besser und leistet mehr. Schulkinder lernen nach schweren Mahlzeiten schlechter, und Wahrnehmung und Geistesgegenwart von Flugzeugpiloten sind beeinträchtigt.

»Kraftfutter« bedeutet also eher, daß Sie sich klug durchfuttern – durch Proteine, weniger Kohlenhydrate und möglichst wenig Fett. Wie Alicia, die sich an eiweißreichen Shrimps und Fischfilet gütlich tat, was ihr einen Energiezuwachs brachte, könnten Sie mit einem kleinen Eiweiß-Appetitanreger den Anfang machen, dann zu einem fettarmen Hauptgericht, ebenfalls mit Eiweiß, übergehen, danach Gemüse oder Salat, vielleicht auch eine Kleinigkeit Nudeln oder Kartoffeln zu sich nehmen und das Menü mit Früchten abschließen – oder überhaupt auf den Nachtisch verzichten. Sind Ihre chemischen »Wecker« aufgebraucht, sorgt das Eiweiß für Nachschub. Der Anfang mit Proteinen bringt Sie rascher in einen Zustand der Konzentration oder blockiert zumindest die schlaffmachende Wirkung der Kohlenhydrate (siehe unten). Ein fettarmes Mahl verdaut sich leichter als ein schweres und fettes, das zuviel Blut aus den anderen Organen, einschließlich des Gehirns, ins Verdauungssystem abzieht.

Sich klug durchfuttern wird auch dazu beitragen, daß Sie sich auch später am Tag noch wach fühlen – ein großes Plus, wenn Sie anstrengende berufliche oder soziale Verpflichtungen haben. Wer sich überißt, fühlt sich häufig träge und lethargisch, da sein Tagesrhythmus frühzeitig abflaut.

Der eßbare Tranquilizer

Kohlenhydrate haben die gegenteilige Wirkung von Proteinen und schleusen Tryptophan ins Gehirn, einen Baustein des »Dämpfers« Serotonin. Das mag eine Erklärung dafür sein, weshalb in Angstmomenten Ihre Hand instinktiv nach beruhigender, stark kohlenhydrathaltiger Nahrung greift, etwa Nudeln, Toast oder Kuchen, oder warum sich Alex nach seinem Menü mit viel Kohlenhydraten so entspannt und schläfrig fühlte. Schon 30 Gramm Süßigkeiten oder stärkehaltige Nahrung bringen so viel Tryptophan ins Gehirn, daß der Aufbau von Serotonin stimuliert wird. Das sind zum Beispiel ein halber Würfel Zucker, einige Plätzchen oder Cracker, eine Handvoll Getreidekörner oder eine schöne weiße Kartoffel. Ein kleiner Imbiß mit Kohlenhydraten ist vielleicht genau das, was Sie brauchen, um an einem schwierigen Nachmittag ruhig, konzentriert und gegen alle Widrigkeiten gewappnet zu sein. Eine Erhöhung des Serotoninspiegels – Serotonin reguliert den Appetit – hilft Ihnen auch, Ihre Diät beizubehalten.

Doch zu viele Kohlenhydrate ohne andere Nährstoffe können Sie, besonders wenn Ihr Tagesrhythmus schon am Abklingen ist, zu müde und schlapp machen. Sie sind dann nicht mehr produktiv. Menschen über Vierzig, besonders Frauen, reagieren anscheinend besonders sensibel auf ein Übermaß an Kohlenhydraten, während Männer unter Vierzig sich dadurch eher entspannt fühlen.

Süße Träume

Kohlenhydrate, die die Serotoninproduktion ankurbeln, dürften gegen Ende des Tages am wertvollsten sein, besonders wenn Sie Probleme mit dem Einschlafen haben. Serotonin ist einer von mehreren chemischen Gehirnstoffen, die Sie zum Einschlafen brauchen und die Ihnen einen ruhigen Schlaf verschaffen.

Also wird ein stark kohlenhydrathaltiges, eiweißarmes Abendessen, etwa Nudeln oder Vollkorngerichte, dazu beitragen, daß Sie in der Nacht ruhig und süß schlummern. Ein leichtes Betthupferl in

Form von Süßspeisen oder stärkehaltiger Nahrung leistet Ihnen als Schlaftablette ebenso gute Dienste, vor allem wenn Sie es als Teil eines Zubettgeh-Rituals zelebrieren, das Sie auf den Schlaf einstimmt. Das gleiche gilt für Milch und Kuchen – lassen Sie aber die Milch doch lieber weg (sie enthält zu viel Eiweiß, das den Eintritt des Tryptophans ins Gehirn wieder behindern könnte).

Vorläufige Ergebnisse von Tierversuchen zeigen ebenfalls, daß Süßigkeiten die Produktion von Endorphinen, den hirneigenen Opiaten, auslösen, welche schmerzdämpfend wirken und eine Art Euphorie erzeugen. Das könnte mit erklären, weshalb manche Menschen so ungeheuer »süß« sind.

Die Forschungen über den Zusammenhang zwischen Nahrung und Stimmung sind noch längst nicht abgeschlossen. Sie können aber in Ihrem eigenen internen Labor experimentieren. Verspeisen Sie ein fettarmes, eiweißhaltiges Mittagessen und beobachten dabei, wie es Ihre geistige Wachheit am Nachmittag beeinflußt. Oder essen Sie zur Kaffeezeit kohlenhydrathaltigen Kuchen. Fühlen sie sich danach ruhiger, konzentrierter oder müde? Falls Sie Probleme mit dem Einschlafen haben, sollte es viele Kohlenhydrate zum Abendessen geben. Zur Schlafenszeit können Sie obendrein einen kohlenhydrathaltigen Imbiß zu sich nehmen.

So können Sie immer schmackhaft essen, solange Sie nur darauf achten, wie Sie stimmungsmäßig auf die verschiedenen Speisen reagieren. Zusätzlich können Sie Ihren Energiespiegel steuern: sich aufmuntern, wenn Sie müde, sich einen Dämpfer aufsetzen, wenn Sie aufgekratzt sind.

Die Welt der Gewürze

Erinnern Sie sich noch an unseren Freund Bret bei seinem Menü, das wir am Anfang dieses Kapitels beschrieben haben? Er verbrannte sich die Zunge an seinem geliebten Chilipfeffer. Das geht aber nicht nur ihm so. Nach bescheidenen Anfängen in der Neuen Welt hat sich die vitaminreiche Chilischote (Capsicum) überallhin ausgebreitet, nach China, Indien, Thailand, Mexiko und in den amerikanischen Südwesten, um auch den dortigen Küchen etwas »Brennstoff« zu liefern.

Warum macht es Leuten allenthalben Spaß, sich ihren Mund zu verbrennen, wogegen sich doch sonst jeder normale Mensch mit Händen und Füßen wehren würde? Chiliesser gewöhnen sich niemals an das scharfe Brennen. Außer in Extremfällen ist die Wirkung des Gewürzes auf amerikanische Chiligreenhorns und ergraute Chiliexperten in Mexiko genau dieselbe. Aficionados schätzen den prikkelnden Gaumenreiz und wissen aus Erfahrung, daß Chili den Appetit anregt und fade Speisen aufpeppt.

Eine interessante Hypothese lautet, daß Menschen Chili lieben, weil sie den Schmerz lieben. Der Schmerz, der im übrigen harmlos ist, löst eine heftige Abwehrreaktion aus. Wie andere absichtlich gesuchte Gefahren, etwa Fahren mit der Achterbahn, Besuch eines Horrorfilms und Baden im eiskalten See, ist auch Chilipfeffer »leicht masochistisch«. Er löst Körperalarm aus, aber da die Lage nicht wirklich ernst ist, genießen wir die Erregung. Paprika zu essen ist ein kontrollierbares Risiko, das man ohne Angst, Schaden zu nehmen, eingehen kann.

Da so viele von uns auf dieses hübsche Feuerwerk im Mund nicht mehr verzichten wollen, ist es beruhigend zu hören, daß die moderne Wissenschaft die heimliche gesundheitsfördernde Wirkung der Chilischote erkannt hat. Neueste Untersuchungen haben ergeben, daß Chili durch Erkältung bedingte Verstopfungen auflöst, überflüssige Kalorien verbrennt, das Blut verdünnt, wodurch die Gefahr eines Herzinfarktes gebannt wird, manchen Krebsarten vorbeugt, wichtige Vitamine bereitstellt und einem buchstäblich dazu verhilft, kühlen Kopf zu bewahren. Das schmerzhafte Beißen in eine Chilischote kann Endorphine auslösen, was wiederum die Euphorie erklärt, die wir nach einem scharf gewürzten Mahl empfinden.

Paradoxerweise wird in heißen Ländern am meisten brennender Paprikapfeffer genossen. Auf den ersten Blick wirkt es sonderbar, daß sich Leute am »heißen« Pfeffer ergötzen, wenn die Quecksilbersäule in die Höhe klettert. Doch chiligewürzte Speisen haben kühlende Wirkung. Das scharfe Brennen läßt uns schwitzen, besonders an Kopf und Gesicht. Und wenn der Schweiß verdunstet, nimmt er die Hitze mit und erzeugt das Gefühl, man habe einen kühleren Kopf.

Chili hemmt außerdem die Entstehung von Blutgerinnseln, die die Blutzirkulation in Herz und Lunge gefährden könnten. Ein Team thailändischer Forscher fragte sich, ob bestimmte Ingredienzien der thailändischen Küche für die extrem niedrige Zahl von durch Blutgerinnseln verursachten Herzinfarkten in ihrem Land verantwortlich sein könnten.

Eine Gruppe thailändischer Versuchspersonen verzehrte ein Gericht scharfer Nudeln, die mit zwei Teelöffel ganz frischem Chilipfeffer gewürzt waren. Eine andere Gruppe aß die Nudeln ungewürzt. Direkt nach der Mahlzeit zeigte sich im Blut der Leute mit den scharfen Nudeln eine merkliche, wenn auch nur kurze Antigerinnungstendenz.

Eine mutige Frau erklärte sich außerdem bereit, eine scharfe Chililösung fünf Minuten lang im Mund zu behalten, ohne sie hinunterzuschlucken. Sie hielt es zwar nur vier Minuten und 20 Sekunden aus, doch ergab sich bei ihr eine ähnliche Tendenz gegen die Blutgerinnung. Daraus folgt, daß es das Prickeln im Mund sein dürfte, das die Blutgerinnung auslöst. Die Gewohnheit der Thais, zu fast jeder Mahlzeit scharfe Paprikas zu essen, könnte die Erklärung dafür sein, daß ihr Blut jederzeit von Gerinnseln freigehalten wird.

Eine Wohltat für Ihr Herz ist Chili auch dadurch, daß es den Cholesterinspiegel senkt. Versuche mit Ratten ergaben, daß Dosen von Capsaicin, dem aktiven Paprikaingrediens, die Cholesterinproduktion der Leber bremsten und den Cholesterinspiegel im Blut senkten – auch wenn die Ratten stark cholesterinhaltiges Futter bekamen.

Auch Knoblauch ist gut fürs Herz

Mit guten Gründen wird seit jeher das medizinische Lob eines anderen Gewürzes, Knoblauch, der »stinkenden Zwiebel«, gesungen. Experimente mit Tieren und Menschen zeigen, daß Knoblauch, täglich in großzügigen Mengen genossen, gefährliche LDL-Cholesterinwerte um 10-20 % senkt, während gleichzeitig die herzstärkenden »guten« HDL-Cholesterinwerte steigen. Knoblauch hemmt ebenfalls die Blutgerinnung und stimuliert die auflösenden Tendenzen im

Blut. Beide Funktionen können tödliche Herzinfarkte vermeiden helfen. Andere Untersuchungen empfehlen Knoblauch, weil er den Blutdruck um bis zu 20 % senkt. Das sind Werte, die auch Medikamente gegen zu hohen Blutdruck aufweisen, wobei aber Nebenwirkungen damit verbunden sind, die weit über den Nachteil schlechten Atems hinausgehen.

Knoblauchreiche Ernährung kann überdies Schutz gegen Krebs bieten. Mit Knoblauchextrakten behandelte Versuchstiere scheinen widerstandsfähiger gegen Krebs zu sein, was man feststellte, als man sie krebsfördernden Stoffen aussetzte oder ihnen Tumorzellen einimpfte.

Forschungen in China weisen ebenfalls darauf hin, daß Knoblauch vor Krebs schützt. Bewohner der Provinz Quixia bekommen mit zehnmal so großer Wahrscheinlichkeit Magenkrebs wie ihre Nachbarn im Bezirk Gangshan. Der entscheidende Faktor dabei dürfte Knoblauch sein. Denn die Leute in Quixia essen die Wunderzwiebel nur selten, während die in Gangshan sieben Zwiebeln pro Tag zerkauen. Knoblauch reduziert Nitrite und krebsverursachende Nitrosamine im Magen der Knoblauchfans von Gangshan.

Auch die Immunfunktion stärkt Knoblauch. Der japanische Knoblauchextrakt Kyolic begünstigt die Bildung natürlicher Killerzellen, die eine der ersten Verteidigungslinien gegen Krebs und Infektionen aufbauen. Es zeigte sich, daß die Einnahme von Kyolicpillen, die einer Menge von 12 bis 15 Knoblauchzwiebeln täglich entsprachen, die krebszerstörende Eigenschaft der natürlichen Killerzellen um 140 bis 160 % steigerte. Auch niedrigere Dosen sind noch wirksam.

Ob Sie sich also zu sehr scharfen Gewürzen wie Jalapeño, Serrano und Cayennepfeffer entschließen, lieber die mildere Paprika wählen oder doch den einzigartigen Geschmack des Knoblauchs vorziehen: In jedem Fall können Sie sicher sein, daß die würzigen Genüsse auch Ihrer Gesundheit dienen.

Alicia, Alex, Sophia und Bret verzehrten jeder sein Menü. Alicia wurde wacher, Alex entspannter, Sophia bekümmerter, und Bret geriet in ein angenehmes Schwitzen. Wenn wir nur etwas mehr darauf achten würden, was wir essen, wann wir essen und wie wir essen, könnten wir das Genuß- und Gesundheitspotential unserer Mahlzeiten erheblich steigern. Wie drückte es ein Autor eines Kochbuches 1821 aus? »Die Kochkunst ist das A und O des Genusses, zu allen Zeiten und für jedes Alter. Wie viele Ehen sind einem Mittagessen zu zweit, wieviel Glück einem herzhaften Abendessen zu verdanken, und wann fühlen wir uns wohler, als bei Tisch? Dort gehen Haß und Bosheit unter, und Lebensfreude triumphiert.«

7. Warum sich umbringen, um am Leben zu bleiben?

Es ist sieben Uhr früh. Unser Nachbar George verläßt sein Haus und beginnt die tägliche Fahrt zur Arbeit. Obwohl er nur 5 km bis zum Büro hat, braucht er im Stau, Stoßdämpfer an Stoßdämpfer, eine halbe Stunde. Jetzt beginnt aber erst der eigentliche Streß. Block um Block umkurvt er auf der Suche nach einem Parkplatz. Zwei Lücken läßt er links liegen, weil er denn doch zu weit laufen müßte. Schließlich sieht er triumphierend, wie einer direkt gegenüber seinem Bürohaus ausschert, und parkt mit bewährter Routine ein. Er betritt das Gebäude und wartet ein paar Minuten vor dem Aufzug. Er fährt in den vierten Stock hinauf, durchquert die Halle, läßt sich in den Managersessel hinterm Schreibtisch fallen. Immer noch hinter diesem sitzend, verzehrt er zum Mittagessen ein belegtes Brot, das er sich im Feinkostladen an der Ecke besorgt hat.

Nach der Arbeit springt George wieder in den Wagen und quält sich von neuem durch den Berufsverkehr. Diesmal geht es mitten durch die Stadt, zum Fitneßcenter. Wieder die Suche nach dem nächstgelegenen Parkplatz. Er betritt das Center, schlüpft in Trainingsanzug und Turnschuhe und wählt seine »Waffe«. Heute ist er Radsportler – das ist besser für Schienbeine und Knie, die er sich vor 14 Tagen beim Dauerlauf verletzt hat. Während er keuchend in die Pedale tritt, murmelt er ständig vor sich hin »ohne Fleiß kein Preis« und prüft von Zeit zu Zeit sein Herz, ob es auch in der »optimalen Zielzone« von 125 bis 140 Schlägen pro Minute liegt. Er gedenkt heute einen 10-km-Spurt hinzulegen. Aber werden seine armen Füße und Knie mitmachen? Eines Tages möchte er sich an einem 42-km-Marathon oder einem Triathlon versuchen.

Nach genau 30 Minuten Trampeln und Strampeln, Schwitzen und Stöhnen ächzt George, steigt ab und stürzt unter die Dusche. Es ist jetzt acht Uhr abends. George hastet wieder nach Hause. Er muß heute noch den Jungen bezahlen, der den Rasen mäht, und mit dem Gärtner sprechen, der das im letzten Jahr angelegte Tomatenbeet umgräbt.

Nun, was läuft hier falsch? George verbringt fast den ganzen Tag ohne sinnvolle körperliche Betätigung. Aber er erfüllt viermal pro

Woche abends pflichtgemäß sein Soll an mindestens 30 Minuten Bewegung mit 70 % der maximalen Intensität. Dieses Pensum kostet ihn mehr, als er ahnt: an Verletzungen, Schmerzen, Benzingeld, Parkgebühren, Aufwand für das Center, Bezahlung für Gartenarbeit und Rasenmähen und an Zeit für Hin- und Rückfahrten.

Wie viele von uns verwechselt George Leistungssport mit körperlicher Aktivität. Sport ist heute meist zu einem ziemlich anstrengenden, schweißtreibenden Unternehmen geworden, das der Betreffende freiwillig auf sich nimmt, wodurch er aber sein Leben unter Umständen sogar verkürzt. Während körperliche Aktivität nichts anderes ist als tägliche Bewegung in Form von Besorgungen, Arbeit und Spiel.

Statt stur sein Trainingspensum zu erfüllen, hätte George ebensogut zur Arbeit radeln oder gehen können und hätte weniger Zeit dafür gebraucht als für Autofahrt und Parkplatzsuche. Er hätte vier Treppen steigen können, statt auf den Fahrstuhl zu warten. Er hätte den Fitneßclub überhaupt sausen lassen und die dreißig Minuten mit Rasenmähen oder Gartenarbeit verbringen können.

Und er hätte seinen Spaß dabei gehabt. Er hätte die Zeit, in der er durch die Stadt zum Club fuhr, in den Pedalen schwitzte, duschte und wieder heimjagte, dazu verwenden können, Fußball mit seinen Kindern, Golf mit seinen Freunden zu spielen oder mit seiner Frau tanzen zu gehen. Bei jeder dieser angenehmen Tätigkeiten, 45 Minuten lang ausgeübt, werden ebensoviele Kalorien verbraucht wie in 30 Minuten intensiven Radfahrens, Laufens oder Schwimmens. Sogar eine halbe Stunde leidenschaftliches Liebesspiel ist für die körperliche Fitneß genau so gut wie die gleiche Zeit Kraulen, Wandern mit einem 20 Pfund schweren Rucksack oder Gymnastik. Mit anderen Worten: George hätte denselben oder größeren gesundheitlichen Gewinn mit viel einfacheren und gleichzeitig angenehmeren Tätigkeiten erzielen können. Aber er hatte sich eben der Fitneßrevolution verschrieben …

»Ohne Fleiß kein Preis« – grimmig entschlossene Marathonläufer stießen, auf der Suche nach ihrem Heiligen Gral der Herzfitneß, diesen Schlachtruf aus. Sogar viele Hobbysportler sind der Ansicht, wir müßten für ein gesundes Herz leiden und einen hohen Preis zahlen. Aber »ohne Fleiß kein Preis« ist bereits ein Auslaufmodell und wird wie viele andere, einmal moderne Gesundheitsslogans bald auf dem Schrottplatz landen. Denn der Mensch ist nicht dafür geschaffen, 42 km am Stück zu laufen, sondern um zu *gehen*. Wir sind nicht dafür geschaffen, auf einen Ruck 200 Pfund zu stemmen, sondern 20 oder 30 Pfund über lange Distanzen zu tragen.

Tun Sie also langsam. Sie brauchen sich nicht zu quälen, um gesund zu sein. Die Verletzungen, Schmerzen und Wunden, die wir uns bei den kalorienverschleißenden Kraftakten zuziehen – für die maximale Herzkondition, mit der Marathonläufe gewonnen werden –, sind ganz unnötige Opfer. Herzkondition ist nicht die Art von Fitneß, die Sie für Ihre Gesundheit brauchen. Sie brauchen sich nicht umzubringen, um am Leben zu bleiben.

Was wir an natürlicher Bewegung für unsere Gesundheit brauchen, ist längst nicht so viel, wie die meisten von uns denken, und vor allem kommt man auch ohne Diätfolter aus. Im Idealfall ist diese Art Bewegung integrierender Bestandteil des Lebens. So kann zum Beispiel Gartenarbeit – Hacken, Umgraben, Unkraut jäten, den Rasenmäher schieben – die Herzfrequenz um 20 bis 25 % steigern. Für jemanden mit sitzender Lebensweise reicht das gesundheitlich völlig aus. Eineinhalb Kilometer Gehen entspricht einem Dauerlauf von einem Kilometer, und für viele Menschen ist Gehen obendrein sicherer und vergnüglicher.

Kleinere Übungen, die für Körper und Geist nützlich sind, sind überall möglich, leicht durchzuführen und machen auch noch Spaß. Ein paar Stiegen hier, ein kurzer Spaziergang dort, ab und zu ein Tänzchen, Kegeln, Tennis, Squash, Fußball oder Schwimmen – das reicht völlig aus.

»Ohne Fleiß kein Preis« ist einfach falsch: Der höchste Preis wird in diesem Fall mit dem geringsten Fleiß erzielt. Jeder kleinste Schritt zählt und zahlt sich gesundheitlich aus, vor allem am Anfang.

Wieviel Sport brauchen Sie wirklich?

Kondition sollte ein gesunder Genuß sein. Die üblichen Gesundheitsratgeber preisen den Leistungssport an und ignorieren die weniger intensiven, angenehmeren Formen der Bewegung. Und gerade deswegen fühlen sich viele entmutigt. Sie scheitern an den idealen Vorgaben der Leistungssportlektionen. Sie versuchen gar nicht erst, es den nervigen Modellen mit glänzender Haut, die ihnen von den Magazinen aufmunternd entgegenblicken, gleichzutun. Also unternehmen sie gar nichts.

Der Mensch braucht natürlich sein tägliches Quantum Bewegung, um gesund zu bleiben. Aber das müssen keine unmenschlichen Übungen sein. Es stimmt zwar: Das Leben eines modernen Schreibtischtäters ist weit inaktiver als das unserer Vorfahren. Unsere über Millionen Jahre entstandene Physiologie prädisponiert uns für physische Anstrengung. Unsere jagenden, sammelnden Ahnen waren, soweit wir sehen können, ziemlich bewegungsaktiv. Die Jagd selbst erforderte lange Wanderungen mit einer kurzen, intensiven Anspannung aller Kräfte am Schluß. Dann mußte die Jagdbeute viele Kilometer zum Lager zurückgeschleppt werden. Das Sammeln von Nahrung, Ausgraben von Wurzeln, Zerkleinern von Feuerholz und, am wichtigsten, das Wandern zum nächsten Lager, hielten unsere Vorfahren immer in Trab. Auch das Tragen der Kinder forderte den Körper (damals war der Kinderwagen noch nicht erfunden!).

Bis in die jüngste Zeit hing das Überleben des Menschen von einem Minimum an körperlicher Betätigung ab. Aber der Alltag sorgte schon von alleine für die notwendige Kondition. Man mußte den Boden bearbeiten, Holz sammeln und Wasser tragen. Die Evolution hat uns zu Wanderern, Lastenschleppern und -trägern gemacht, also brauchen wir Bewegung. Und es ist sicher richtig, daß es die moderne Gesellschaft mit ihrer seßhaften Lebensweise ein bißchen zu weit getrieben hat. Trotzdem liefen unsere Vorfahren so gut wie niemals ein 42-km-Marathon oder arbeiteten täglich Kilometer um Kilometer als Pflastertreter ab. Die an sie gestellten Anforderungen waren kontinuierlicher und weniger anstrengend. Es waren vor allem lange Wanderungen.

Als (Über)reaktion auf unsere sitzende Lebensweise gab seinerzeit die amerikanische Akademie für Sportmedizin einen Konditionsfahrplan heraus. Er avancierte zum Credo der Fitneßrevolution der 70er Jahre.

> »Eine gute Kondition erfordert 15 bis 60 Minuten Sport drei- bis fünfmal pro Woche. Der Sport muß hart genug sein, um die Herzfrequenz auf 60 bis 90 % des Maximums zu steigern. (Die

maximale Herzfrequenz wird so berechnet: 220 Schläge minus Ihr Alter).«

Also zogen Millionen auf die Straßen, Wege und Hügel hinaus, bestiegen ihre Fahrräder-, Ruder-, Skisimulatoren und Nautilusapparate, während sie obige Formel pausen- und atemlos vor sich hinmurmelten. Und viele Millionen standen als Zuschauer mit schlechtem Gewissen dabei, eingeschüchtert durch diese strengen Vorschriften. Aber alles war nur eine große Irreführung.

Man braucht nur sehr wenig körperliche Betätigung, um sehr große gesundheitliche Gewinne zu erzielen. Auch der überzeugteste Sportmuffel kann riesige Vorteile für Gesundheit und Kondition herausschlagen, vorausgesetzt, er ist bereit, statt gar nichts wenigstens ein bißchen zu tun. Alles, was darüber hinausgeht, bringt schwindende Erträge.

In einer Langzeituntersuchung mit 17.000 Harvardstudenten stellte sich heraus, daß Vorteile für die Gesundheit schon entstanden, wenn man nur 500 Kalorien pro Woche zusätzlich verbrauchte. Das konnte man durch einen 15-Minuten-Spaziergang täglich, zwei Stunden Kegeln oder ein einstündiges Squashspiel pro Woche erreichen! Sogar auf diesem sehr bescheidenen Bewegungspegel ging die Sterblichkeit um 20 % zurück. Zugegeben, man gewann noch mehr für die Gesundheit, wenn man 1000 und mehr Kalorien pro Woche verbrauchte (die Sterblichkeitsrate ging dann um weitere 10-20 % zurück). Doch der größte Nutzen entstand für jene, die sich von kompletten Stubenhockern zu bescheidenen Aktivisten mauserten.

Nach einer anderen Studie mit 12.000 Männern mittleren Alters gab es bei der Gruppe, die etwa 1600 Kalorien pro Woche in Freizeitaktivitäten verbrauchte, fast 40 % weniger tödliche Herzinfarkte als bei jenen mit weniger als 500 Kalorien wöchentlich. Das wäre gerade eine halbe Stunde tägliches Spazierengehen, Arbeit im Garten, Tanzen, schwere Hausarbeit, Fischen, Golf oder Kegeln. Dagegen ging die Sterblichkeit wegen Herzerkrankungen nicht weiter zurück, wenn man über zwei Stunden pro Tag intensiv Sport betrieb und dabei satte 4500 Kalorien verbrauchte.

Ergebnisse aus über 40 Untersuchungen belegen, daß Leute, die körperlich inaktiv sind, etwa zweimal so häufig herzkrank sind und Herzinfarkte bekommen wie aktivere Menschen. Vollständige körperliche Untätigkeit ist also annähernd so riskant wie Rauchen, hoher Blutdruck und hoher Cholesterinwert. Nur leicht gesteigerte Aktivität jedoch kann die Gefahr von Herzerkrankungen erheblich reduzieren.

Aber der Nutzen mäßiger körperlicher Bewegung ist nicht nur auf das Herz beschränkt. Die Lungenleistung erhöht sich, die Krebsquote sinkt: Regelmäßiger Sport trägt nicht nur zur Verbrennung von Kalorien bei, sondern reguliert auch die Stoffwechselgeschwindigkeit des Körpers und kompensiert die Verlangsamung des Stoffwechsels, die bei Schlankheitskuren auftritt. Und auch für jene, die Osteoporose vermeiden möchten, gibt es gute Nachrichten: Schon sehr mäßige sportliche Aktivität – sagen wir drei Stunden Spazierengehen pro Woche – festigt die Knochen bei Leuten unter 30 und verlangsamt den Knochenschwund bei älteren Jahrgängen. Körperliche Bewegung kann auch die Immunabwehr gegen Infektionskrankheiten stärken.

Ein anderer Grund dafür, lieber zu leichterem, weniger anstrengendem Sport überzugehen, ist, daß Leistungssport immer für Verletzungen gut ist. Jedes Jahr verletzen sich 20 % der Jogger, die 15 km pro Woche laufen, so schwer, daß sie zurückstecken müssen. Die Häufigkeit der Verletzungen steigt auf 40 % bei Leuten, die wöchentlich 50 km pflastertreten, und sie erreicht Spitzenwerte auch bei solchen, die täglich Leistungssport treiben, länger als 30 bis 45 Minuten am Stück oder wie verrückt am Rande ihrer Leistungsgrenze. Die Schildkröte, die geduldig Schritt vor Schritt setzt, überholt die hektisch rennenden Kaninchen, die am Wegrand ihre geschundenen Füße, Knie und Rücken kurieren müssen.

Extremer Leistungssport schädigt unter Umständen auch das Reproduktionssystem der Frau. Manche Frauen ovulieren dann vielleicht nicht mehr, oder ihre Periode bleibt aus. Der Hormonspiegel kann sinken, das Risiko einer Osteoporose steigt. Tierversuche legen außerdem den Schluß nahe, daß die günstigen Auswirkungen mäßig betriebenen Sports auf die Krebsquote durch gesteigerte Intensität wieder zunichte gemacht werden. Hier ist mehr eben weniger.

Spaß an der Freud

Sanfter Sport kann dazu führen, daß Sie sich super fühlen. Schon wenn Sie anfangen zu trainieren, hebt sich Ihre Stimmung, fühlen Sie sich besser, steigt Ihr Selbstwert- und Körpergefühl und haben Sie die Empfindung, sich in der Hand zu haben. Schon eine Kleinigkeit macht sich deutlich bemerkbar: Ein Spaziergang von einem oder zwei Kilometern reduziert Ihre Spannungen erheblich. Und dabei spielt es keine Rolle, ob Sie langsam oder schnell gehen.

Bewegung ist der beste Muntermacher. Noch zwei Stunden nach einem frischen, zehnminütigen Spaziergang fühlt man sich energischer und weniger müde und angespannt. Schon kurze tägliche Spaziergänge zeigen einem das Leben in günstigerem Licht und geben dem armen Seelchen Auftrieb.

Sport kann auch bei Depressionen Wunder wirken. Aus einer Anzahl leicht bis mäßig Depressiver wurden per Zufallsprinzip zwei Gruppen gebildet: Die einen sollten regelmäßig laufen, die anderen wurden psychotherapeutisch behandelt. Nach einer Woche gaben die Läufer zu Protokoll, sie fühlten sich wesentlich besser, und nach drei Wochen waren sie »praktisch gesund«, wobei die Wirkung mindestens ein Jahr anhielt. Die Läufer entwickelten sich ebenso gut wie die Patienten, die Kurzzeit-Therapie erhielten, und besser als Patienten mit unbefristeter Langzeittherapie.

Aber wodurch wirkt der Sport solche psychischen Wunder? Bei anstrengendem, extremem Leistungssport werden Endorphine, die körpereigenen Opiate, ausgeschüttet. Die Euphorie, der »Rausch des Langstreckenläufers«, ohne den er oft nicht durchhält, könnte auf eine Sekretion dieser Substanzen zurückgehen. Wenn andererseits Sportlern eine Droge injiziert wird, die die Wirkung der Endorphine blockiert, berichten sie trotzdem vom Zurückgehen von Angst, Spannung, Depression, Zorn und Aggressivität. Neben den Endorphinen müssen also noch andere chemische Substanzen im Spiel sein. So könnte der Noradrenalinwert, der bei manchen Depressiven erniedrigt ist, mit sportlicher Betätigung steigen und stimmungsanregend wirken.

Auch soziale und psychische Vorteile ergeben sich aus körperlicher Aktivität, die Spaß macht. Sport wird häufig gemeinsam betrieben. Und diese Gemeinsamkeit kann ebenfalls gute Laune erzeugen.

Auch ist Sport vielleicht ein Ventil für überschüssige Energie, ein gesundes Mittel zur Abreaktion von Angst und Aggressivität und Körperspannungen, die mit dem »Kampf oder Flucht«-Syndrom assoziiert sind.

Wenn Sie sich auf sportliche Betätigung, ein Spiel oder die Bilder konzentrieren, die Ihnen auf einem Spaziergang begegnen, lenkt Sie das von Ihren Sorgen ab und schafft eine Insel des Glücks im Strom der beruflichen und persönlichen Schwierigkeiten. Das könnte einer der Gründe sein, weshalb Hausarbeit, obwohl den Fußboden schrubben auch Kalorien verbrennt, doch nicht soviel Entspannung bringt wie ganz zweckfreie Tätigkeit. Sie müssen für sich selbst entscheiden, welche Aktivitäten Ihnen Spaß machen, und sich Zeit dafür nehmen.

Ob Sie sich bewegen und dabei 500 Kalorien verbrennen oder in ehrgeizigeren Unternehmungen 2000 Kalorien pro Woche verbrauchen, bleibt sich gleich, Hauptsache, Sie finden einen der vielen möglichen angenehmen Wege, durch Körperarbeit Ihre Gesundheit zu verbessern (Einzelheiten dazu finden Sie auf S. 124–127).

Suchen Sie nach Gelegenheiten im Alltag, sich körperlich mehr zu betätigen. Vielleicht haben Sie für Sport im eigentlichen Sinn keine Zeit, aber wenn es Ihnen gelingt, angenehme körperliche Bewegung in Ihr Leben einzubauen, brauchen Sie keine zusätzlichen Stunden zu opfern. Parken Sie Ihren Wagen in einiger Entfernung vom Ziel und gehen das kleine Stück zu Fuß. Steigen Sie Treppen, statt den Aufzug zu nehmen. Erklettern Sie einen Hügel in der Nähe oder machen einen Spaziergang durch den Park. Sprechen Sie temperamentvoll und gestikulieren heftig dabei. »Aerobic-Sprechen« verbraucht eine Menge Kalorien. Statt immer mit dem Auto zum Einkaufen zu fahren, gehen Sie doch einfach einmal zu Fuß und tragen Ihre gefüllte Tasche selbst nach Hause.

Nehmen Sie sich vor, zum Tanzen und Kegeln zu gehen, mit Ihren Kindern zu spielen oder den Golfplatz aufzusuchen. Lassen Sie sichs nicht verdrießen, wenn die Fitneßfanatiker über Ihre dilettantischen Versuche die Nase rümpfen. Wichtig ist doch, daß Sie gesünder werden. Und unterschätzen Sie den Wert der »Gartengymnastik« nicht. Sie können nahezu 300 Kalorien pro Stunde verbrennen und dabei noch nützliche und angenehme Tätigkeiten verrichten, wenn Sie einen Rasenmäher schieben, Laub zusammenrechen, Ihr Beet harken oder Unkraut jäten. Bei Gartenarbeit sind Sie im Freien, und statt sinnlos Amok zu laufen, erzeugen Sie etwas Neues, Lebendiges. Und fast ebensoviel Kalorien können sie beim Liebesspiel verbrennen.

Wir sagen nicht, daß Leute, die ihren Körper unbedingt bis zum Gehtnichtmehr beanspruchen wollen, damit aufhören sollten. Wir sagen nur, daß so etwas für die Gesundheit nicht notwendig ist. Wenn es Ihnen also Spaß macht, sich bis zur Erschöpfung zu verausgaben – in Ordnung. Denken Sie aber daran, daß Sie, wenn Sie im normalen Alltag aktiver wären, sich nicht so strapazieren müßten. Außerdem würden Sie sich nicht verletzen. Lassen Sie sich nicht von Zahlen hypnotisieren. Gehen Sie locker an die Dinge heran und genießen Ihren Sport. Leute, die sich beim Sport Angenehmes vorstellen (»mach langsam und rieche an den Rosen«), bleiben mit größerer Wahrscheinlichkeit ihren Vorsätzen treu als die, die mit Schmerzen fertig werden müssen oder Rekorde brechen wollen. Vor allem: Suchen Sie sich vergnügliche Tätigkeiten aus und denken Sie immer daran, daß Sie Ihren Spaß haben wollen. Wie wir noch sehen werden, kann als angenehm empfundene Bewegung sogar entspannender sein, als wenn man sich möglichst ruhig hinlegt.

Die folgende Tabelle zeigt die ungefähre Anzahl von pro Minute verbrannten Kalorien bei verschiedenen Tätigkeiten. Multiplizieren Sie die Minuten, die Sie für eine Tätigkeit aufwenden, mit der pro Minute verbrannten Kalorienmenge, und Sie erhalten den durchschnittlichen Gesamtverbrauch von Kalorien. Der tatsächliche Verbrauch hängt davon ab, wie energisch und gleichmäßig Sie die jeweilige Tätigkeit verrichten, sowie von Ihrem Gewicht. Wir haben Werte für Personen, die 100 und 160 Pfund wiegen, angegeben. So können Sie die Werte, die Ihrem Gewicht entsprechen, berechnen.

Kalorienverschleiß bei verschiedenen Aktivitäten

Aktivität	**verbrauchte Kalorien (pro Minute)**	
	100 Pfund	160 Pfund
Aerobic-Gymnastik	6.2	8.2
Rucksacktragen (35 Pfund)	5.8	7.9
(Badminton) Federball	4.8	6.5

Basketball (halbes Spielfeld)	4.3	5.6
Radfahren (20 km/h)	9.0	14.0
Kegeln	2.9	4.0
Kanufahren (6 km/h)	5.7	8.4
Treppensteigen	6.3	8.4
Tanzen (Gesellschaftstanz)	4.0	5.4
Tanzen (Rock'n'Roll)	6.0	8.0
Tanzen (Disko)	5.8	7.7
Football (touch)	4.3	5.8
Gartenarbeit (Jäten, Umgraben)	5.4	7.2
Golf (Schläger selbst tragen)	3.5	4.8
Gymnastik	4.4	6.0
Handball	8.5	11.5
Wandern	4.3	5.8
Reiten	3.4	4.6
Jogging (9 km/h)	9.2	12.5
Judo	4.4	6.0
Bettenmachen	3.0	4.5
Staub wischen	3.5	4.2
Rasenmähen (Handrasenmäher)	4.2	5.3
Tischtennis	3.4	4.6
Spielen mit Kindern	4.0	5.3
Poolbillard	1.8	2.5
Schlagball	8.5	11.5
Laub- und Schmutzrechen	3.1	4.0
Seilhüpfen	9.9	13.4
Rudern (Mannschaft)	11.6	15.7
Laufen (10 km/h)	9.6	12.6
Segeln	2.6	3.5
Scheuern (Wände, Rohre)	4.0	5.0
Liebesspiel (aktiver Partner)	4.2	5.5
Einkaufen	3.6	5.4

Schneeschaufeln	8.0	10.0
Eislaufen	5.0	6.7
Skateboard	5.0	6.7
Skifahren (Langlauf)	9.9	13.4
Skifahren (Piste)	8.5	11.5
Fußball	7.7	10.4
Softball (schnelle Schläge)	4.0	5.4
Squash	8.5	11.5
Surfen	7.8	10.6
Schwimmen (50 m/min.)	8.8	12.6
Tennis (Doppel)	4.0	6.0
Tennis	6.0	8.0
Volleyball	5.0	6.7
Spazierengehen (3 km/h)	3.0	4.8
Spazierengehen (7 km/h)	5.5	9.0
Tellerwaschen (Abspülen mit der Hand)	1.8	2.6
Wasserski	6.8	9.2
Gewichtheben	6.7	9.0
Holzhacken oder -sägen	5.8	7.5

Stundenplan für die angenehme Art, 500 Kalorien zu verbrennen*

Es gibt viele angenehme Arten, ein *Minimum* von 500 Kalorien wöchentlich durch körperliche Betätigung, die Spaß macht, zu verbrennen und gesundheitlich davon zu profitieren. Natürlich kann es auch sein, daß Sie mehr verbrauchen wollen, vielleicht vergnügliche 1000 oder 2000 Kalorien.

* Die geschätzten Werte beziehen sich auf eine Person mit 160 Pfund Gewicht.

Sonntag	Montag	Dienstag	Mittwoch	Donnerstag	Freitag	Samstag
15 Minuten Spazierengehen (72 Kalorien)	20 Minuten Liebesspiel (110 Kalorien)	15 Minuten Spazierengehen (72 Kalorien)		15 Minuten Spazierengehen (72 Kalorien)	20 Minuten Liebesspiel (110 Kalorien)	20 Minuten Liebesspiel (110 Kalorien)
1 Stunde Einkaufsbummel (324 Kalorien)		20 Minuten Spielen mit Kindern (106 Kalorien)				20 Minuten Rasenmähen (106 Kalorien)
30 Minuten Gartenarbeit (216 Kalorien)					45 Minuten Gesellschaftstanz (321 Kalorien)	
				45 Minuten Kegeln (180 Kalorien)		1 Stunde Wandern (348 Kalorien)
20 Minuten Laubrechen (80 Kalorien)	1 Minute Treppensteigen (8 Kalorien)	30 Minuten Poolbillard (70 Kalorien)				30 Minuten Skateboardfahren (301 Kalorien)

8. Ruhe

Entspannung nicht gleich Entspannung

Was fällt Ihnen ein, wenn Sie an Entspannung denken? Ruhig dasitzen, meditieren, einen Sonnenuntergang betrachten? Aber nicht jeder stellt sich so etwas vor. Manche bekommen bei dieser Art Entspannung Gänsehaut.

Sie selbst kämen wohl kaum auf die Idee, daß eine Fahrt im Rennwagen mit 250 Sachen oder der freie Fall über Tausende von Metern aus einem Flugzeug, wo sich der Fallschirm erst in letzter Sekunde öffnet, entspannend sein könnte. Doch viele Menschen empfinden gerade solche Aufregungen als besonders entspannend, weit mehr, als wenn sie still dasäßen und Nabelschau betrieben.

Entspannung ist nicht jedermanns Sache. In einer Untersuchung mit ängstlichen Patienten gaben fast die Hälfte an, sie hätten noch mehr Angst, wenn sie zu meditieren begännen. Sobald sie ihre Muskeln zu entspannen versuchten, litt fast ein Drittel unter noch größerer Unruhe, Schweißausbrüchen, Herzklopfen und hastiger Atmung.

Eine Ursache für durch Entspannung ausgelöste Angst könnten ungewohnte Empfindungen sein – Gefühle der Schwere, des Schwebens, des Prickelns oder auch Muskelzuckungen, die manchmal Entspannungszustände begleiten. Ein anderer Grund ist vielleicht die Befürchtung, die Kontrolle über sich zu verlieren, oder generell eine Abneigung gegen Selbstbeobachtung.

Daß es viele Wege zur Entspannung gibt, liegt daran, daß so viele verschiedene Arten von Spannung, Angst, Furcht und Müdigkeit existieren. So spüren manche Menschen Anspannung mehr im Körper als im Gefühlsbereich. Sie haben verkrampfte Muskeln, Kopfweh, einen nervösen Magen, Herzklopfen oder zappeln mit den Beinen. Wenn es auch Ihnen so geht, sind Sie wahrscheinlich mehr ein »Körperreagierer«. Leiden Sie aber an Grübelsucht, Konzentrationsschwierigkeiten, furchterregenden Tagträumen oder ständig im Kreis gehenden Gedanken, könnte man Sie eher als »Gedankenreagierer« bezeichnen. Natürlich reagiert jeder von uns sowohl körperlich als auch gedanklich auf Streß. Nach stundenlangem Schreiben oder Zahlenakrobatik fühlen Sie sich wahrscheinlich hundemüde und ausgepumpt. Doch wenn Sie dann zu einer anderen, ruhig auch körperlich anstrengenden Tätigkeit übergehen, erholen Sie sich vielleicht wieder. Es kommt nur darauf an, daß Sie Ihre individuellen Symptome verstehen. Dann können Sie die Art der Entspannung wählen, die Ihnen am besten hilft.

Wenn Sie die Entspannungstechnik finden, die Ihren speziellen Spannungen (Körper oder Gedanken) entspricht, kommen Sie schneller zur Ruhe. Spüren Sie die Verkrampfung mehr im Körper, sollten Sie es mit Lockerungsübungen der Muskeln, tiefem Atemholen, Spazierengehen und heißen Bädern oder Sauna versuchen. Sind Sie eher grüblerisch und nervös veranlagt, können Sie Ablenkungsmanöver ausprobieren, zum Beispiel Meditation, Imagination und bewußte Vorstellungen, Fernsehen, Kino, Musik, Lesen und sich selbst (und Ihre Spannungen) in einem Hobby oder Spiel verlieren. Anstrengender Leistungssport ist in der Regel ebenfalls gut für körperliche und geistige Entspannung.

Sollten Sie bei einer Entspannungstechnik noch nervöser werden, probieren Sie eben eine andere aus (siehe Seite 272f.). Oder wechseln Sie mit verschiedenen Techniken ab. Manchmal löst eine gedankliche Übung körperliche Spannung und umgekehrt. Experimentieren Sie also. Denken Sie daran: Wirkliche Entspannung ist mehr, als sich 20 Minuten täglich hinzusetzen und seine Übungen zu absolvieren. Entspannung besteht auch nicht im Schlucken einer Pille. Sorgen Sie statt dessen dafür, daß Sie sich möglichst schon durch Ihre alltäglichen Aktivitäten und Engagements in Beruf und Freizeit entspannen.

Synchronisation

Die Menschen unterscheiden sich erheblich, was ihre optimalen Stimulanzwerte betrifft. Und der einzelne kann in verschiedenen Situationen unterschiedlichen Bedarf an Außenreizen entwickeln. Wir alle pendeln zwischen Überdruck und Langeweile hin und her. Hier liegt der Schlüssel zum optimalen Reizquantum: im Einlegen anderer Gänge und in der Änderung der Geschwindigkeit. So etwas ist weit sinnvoller, als sich auf eine einzige Technik zu versteifen, sei es 20 Minuten still dazusitzen oder zu joggen.

Wie erkennen wir, wann wir die richtige Reizmenge empfangen? Wir haben in dieser Beziehung eine Art Gleichgewichtssinn. Manche Menschen bezeichnen es als das Erlebnis, »synchron mit der Umwelt« zu laufen, oder als »Mitschwingen«. Es hat etwas von Zeitlosigkeit an sich oder zumindest von Außer-der-Zeit-Sein. Sie leben dann ganz im Augenblick und vergessen sich selbst. Und das Gefühl, Herr über Ihr Schicksal und total mit den Umständen im Einklang zu sein, durchflutet Sie.

So etwas ergibt sich aus einem vollständigen Aufgehen in der Arbeit oder einer Freizeitbeschäftigung, besonders wenn sich dabei ein Gleichgewicht zwischen den Anforderungen der Außenwelt und Ihren Fähigkeiten und Qualitäten einstellt. Ein Beispiel wäre vielleicht ein das Letzte forderndes Tennismatch gegen einen ebenbürtigen Gegner. (Wenn Sie viel besser als Ihr Partner sind oder umgekehrt, kommt es eher zu Frustration beziehungsweise Entmutigung als zur erfrischenden Absorption durch das Spiel.)

Viele gesunde Genüsse vermitteln dieses Erlebnis optimaler Reizwerte: engagierte Arbeit, Sport, Spiel, Unterhaltung mit Ihrem Hund oder Ihrer Katze, ein Einkaufsbummel, Spaß mit Freunden. Sie können auch Musik hören oder ein Instrument spielen, spazierengehen, laufen, essen, lesen, fernsehen oder in den Tag hineinträumen.

Jetzt gehe ich in die Heia …

Für was würden Sie sogar Ihr gutes Essen oder leidenschaftlichen Sex opfern, ja Ihr Leben riskieren? Viele würden hier ohne zu überlegen antworten: »Für nichts«. Aber sie täuschen sich. Wir alle opfern spontan einen Großteil unseres Lebens, nur um zu schlafen. Die meisten von uns lassen fast jedes Vergnügen sausen, wenn sie müde genug sind. Wir setzen sogar das Leben selbst aufs Spiel, wenn wir zum Beispiel am Steuer einschlafen – nur für ein paar Augenblicke süßen, unwiderstehlichen Schlafes, für die so lebensnotwendige Ruhe!

Schlummergenüsse

Winston Churchill, überzeugter Anhänger des Mittagsschlafs, schrieb einmal: »Der Mensch ist nicht geboren, um ohne Unterbrechung von 8 Uhr morgens bis Mitternacht zu arbeiten. Er muß sich zwischendurch selbst vergessen und regenerieren. Und sollte diese Pause auch nur 20 Minuten dauern, so erfrischt und belebt sie doch ungemein.« Trotzdem hat der Mensch im modernen Arbeitsleben nur selten Zeit für ein Schläfchen nach dem Essen. Die meisten glauben, die Natur habe es so eingerichtet, daß wir die Nacht durchschlafen und den ganzen Tag über wachen. Doch was die Natur schon lange wußte, wird nun durch die Wissenschaft bestätigt: Das mittägliche Schlummerstündchen ist gesund.

Als man Versuchspersonen erlaubte, zu schlafen, wann und wie lange sie wollten, ergab sich ein interessanter Rhythmus: Zusätzlich zu den normalen Stunden des Nachtschlafes gingen sie allmählich auch zu einem kleineren Mittagsschlaf über. Ein solcher ist meist sehr erholsam, denn es ist ein Schlaf mit »langsamen Gehirnwellen«. Außerhalb des Labors ist das Nickerchen unter Studenten und Senioren, die den konventionellen Arbeits- und Zeitbedingungen weniger unterworfen sind, sehr beliebt.

Der Tag ohne Schlummerpause, wie wir ihn gewöhnlich verbringen, ist eine sehr unnatürliche, erst spät erworbene »Errungenschaft«. Unsere Urahnen schliefen die ganze Nacht durch, jagten früh am Morgen und entzogen sich dann der Mittagshitze durch ein Schläfchen im Schatten. Unser Biorhythmus scheint auf eine Mittagsruhe programmiert zu sein – er stellt das Nachmittagstief in Rechnung, das teilnahmslose, verträumte Vor-sich-hin-Dösen, in das die meisten von uns nach dem Essen verfallen. Ein Schlummerstündchen kann sehr erfrischend sein. Es entspannt den Körper, macht gute Laune, klärt die Gedanken und bietet eine Oase im hastigen Getriebe des Alltags. Wenn Sie sich nachmittags nur kurz hinlegen, brauchen Sie vielleicht nicht einmal zu schlafen, um verjüngt wieder aufzustehen. In einer Studie wurde es einer Anzahl Studenten freigestellt, ob sie eine Stunde schlafen, in einem dunklen Raum ruhen oder einen Naturfilm im Fernsehen anschauen wollten. Sowohl nach dem Schläfchen als auch nach der Ruhepause erklärten sie, wacher und klarer im Kopf und weniger ängstlich, konfus und müde zu sein.

Lebensretter Siesta

Ein regelmäßiges Nachmittagsschläfchen kann auch Herzerkrankungen vermeiden helfen. Menschen in den Tropen und Mittelmeerländern haben im allgemeinen weit weniger koronare Herzerkrankungen als die Bewohner Nordeuropas und -amerikas. Sicher, es gibt auch sonst zahlreiche gravierende Unterschiede zwischen diesen Regionen. Aber einer der auffälligsten ist, daß in den Ländern mit vielen Herzattacken die Siesta nach dem Mittagessen fehlt.

In einem griechischen Krankenhaus verglich ein Forschungsteam die Schlafgewohnheiten von 97 männlichen Patienten, die Herzinfarkte gehabt hatten, mit der Schlafpraxis 90 vergleichbarer Kranker ohne Herzprobleme. Bei Leuten, die routinemäßig nach dem Mittagessen ein 30minütiges Nickerchen einlegten, war die Wahrscheinlichkeit eines Herzschlags um 30% geringer. Und bei Schläfern, die doppelte Dosen nahmen, also eine mindestens einstündige Siesta hielten, war das Risiko einer Herzattacke fast nur halb so hoch.

Weitere Daten legen den Schluß nahe, daß genügend Schlaf gut für die Gesundheit ist. In einer Untersuchung mit 5.000 Personen über neun Jahren wiesen jene, die sieben bis acht Stunden pro Nacht schliefen, die niedrigste Sterberate auf, und zwar in bezug auf Herzerkrankungen, Krebs und Schlaganfall, überhaupt bei allen tödlichen Krankheiten. Die Wahrscheinlichkeit, daß Kurzschläfer (sechs oder weniger Stunden pro Nacht) und Langschläfer (neun und mehr Stunden) frühzeitig starben, lag um 30% höher.

In einer anderen Untersuchung zeigte sich, daß Leute, die extrem kurz oder lang schliefen, 50 bis 280% höhere Sterblichkeitsraten – bedingt durch Herzkrankheiten, Schlaganfall, Krebs und Selbstmord – aufwiesen als andere. Keine Studie machte dabei einen Unterschied zwischen »natürlichen« Kurz- oder Langschläfern beziehungsweise Leuten, die durch Umstände oder Streß zu extremem Schlafverhalten gezwungen waren. Exzessiv kurzer oder langer Schlaf braucht also nicht die wirkliche Todesursache zu sein. Wollen Sie es genau wissen? Vielleicht bereitet Ihnen das Problem schlaflose Nächte – aber vielleicht gähnen Sie auch darüber.

Wecken Sie Ihr Immunsystem

Der Rat, eine Krankheit durch eine gut durchschlafene Nacht zu bekämpfen, dürfte mehr sein als billige Volksweisheit. Man hat nämlich einen biochemischen Zusammenhang zwischen tiefem Schlaf und der Funktion der Zellen des Immunsystems entdeckt.

Eine Reihe chemischer Substanzen, unter anderem Muramyl-Peptide, Interleukin 1 und Interferon, lösen Schlaf mit sehr niedriger Wellenfrequenz aus – die tiefste, ruhigste Art des Schlafs –, stimulieren aber auch das Immunsystem. Eine Untersuchung an sechs gesunden freiwilligen Versuchspersonen ergab, daß der Eintritt von Schlaf mit niedriger Wellenfrequenz mit der Vermehrung eines dieser Botenstoffe unseres Immunsystems korrelierte. Dieser Botenstoff ist nicht nur unser Sandmännchen, sondern scheint auch die Lymphozyten und natürlichen Killerzellen zu aktivieren, die den Körper gegen Infektionen durch Viren und Bakterien, möglicherweise auch gegen Krebs, verteidigen.

Diese biochemische Sprache, die vom schlafenden Gehirn und vom wachenden Immunsystem gesprochen wird, könnte zur Lösung des Rätsels beitragen, warum der Mensch müde wird, wenn er krank ist. Liegt es an der Krankheit selbst oder einer intelligenten Reaktion des Organismus, die das Immunsystem stimuliert, während sie den übrigen Körper ruhigstellt? Die Antwort kennt man noch nicht, aber eine gut durchschlafene Nacht ist jedenfalls eine wirksame Präventivmaßnahme.

Warum schlafen wir überhaupt?

Trotz Jahrtausenden des Nachdenkens und über 50 Jahre wissenschaftlicher Forschung ist es immer noch ein Geheimnis, weshalb wir fast ein Drittel unseres Daseins verschlafen. Hat die Evolution den Schlaf erfunden, um uns für einige Zeit aus dem Verkehr zu ziehen, weil das Leben so gefährlich ist? Es ist eben weniger wahrscheinlich, daß schlafende Tiere einem Räuber über den Weg laufen. Auch versetzt uns der Schlaf in Bewegungslosigkeit und hilft dadurch Energie sparen, da Aktivität in den dunklen Stunden der Nacht sinnlos wäre. Oder vielleicht schafft der Schlaf die Gelegenheit zur Regeneration lebenswichtiger Körperprozesse? In diesem Sinne nennt ihn Macbeth »den Balsam kranker Seelen, den zweiten Gang im Gastmahl der Natur, das nährendste Gericht beim Fest des Lebens«.

Im Schlaf liegt der Körper ruhig da. Trotzdem ist es eine Zeit großer Aktivität. Das abgenutzte Gewebe wird erneuert. Aber vielleicht ist es gar nicht der Schlaf an sich, der den Organismus regeneriert. Vielleicht zwingt er uns nur stillzuhalten, damit sich Ruhe und Entspannung auf anderem Wege einstellen können.

Wir wissen, daß das Gehirn den Schlaf zur Wiederherstellung braucht. Anders als die meisten anderen Organe erholt es sich ohne Schlaf nicht. Trotzdem rekapituliert die Großhirnrinde während des Schlafs die Ereignisse des Tages und organisiert sie neu. Diese Umorganisation erleben wir als Traum, eine häufig recht unzusammenhängende, bizarre Kombination von Ereignisfetzen. Bei Schlafentzug ist vor allem das Gehirn der Leidtragende. Die Gedanken machen sich dann selbständig, das Gedächtnis setzt aus, und der Mensch wird reizbar und nervös. »Die Verrückung ist ein Träumen im Wachen«, schrieb Immanuel Kant.

Oft erkennen wir den Wert des Schlafes erst, wenn er uns fehlt. Millionen Menschen werfen sich Nacht für Nacht im Bett von einer Seite auf die andere, in einer Hölle der Schlaflosigkeit. Und Tag für Tag wanken sie dann, müde und mit tief in den Höhlen liegenden Augen, »wachheitskrank« durchs Leben. Überempfindlich, teilnahmslos, der Wohltat des Schlafes beraubt, verlieren sie die Klarheit des Denkens und die Freude am Leben. Sie sind Opfer einer neuen, immer mehr um sich greifenden Volksseuche, der Schlaflosigkeit. Dieses Defizit könnte mit der Zeit einen verheerenden Einfluß auf die Volksgesundheit ausüben.

Wenn Sie schlecht schlafen, kann das an einer »Schlafstörung« liegen, oder Sie sind einfach nicht müde genug. Darum: *Wenn Sie besser schlafen wollen, sorgen Sie dafür, daß Sie müde sind.* Es gibt zwei Arten der Müdigkeit: psychische und physische. Jede hat ihre besonderen Auswirkungen auf den Schlaf. Zeiten gesunder regelmäßiger körperlicher Betätigung und heiße Bäder erzeugen tieferen, erholsameren, niederfrequenten Schlaf. Wenn Sie Sport treiben, dürfte nach allgemeiner Erfahrung der Spätnachmittag die beste Zeit sein. Denn anstrengendes Training nach sechs Uhr abends könnte Sie eher aufputschen und das Einschlafen erschweren.

Im Gegensatz zur körperlichen Müdigkeit erzeugt die geistige Erschöpfung, die meist infolge intellektueller Arbeit oder emotionaler Spannungen auftritt, ein unangenehmes Gefühl des »Ausgelaugtseins«. Auch diese mentale Erschöpfung kann sich beim Schlaf störend bemerkbar machen. Dagegen können Sie durch die Ablenkungstechniken, die wir oben besprochen haben, etwas unternehmen.

Die Welt, in der wir nicht mehr leben

Bis jetzt haben wir beschrieben, wie Sie sich die Ihnen fehlenden sinnlichen Genüsse wieder verschaffen können, von körperlicher Berührung bis zum Schlaf. Wir mußten das tun, weil unsere Zivilisation die erste in der Geschichte ist, die den Kontakt mit der natürlichen Umwelt verloren hat. Und doch sehnen wir uns nach dieser Umwelt – bis ins Mark, bis in jede Zelle, bis tief ins Herz hinein. Wir haben die Welt, die uns gemacht hat, in eine Welt verändert, die wir machen. Und wozu machen wir diese Welt? Zu einem Käfig, der uns jeglicher Sinnengenüsse beraubt.

Bis zum Ende des letzten Jahrhunderts lebten die meisten Menschen auf dem Land oder in ländlicher Umgebung, wo Pflanzen wuchsen und Tiere wohnten. Sie konnten gar nicht anders, sie wurden dauernd mit der Nase auf die Natur gestoßen. Diese ländliche Umwelt wird aber heute zunehmend zerstört, weil wir Siliziumchips produzieren und Supermärkte bauen wollen.

Auch haben wir ein Geburtsrecht auf menschliche Nähe und Liebe. Doch die meisten Menschen darben in dieser Hinsicht. Wir können uns außerdem nicht mehr auf das natürliche Gleichgewicht zwischen Leben und Arbeit, Bewegung und Gesundheit verlassen. Statt dessen müssen wir uns jetzt bewußt Sinnesfreude aus unserer Umwelt beschaffen, so viel und so oft wie möglich.

Nur so werden wir der stetig zunehmenden Lebensunlust Herr werden und neue Freude und Spannkraft gewinnen. Manche Genüsse, wie Sauna und Sport, haben unmittelbaren, direkten Einfluß auf die Gesundheit. Andere – etwa daß wir uns selbst vergessen und über unsere kleine Welt hinausblicken, und sei es auch nur auf die Fische im Aquarium – beeinflussen unsere Gesundheit stark, doch mehr indirekt. Es gibt jedoch noch weit mehr Dinge außerhalb von uns, die wir mit Genuß betrachten können. Wir haben viel mehr Möglichkeiten, am Leben teilzunehmen, als wir glauben, und können mehr über die inneren Widerstände lernen, die uns daran hindern, Freude am Leben zu haben.

Wenden wir uns daher jetzt den Methoden zu, wie wir unser Bewußtsein verändern können, um mehr Freude, Optimismus, Sympathie und Gesundheit zu entwickeln.

Teil III

Mentalinvestitionen

9. ... und das Streben nach Glück

»Seit meinem fünften Lebensjahr fuhr ich im Central Park Karussell. Hinter dem Karussell war ein Stand mit silbernen und goldenen Ringen. Wenn es gelang, sich fünf silberne und einen goldenen zu ergattern, bekam man eine Freifahrt. Ich verbrachte meine Kindheit dort, weil ich im Central Park West zur Schule ging. Wenn ich heute sehr deprimiert bin oder mich über etwas ärgere, gehe ich mit Larry, meinem Mann, wieder in den Park. Wir setzen uns auf das Karussellpferdchen und fahren im Kreis herum, und ich singe aus voller Kehle. Das ist die reinste Freude, das absolute Glück.«

Eda LeShan

Glücklich zu sein, ist gar nicht so schwer – wir haben eine große Auswahl an Düften, Sonnenschein, Massagen, Naturschönheiten und erhebender Musik. Doch auch wenn wir diesen Einladungen zur Sinnesfreude folgen, entdecken wir vielleicht, daß die gute Laune immer noch ausbleibt. Viele Menschen haben genügend Vergnügen und »schöne Dinge« in ihrem Leben – ein gemütliches Heim mit Swimmingpool, Reisen um die Welt, ein gutes Einkommen – und sind, so wie es aussieht, doch nicht recht glücklich und gesund.

Das Problem liegt im Bewußtsein des Menschen, das filtert, abschirmt, zensiert und sich das letzte Urteil über unser Glück anmaßt. Der Weg von angenehmen Erlebnissen zu angenehmen Gefühlen wird leicht von den negativen Geschichten versperrt, die wir uns über uns selbst erzählen. Wie sagte Abraham Lincoln? »Ein Mensch ist so glücklich, wie er sich erlaubt.« Wie also können wir unser Bewußtsein so ändern, daß es uns wirkliches Glück »erlaubt«?

In jedem von uns stecken bestimmte Vorstellungen, was ihm Glück bringt und wie. Und in jedem von uns schreiben diese Vorstellungen Geschichten: über die Jugend, die Heirat, die Arbeit, die Moral, die Lebensfreude. Diese Geschichten setzen sich in uns fest wie fixe Ideen. Irgendwann in unserer Jugend – niemand weiß genau, wie und wann – ist unsere Lebensgeschichte, unser Lebensentwurf plötzlich fertig: ein Text, gestrickt aus Überzeugungen, Annahmen und Ansprüchen an uns selbst und an die Welt, in der wir leben.

Eine solche Glücksgeschichte lautet zum Beispiel: »Ich bin nur glücklich, wenn ich heirate und zwei gesunde Kinder kriege.« Eine andere: »Ich bin nur glücklich, wenn ich leitender Angestellter in meiner Firma werde.« Wieder eine andere Version ist vielleicht: »Ich bin nur glücklich, wenn alle Menschen auf der Erde gleich viel zu essen haben.«

Diese Erwartungen bestimmen unser Bewußtsein und geben unserem Leben weit mehr die Richtung, als wir glauben wollen. Denn die meisten unserer Urteile beruhen auf relativen Wertmaßstäben, nicht auf Tatsachen. So hängt etwa unser Urteil bei einer Wahl nur von unseren Erwartungen ab. Ein Kandidat, der seine Sache besser macht, als man es in den Meinungsumfragen erwartet hatte, gilt als Könner, während ein anderer, der vielleicht mehr Stimmen erhält als der andere, sich aber schlechter schlägt als erwartet, als Versager angesehen wird.

Ähnlich hat eine Frau vielleicht ein gutes Einkommen. Aber weil sie nicht so viel verdient wie ihre Kolleginnen, ist ihr das ganze Leben vergällt. Jemand anderes lebt in einer perfekt eingerichteten, herrlichen Wohnung. Doch weil er nicht genau die Nachbarn hat, die er sich wünscht, und nicht in einer Gegend lebt, die den Ansprüchen seiner Eltern genügt hätte, fühlt er sich elend. Wieder andere gründen ihr Glück auf das Ideal der Gerechtigkeit in der Welt und sehen oft gar nicht, welche Verbesserungen in dieser Hinsicht schon erfolgt sind oder wie schön ihr eigenes Leben ist.

Es ist von größter Wichtigkeit, sich bewußt zu machen, daß unsere Urteile, selbst über so auf der Hand liegende Dinge wie die Farbe eines Gegenstandes, auf Vergleichen, nicht auf absoluten Maßstäben beruhen. Und diese Vergleiche sind entscheidend für die Wirkung des Lustprinzips. Wenn es Ihnen gelingt, diesen Hang zu Vergleichen in den Griff zu bekommen, wird es Ihnen auch glücken, optimistischer zu urteilen und mehr Freude zu haben. *Denn das Glück liegt in der Verringerung der Distanz zwischen dem Bild, das Sie von sich haben, und dem Anspruch, den Sie an sich stellen.*

Ein erster Schritt zu einem glücklicheren und reicheren Leben wäre schon, daß wir wieder mehr sinnliche Genüsse, die, wie erwähnt, in der modernen Welt immer rarer werden, aufspüren. Doch wenn unser Bewußtsein die Signale, die diese Genüsse aussenden, gar nicht bemerkt oder nur abfällig beurteilt, haben wir nichts davon. Wenn wir grimmig entschlossen sind, sei es auch unbewußt, pessimistisch zu denken, werden sinnliche Genüsse und Freuden, die uns das Leben schenken will, wenig zu Glück und Gesundheit beitragen. Wir müssen also in unser Denken genauso investieren, wie wir Geld oder Zeit in irgendwelche Unternehmen investieren. Unser Bewußtsein wird uns mehr Gesundheit und Glück erlauben, wenn wir die Techniken gesunder mentaler Investition kennen.

Aus diesem Grund gehen wir nun vom Sinnenbereich zum Mentalbereich über. Dabei verfolgen wir zwei Ziele: Erstens wollen wir uns bewußt machen, wie wir die Welt sehen, und zweitens wollen wir erforschen, wie es bestimmten Leuten, die gegenüber anderen benachteiligt sind, doch gelingt, gesund und glücklich zu leben.

Das Denken kann ein Vergnügen steigern, aber auch verderben. Vielleicht beurteilt es den Besuch einer Sauna als Frivolität, Haustierhaltung als Verschwendung, eine Massage als narzistische Selbstbefriedigung. Eine Topfpflanze in einem Krankenzimmer kann als Keimträger angesehen werden, der Besuch einer herrlich albernen Komödie als Zeitvergeudung. Keine Zeit fürs Vergnügen, keine Zeit zum Riechen an den Rosen!

Aber wir haben die Chance, unsere sich ständig im Kreis drehenden, dauernd wechselnden, unablässig mahlenden Gedanken zu beeinflussen. Der menschliche Verstand hat eine unverbesserliche Neigung zur Selbsttäuschung, so daß unsere Lage weit stabiler, in sich ruhender und unveränderlicher aussieht, als sie in Wirklichkeit ist. Wenn uns dies erst einmal klar geworden ist, können wir den Spieß umdrehen.

Dieses Kapitel befaßt sich damit, wie unsere Gedanken, Urteile und Vorstellungen über den Ursprung des Glücks dieses Glück selbst beeinflussen. Wir werden Mittel und Wege erforschen, auf denen wir unser Denken und Fühlen so ändern können, daß wir gesund bleiben, wenn es uns gut geht, und gesund werden, wenn wir krank sind.

Was ist Glück?

Es gibt keinen triftigen Grund, weshalb wir uns nicht selbst glücklich machen sollten. Doch bedarf es einiger Überlegung, wo der Hebel anzusetzen ist. Wenn wir mehr über das Glück und über seine Ursachen *wissen*, werden wir auch viel mehr Glück *erleben*.

Das Streben nach Glück mag ein in der Unabhängigkeitserklärung garantiertes, unveräußerliches Menschenrecht sein. Aber unsere sozialen Einstellungen hindern uns an einem angenehmen, glücklichen Leben. Manche dieser Hindernisse entstehen aus Irrtümern über Wesen und Ursachen der Zufriedenheit.

Die gesunden, glücklichen Männer und Frauen, die wir Ihnen zu Beginn dieses Buches vorstellten, haben nicht erst lange über das Glück nachgedacht. Sie leben irgendwie so, daß sie Gesundheit und Lebensfreude geradezu anziehen. Doch auch für uns andere gilt kein Entweder-Oder: geborener Glückspilz oder Pechvogel. Wir sind keineswegs zu lebenslangem Trübsinn und Elend verurteilt. Glück ist nämlich *erlernbar*. Die erste Hürde, die wir nehmen müssen, ist, die magische Aura zu durchstoßen, die das Glück als solches umgibt und uns den Zugang zu ihm versperren will. »Ich weiß, daß (die und die Berühmtheit) glücklich ist, aber wenn ich auch noch so viel anstelle – *ich* werde und werde nicht glücklich. Ich habe Erfolg, bin gut verheiratet, verdiene genug, aber …«

Glück ist ein entscheidender Faktor in unserem Leben. Sonderbar, daß die meisten Männer und Frauen es nicht mit aller Gewalt anstreben. Die meisten von uns stecken doch von vornherein ihre Ziele niedriger und geben sich mit der Hälfte des Kuchens zufrieden. Und viele von uns glauben, unser Glück hänge fast ausschließlich vom Beruf ab. Daher trennen wir Arbeit und Leben und streben nach Reichtum, Ansehen, Macht und Besitz.

All diese Mühe hat sich in der Tat gelohnt – aber nur für die Gesellschaft als Ganzes. Unser Reichtum ist beispiellos in der Geschichte. Der Wohlstand vieler gewöhnlicher Bürger übersteigt heute bei weitem den fast aller Menschen in jeder anderen Kultur, mit Ausnahme der Reichsten. Aber im privaten Bereich sehnen wir uns weiter nach der großen Liebe, nach dauernder Anerkennung durch die Familie und nach zahllosen anderen Dingen, die uns wichtig und wertvoll erscheinen.

Leider klafft eine große Kluft zwischen der aktuellen Lebenslage vieler Menschen und ihren hohen Ansprüchen an das Leben. Sie steigen nicht auf im Betrieb, führen kein harmonisches Familienleben, bleiben von den höchsten gesellschaftlichen Kreisen ausgeschlossen – und so nagt die Unzufriedenheit an ihnen. Andere wiederum »schaffen es« in Karriere und Privatleben – und sind doch nicht glücklich. Sie wundern sich, weshalb all diese wunderbaren Dinge sie nicht so froh und zufrieden machen, wie sie es sich erhofft hatten.

Das Problem für jene von uns, die nicht von Haus aus »Hans im Glück« sind, ist, wie sie doch das Glück finden, oder besser, wo sie es finden sollen: Welche Erlebnisse, welche innere Verfassung, welche Entscheidungen erzeugen echtes Glück und fördern dadurch Gesundheit?

Die erste Überraschung dabei ist schon folgendes: Viele Menschen suchen ihr Glück in den höchsten Höhen der Empfindungen, des Reichtums und des Ansehens. Aber das ist falsch. Nicht die unvergeßlichen und heiß ersehnten »großen« Ereignisse, die gewaltigen Erfolge oder der Rausch der Macht sind es, die Glück bringen. Es ist ganz anders. Die vielen kleinen, häufig übersehenen, alltäglichen Vorkommnisse, die banalen, auf der Hand liegenden Erlebnisse: Sie sind es, die auf lange Sicht zufrieden machen.

Testen wir einmal, wie Sie Ihr Glück im Moment einschätzen. Markieren Sie zunächst die Stelle in der untenstehenden Zahlenreihe, die Ihrer Meinung nach Ihrem gegenwärtigen Glück entspricht. 9 ist dabei das höchste Glück, 1 das größte Unglück.

überhaupt nicht glücklich 1 2 3 4 5 6 7 8 9 sehr glücklich

Wo, glauben Sie, stufen sich die meisten Leute unserer Gesellschaft ein? Der Durchschnitt liegt bei etwa 6,5.

Schauen wir jetzt, wie bestimmte Ereignisse, positiv oder negativ, Ihr inneres Gleichgewicht beeinflussen. Stellen Sie sich zuerst die schönsten und die schlimmsten Dinge vor, die Ihnen zustoßen können, sagen wir, den höchsten Treffer im Lotto oder eine Querschnittslähmung.

Nehmen sie nun an, Sie würden beim Lotto gewinnen und ein steuerfreier Betrag von zehn Millionen Mark würde Ihnen ins Haus flattern. Wie glücklich, glauben Sie, wären Sie ein Jahr danach?

Kreuzen Sie auf der Skala von 1-9 wieder die Zahl an, die dieser Empfindung entspricht.

Stellen sie sich weiter vor, das Schlimmste wäre passiert: Sie hätten einen schweren Unfall gehabt, wären gerade noch mit dem Leben davongekommen, aber querschnittsgelähmt und könnten nicht mehr gehen. Wie glücklich, glauben Sie, fühlen Sie sich ein Jahr danach? Wählen Sie eine Ziffer zwischen 1 und 9. Wenn Sie ähnlich empfinden wie die meisten, haben Sie wahrscheinlich angenommen, daß Sie nach dem Gewinn im Lotto ganz rechts außen in der Skala – bei Ziffer 9 – und nach der Querschnittslähmung am äußersten linken Rand, mehr oder weniger bei Null, landen.

Aber die Wirklichkeit sieht ganz anders aus. Es stimmt zwar: Wenn man Lottogewinner direkt nach dem Gewinn des großen Loses befragte, waren sie viel glücklicher als zuvor. Aber ein Jahr danach fiel ihre Zufriedenheitskurve steil ab, fast bis dahin, wo sie sich vor dem Spiel befand, also leicht über 6,5 auf 6,8. Und als man Querschnittsgelähmte interviewte, stellte sich heraus, daß sich ihre Einschätzung nach einem Jahr nur um etwa einen halben Punkt geändert hatte: Sie war von 6,5 auf 6 gefallen. Diese Zahlen sind unten nebeneinandergeschrieben. Die des Querschnittsgelähmten ist mit Q bezeichnet, die des Durchschnitts mit D und die des Lotteriegewinners mit L.

überhaupt nicht glücklich 1 2 3 4 5 6 . . . . . 7 8 9 sehr glücklich
Q D L

Sie sind wahrscheinlich ziemlich überrascht, daß sich die Zufriedenheit nach dermaßen einschneidenden wunderbaren oder katastrophalen schicksalhaften Ereignissen so wenig ändert. Die große Mehrheit der Menschen glaubt, ihr Leben wäre für immer zerstört, wenn sie nicht mehr gehen können. Ein Stadtbummel wäre schon problematisch, und eine Kleinigkeit aus dem Kühlschrank zu holen ein Kunststück. Was würde passieren, wenn mir mein Schlüssel zu Boden fiele und unauffindbar wäre? Könnte ich jemals wieder Sport treiben? Und vor allem, was würde dann aus der Liebe? So denken wir doch.

Aber die tatsächliche Zufriedenheit wirklicher Querschnittsgelähmter entspricht unseren Erwartungen keineswegs. Natürlich tritt gleich nach der Verletzung ein Schock auf, und der Betreffende fühlt sich sehr unglücklich. Aber nach einiger Zeit empfinden die Leute ihr Leben selbst in solchen Extremfällen bei weitem nicht so schrecklich, wie sich die meisten das vorstellen.

Auch bei den Lottogewinnern ist die Distanz zum vorherigen Zustand nach einem Jahr überraschend klein. Stellen Sie sich vor, wie sehr Sie nach dem höchsten Treffer im Lotto aus dem Häuschen wären. Keine Notwendigkeit mehr, sich abzurackern. Man könnte sich ein großes neues Haus mit Swimmingpool leisten, zu arbeiten aufhören und eine kleine Weltreise machen. Oder noch besser: eine große Wohnung in Südfrankreich kaufen oder ein Chalet in Aspen oder ein Strandhaus auf Maui oder einen neuen Mercedes und eine elegante Limousine. Vielleicht auch alles zusammen. Ein Leben unter Künstlern, in feinen Lokalen. »Lifestyles of the Rich and Famous« würde eine Serie über Sie bringen. Leute, die im Lotto gewinnen, müssen auf lange Sicht einfach viel glücklicher sein als andere Menschen.

Trotzdem sind Lottogewinner ein Jahr nach dem großen Los fast nicht glücklicher als zuvor. Interessanterweise hatten die Gewinner jetzt sogar weit weniger Freude an ihrem alltäglichen Leben – ihren Freundschaften, ihrer Hausarbeit, ihrem Beruf (wenn sie ihn nicht sofort an den Nagel gehängt hatten), ihrem Garten – als Leute, die nicht gewonnen hatten. Warum? Die Gewinner hatten sich an ihr Glück gewöhnt. Infolgedessen stiegen ihre Erwartungen, ihr sogenanntes »Anspruchsniveau«.

Untersuchen wir einmal, um dies besser verstehen zu können, wie unsere mentalen »Meßlatten« geeicht sind und sich mit neuen Erfahrungen ändern. Wenn unser Bewußtsein die Realität genau wiedergäbe, entstünden keine Probleme. Mehr Geld, Ansehen, Macht oder Privilegien würden auch mehr Glück bedeuten. Aber so ist es eben nicht. Warum?

Unser Denken versucht krampfhaft, eine sich dauernd verändernde Welt statisch zu machen. Unser Urteil ist nicht wirklich objektiv. Wie wir ein Ereignis oder Erlebnis sehen, hängt davon ab, womit wir es im Augenblick vergleichen. Nehmen Sie an, Ihre Chefin gäbe Ihnen zum Jahresende eine kleine Prämie von DM 100. Sie sind entzückt, weil Sie mit so etwas nicht gerechnet hatten. Aber stellen Sie sich vor, sie wollte Ihnen ursprünglich 1.000 DM geben, hatte es sich dann aber anders überlegt. In beiden Fällen erhalten Sie denselben Betrag, doch wenn Sie die 100 DM mit den »verlorenen« 1.000 vergleichen, ist Ihr Glück im Eimer.

Auch legen wir zu verschiedenen Zeiten verschiedene Maßstäbe an. Einer unserer Freunde, der ständig darüber klagt, daß Anzüge mehr als 350 DM und eine Sportjacke 300 DM kosten, kaufte sich kürzlich ein Jackett um 650 DM. Er fühlte sich blendend in dem eleganten blauen, modisch geschnittenen Stoffblazer, wie ihn sonst niemand trug. Und der hohe Preis? Wie rechtfertigte er ihn? Sehr einfach. Er sagte: »Es ist freilich kein Topmodell (irgend eines berühmten Modezaren). Wissen Sie, wieviel ein Topmodell kostet? Manche kosten mehr als 1.200 DM!« So hat er sich mit diesem 650-DM-Kauf ausgesöhnt. Es war ein guter Handel, verglichen mit dem, was er sonst hätte ausgeben müssen.

Da die meisten Leute heute immer reicher werden, braucht es immer mehr, bis sie zufrieden sind. Erinnern Sie sich an Ihren ersten Autokauf. Auch wenn es eine alte Karre war, war es höchstwahrscheinlich ein denkwürdiger Moment. Doch schon die Anschaffung Ihres zweiten Autos, ein guter, sparsamer Mittelklassewagen in Standardausführung, war kein so spektakuläres Ereignis mehr. Aber Sie haben es sicher als spürbare Verbesserung empfunden. Wenn Sie jedoch ein Vermögen besitzen und einen Rolls Royce kaufen, könnte das unerwarteterweise ein Flop werden. Warum? Ihr Vergleichsniveau hat sich geändert.

Beim ersten Autokauf kommt es Ihnen herrlich vor, überallhin fahren zu können, wo Sie wollen, vor allem wenn Sie an die Wartezeiten an der Bushaltestelle denken. Ihr erster Wagen ist also ein fantastischer Fortschritt, gemessen am damaligen Vergleichsniveau. (Und mit dem Zuspätkommen bei Verabredungen war es auch vorbei!) Danach empfinden Sie es als wunderbaren Fortschritt, daß ein Auto nicht unter Ihnen zusammenbricht, wenn Sie es dringend brauchen – im Vergleich zu der alten Schrottkiste, die Sie endlich losgeworden sind.

Aber wenn Sie schließlich die Bank sprengen und den Rolls kaufen, haben Sie weit höhere Ansprüche. Es wundert Sie nicht, daß der Rolls jeden Morgen zuverlässig anspringt. Es ist eine Selbstverständlichkeit, daß Sie sich auf den Wagen verlassen können und jetzt trockener bleiben als beim Warten auf den Bus im Regen. Und die Fahrt in die Stadt ist jederzeit gesichert, das wäre ja noch schöner.

Aber wenn Sie sich einen Rolls genehmigen, erwarten Sie noch weit mehr: Prestige, Komfort, Geschwindigkeit, alles Dinge, die Sie von Ihrem ersten Wagen niemals verlangt hätten oder von dem tüchtigen Mittelklassewagen, mit dem Sie vor dem Gewinn so zufrieden waren.

Und deshalb fangen Sie an, sich mit den Mängeln des Rolls Royce zu beschäftigen, nicht mit seinen Vorzügen. Er sieht nicht so sportlich aus wie ein BMW. Er ist nicht so bequem wie ein Cadillac. Er ist nicht so sicher wie ein Volvo. Er ist nicht so zuverlässig wie ein Mercedes. Außerdem ist gerade ein neues, verbessertes Modell auf den Markt gekommen, ohne das Sie nicht mehr leben können ...

Diese »Er ist nicht so ...« sind ein Alarmzeichen, die Reaktion auf Ihre plötzlich inflationären Erwartungen. Ihr Kopf ist jetzt mit dem ausgefüllt, was Sie *nicht* haben, statt mit dem, was Sie haben. Der Rolls ist »halb leer«, doch die alte Kiste war »halb voll« (nach dem Muster des halbvollen beziehungsweise halbleeren Glases). Und von Ihrer ersten Karre waren Sie begeistert, vom Rolls jedoch jetzt eher enttäuscht.

Die negativen Vergleiche haben Ihrem Glücksballon die Luft abgelassen. Ihr Bewußtsein, immer auf Vereinheitlichung bedacht, hat Ihr Vergleichsniveau der neuen Situation angepaßt. Als Sie reich wurden, änderte sich Ihr Vergleichsniveau. Es ist jetzt mehr notwendig, um Sie glücklich zu machen. Auch in anderen Lebensbereichen ändert sich Ihr Bewertungsstil, bei der Ausbildung, bei Freundschaften, in der Ehe und gesundheitlich gesehen.

Wir sollten Honig aus jeder Blüte saugen, die uns begegnet. Statt dessen bemessen wir unser Glück nach dem, was vorher war und dem, was sein soll, also an einem veränderlichen gedanklichen Maßstab. Doch wenn wir uns bewußt machen, daß wir die Basis unseres Urteils dauernd verändern, können wir umgekehrt unser Glück steigern, zum Teil jedenfalls dadurch, daß wir unseren Bezugsrahmen ändern. Wie, darüber sprechen wir später.

Ist die Straße zum Glück mit Gold gepflastert?

Zwar erwarten viele Menschen ihr ganzes Glück von Besitz und Reichtum und setzen ihr Leben dafür ein. Doch macht auch viel Geld nicht unbedingt glücklicher. Vielleicht wegen des ständig steigenden

Anspruchsniveaus. Was passiert, wenn der Wohlstand einer ganzen Gesellschaft, wie der unsrigen, Jahr für Jahr wächst? In den Vereinigten Staaten durchgeführte Meinungsbefragungen legen den Schluß nahe, daß Glück und Zufriedenheit von Periode zu Periode einem dauernden Auf und Ab unterworfen sind. 1946 gaben 39 % der Befragten an, sie seien sehr glücklich (Ziffer 7 bis 9 auf unserer Skala). Ende der 50er Jahre lag die Zahl bei 53 %. Zwischen 1971 und 1974 waren es 27 % und Ende der 70er Jahre 35 %. In diesem Zeitraum von 30 Jahren stieg das Durchschnittseinkommen in den USA enorm an, um mehr als 50 %.

Warum stieg andererseits die Zufriedenheit bei dieser eklatanten Vermehrung des Reichtums nur so wenig? Unsere Vorstellung vom Glück ist vielleicht noch durch aus der Zeit um die Jahrhundertwende nachwirkende Überzeugungen geprägt, als der materielle Fortschritt vielen Menschen Glück und Zufriedenheit bescherte. Bei vielen, wenn nicht den meisten Menschen der westlichen Welt war das Leben im 19. Jahrhundert im allgemeinen durch das Streben charakterisiert, der Armut zu entrinnen, sich eine gute Ausbildung oder Beruf zu sichern, Bildung zu erwerben und zu annehmbaren Wohnverhältnissen zu kommen.

Und sie hatten Erfolg. Der Wohlstand trug Zinsen, Glück und Zufriedenheit wuchsen. Und diese Gesetzmäßigkeit gilt auch heute noch in Ländern, in denen das Durchschnittseinkommen niedrig ist und lebenswichtige Güter wie Wohnraum und Nahrung nicht im Überfluß vorhanden sind. So bewirkt etwa in Indien und Malaysia wachsender Wohlstand immer noch wachsende Zufriedenheit, genauso wie bei den unter der Armutsgrenze lebenden Menschen der westlichen Länder.

Doch den Menschen unserer Zeit und Kultur bedeutet wachsender Wohlstand nicht mehr so viel, wie wir vielleicht denken – ein minimaler Standard vorausgesetzt, ein Wagen (nicht unbedingt der allerbeste), eine schöne Wohnung (sie braucht kein Palast zu sein), gute Ausbildung (auch in weniger guten Schulen) und ausreichende Ernährung (nicht unbedingt auf Feinschmeckerniveau). Jedenfalls lohnt es sich nicht, daß wir uns unser ganzes Leben dafür abschuften. Unterm Strich ist es so: Wenn Geld Sie glücklich machen soll, müssen Sie arm sein.

Ist Glück Wunschlosigkeit?

Die meisten von uns sind in kulturbedingten Vorstellungen, zum Beispiel einer bestimmten Arbeitsethik, erzogen, die eine Hemmschwelle vor dem Vergnügen aufbauen. Eine wichtige, weit verbreitete Anschauung dieser Art ist, daß Menschen zwar an vertrauten, liebgewonnenen Gewohnheiten hängen, daß aber die menschliche Natur gleichzeitig neuerungssüchtig ist, wodurch die angenehme Routine unseres Lebens und unserer Vergnügungen immer wieder durchbrochen wird. Dieses Dilemma wird von dem tschechischen Autor Milan Kundera in seinem Roman »Die unerträgliche Leichtigkeit des Seins« eindrucksvoll geschildert.

Er beschreibt das Wesen des Glücks durch eine sprechende kleine Szene. Die Heldin, Teresa, gibt ihrem geliebten Hund Karenin jeden Morgen ein Hörnchen. Tag um Tag nimmt er das Hörnchen zwischen die Zähne und wandert stolz und vergnügt im Haus umher, bis er seine Beute vor den Augen Teresas und ihres Liebhabers Tomas verzehrt.

> »Die Liebe zwischen Mensch und Hund ist idyllisch. Es ist eine Liebe ohne Konflikte, ohne herzzerreißende Szenen, ohne Entwicklung. Karenin umgab Teresa und Tomas, er war bei ihnen mit seinem Leben, das auf der Wiederholung begründet war, und er erwartete von ihnen dasselbe.
> Wäre Karenin ein Mensch gewesen und nicht ein Hund, hätte er sicher schon längst zu Teresa gesagt: ›Hör mal, es macht mir keinen Spaß mehr, jeden Tag ein Hörnchen in der Schnauze herumzutragen. Kannst du dir nicht etwas Neues einfallen lassen?‹ Dieser Satz enthält die ganze Verurteilung des Menschen. Die menschliche Zeit dreht sich nicht im Kreis, sie verläuft auf einer Geraden. Das ist der Grund, warum der Mensch nicht glücklich sein kann, denn Glück ist der Wunsch nach Wiederholung.
> Ja, Glück ist der Wunsch nach Wiederholung, sagte sich Teresa.«

Kundera beobachtet hier sehr fein, daß die Sehnsucht nach Wiederholung einem Bedürfnis nach Ruhe entstammt. Denn der Mensch kann sich (sieht man ihn als dem Fortschritt verfallenes Wesen) mit angenehmen Erfahrungen der Vergangenheit nicht zufriedengeben. Er wird immer weiter- und vorwärtsgetrieben. Es ist dieser Drang, sich immer wieder neu zu entwerfen und ständig weiterzubewegen, der den Menschen erst konstituiert.

Glück ist das Stiefkind des Fortschritts. Anders als die Tiere verändert der Mensch seine Welt, und in diesem alchimistischen Prozeß geht er der Annehmlichkeiten der Routine und Regelmäßigkeit, die ihm Glück verbürgen könnten, verlustig.

Während Hunde und Kinder die Sicherheit und Geborgenheit vertrauter Gewohnheiten genießen – wieder und wieder gespielte Spiele, immer von neuem erzählte Geschichten –, fühlen sich Erwachsene gedrängt, die Freuden der Routine hinter sich zu lassen. In der modernen Welt werden Frauen wie Männer mit immer neuen Herausforderungen konfrontiert und sind doch mit Hirnen und Körpern ausgestattet, die einer älteren, einfacheren, bequemeren Welt angepaßt waren.

Wir sind Opfer der neuen, von uns selbst geschaffenen Welt geworden. Schreck laß nach. Aber er läßt nicht nach, vom Verlust des Autoschlüssels bis zum Verlust des Angehörigen durch Autounfall. Der »Flucht- oder-Kampf« -Mechanismus, der einst entstand, um uns gegen physische Gefahren zu wappnen, wird jetzt pausenlos aktiviert. Geldprobleme, schwierige Chefs, Verkehrsstaus und Arbeitslosigkeit erhöhen den Adrenalinausstoß, den Herzrhythmus, die Atemfrequenz, machen die Hände feucht und die Muskeln steif. Diese ununterbrochene Nötigung, auf Änderungen der Umweltbedingungen zu reagieren, hat häufig Krankheiten zur Folge, genauso wie Keime Infektionen verursachen. Die Antwort auf diese Situation lautet für viele: Sei ruhig, reg dich ab, vermeide alles, was das Gleichgewicht stören könnte. Streßvermeidung durch Vermeidung von Neuerung und Änderung! Wir sollen, so rät man uns, Konflikten und sogar dem Fortschritt, wenn nötig, ausweichen, da die Fähigkeit des Menschen zur Anpassung von zuviel Fortschritt überfordert ist – ein Problem, das unser Hund mit seinem Hörnchen einfach nicht hat.

Denn für einen Hund wie Karenin ist die Welt des 20. Jahrhunderts ebenso in Ordnung wie die des Mittelalters. Er scharrt im Sand, vergräbt Knochen und buddelt sie wieder aus, hinterläßt sein Kothäufchen und jagt Katzen. Aber für den Menschen ist die Struktur der Umwelt nicht so stabil: Aus Elementen der Erdkruste in einem Sandkasten wird ein Steuerchip im Laptop; aus Schmutz gewinnt man Metall, das in Gebäude aus Stahl verwandelt wird; aus Knochen wird Eßgeschirr hergestellt, aus Exkrementen Treibstoff. Immer mehr Menschen wohnen in neuen Städten und schaffen neue Probleme. Daher ist es rein unmöglich, daß wir glücklich sind. Denn Glück liegt, zum Teil wenigstens, im Genuß der Wiederholung.

Das ist sehr klug gedacht. Kundera stellt einen überraschenden Zusammenhang zwischen den höchsten Errungenschaften der menschlichen Natur und der sehr neuen Erfahrung tiefster Verzweiflung her. Unsere Kultur hat sich auf eine nie dagewesene Weise aus dem Vertrauten und Behaglichen auf Neuland, unheimliches Neuland begeben. Schon unsere Vorfahren begannen damit, als sie die wohlvertraute ostafrikanische Savanne verließen, sich aufrichteten, wanderten und allmählich ihre Anatomie veränderten.

Stellen Sie sich diesen Augenblick vor, als unsere Ahnen die gewohnte Umgebung gegen eine Welt vertauschten, die mit ungewohnten Situationen und Gefahren bis zum Bersten gefüllt war. Aber in gewissem Sinne machen wir es immer noch so. Manchmal werden wir mit neuen Aufgaben gut fertig, manchmal weniger gut. Die vielen Schwierigkeiten, vor deren Bewältigung das moderne Leben uns stellt, fordern ihren Tribut von uns. Sie erzeugen Unlust, nicht Lust.

Aber das Glück des Menschen hängt ebenso von liebgewordenen Gewohnheiten ab wie von unbekannten Herausforderungen. In Wirklichkeit führt doch niemand ein Leben, das ganz in einem unaufhörlichen Auf und Ab aufginge und völlig von Gewohnheiten frei wäre. Nur einige Augenblicke in einem Leben oder sogar in einer Epoche pflegen von Grund auf schöpferisch zu sein. Es sind immer nur einige wenige Neuerungen, die die Menschheit in Bewegung halten.

Und, was am wichtigsten ist, die schöpferischen Impulse in uns und das Bedürfnis nach Ruhe widersprechen sich gar nicht wirklich, höchstens in den Köpfen einiger Intellektueller. Zufriedenheit und Glück liegen im ausgewogenen Gleichgewicht zwischen der Suche nach Neuem und der pfleglichen Aufrechterhaltung dauerhafter, angenehmer Lebensumstände.

Kleinere Trostpflästerchen, auch in Form lieber Gewohnheiten und trivialer Beschäftigungen, etwa Spielen mit dem Hund oder Fernsehschnulzen, sind Lebensfreuden, die die Gesundheit fördern. Es sind keine Abzüge vom Kapital des Lebens, sondern zusätzliche Gewinne. Sie können sogar eine sichere Plattform bilden, von der aus der Sprung ins Ungewisse gewagt werden kann. Wer damit rechnen kann, aus bestimmten Erlebnissen immer wieder Freude und Glück zu beziehen, steigert dadurch langfristig seine Fähigkeit zu schöpferischer Arbeit und beruflichem Erfolg. Der Fortschritt sollte nicht gegen Vergnügen, Mußestunden und kleinere Genüsse ausgespielt werden. Das Leben unserer größten und schöpferischsten Denker ist von einer langen Kette kleiner, regelmäßiger alltäglicher Freuden durchzogen. Sogar Einstein spielte mit seinem Hund.

Besonders groß oder besonders klein?

»Eine der Quellen meines Glücks sind die kleinen Dinge des Lebens. Die kleinste Albernheit macht mir den größten Spaß. Ich bin sehr wetterabhängig. Ein sonniger Tag zeigt mir alle Dinge in einem wundervollen Licht. Auch liebe ich überraschende Begegnungen mit unbekannten Menschen, die besondere Wärme ausstrahlen. So etwas macht mich glücklich.
Ich bin eine große Leserin vor dem Herrn und freue mich an gut geschriebenen Büchern. Ich achte genau darauf, wie der Autor die Worte zu Sätzen zusammenstellt. Ich freue mich wie ein Schneekönig, wenn ich mit einer Zeitung und einer Tasse Kaffee dasitze und gut drei Stunden totschlage.«

Margo Howard

Welche Erlebnisse und Bewußtseinszustände machen uns glücklich? Müssen es Augenblicke intensiven Glücks sein, oder sind bescheidene Lebensfreuden wichtiger? Setzt sich das Glück aus lauter unbedeutenden Ereignissen zusammen oder entsteht es aus einigen wenigen herrlichen Erfahrungen, der ersten Liebe, einer lang ersehnten Beförderung oder einer Europareise einmal im Leben?

Sie werden über die Antworten erstaunt sein.

Der Psychologe Ed Deiner forderte eine Anzahl Männer und Frauen auf, über einen Zeitraum von sechs Wochen ihre Stimmungen zu beobachten. Jeder trug ein Gerät bei sich, das ständig aufzeichnete, wie er sich fühlte, und auch den Grad von Zufriedenheit und Glück registrierte. Was zählte mehr: die Intensität oder die Häufigkeit der Glücksgefühle? Die Ergebnisse waren eindeutig.

Glück hängt davon ab, wie lange sich ein Mensch wohl fühlt, und nicht von den kurzen Gipfeln der Ekstase. Schlichte und einfache Freuden – ein Spaziergang in der Sonne, Arbeit im Garten, ein Wettlauf mit dem Hund, Holzhacken vor der Tür, ein neues Bastelvergnügen – all das trägt mehr zum Glück bei als starke, schnell wieder vergehende Empfindungen.

Ein mit vielen kleinen Glücksaugenblicken gefülltes Leben macht glücklich, und wenn Sie nur mit Ihrem Kleinen Versteck spielen, Ihren tragbaren Kassettenrekorder umhängen und das Warten auf das verspätete Flugzeug mit Ihrem Lieblingsmozart überbrücken, Ziehharmonika spielen (ruhig auch herzlich schlecht), sich als Landschaftsmaler versuchen oder einen sinnvollen Beruf ausüben. Solche bescheidenen Freuden, seien es Freuden der Sinne oder der Seele, Lesen oder Langlaufski, kompensieren viele Schläge und Schlappen des Lebens und bescheren dauerndes Glück.

Aber warum schmieden dann die meisten von uns unaufhörlich Pläne und erinnern wir uns so lebhaft an besondere Augenblicke, etwa die große Beförderung oder den Hochzeitstag? Warum bleibt uns die Nachricht von einem Flugzeugabsturz besser im Gedächtnis als eine Statistik, daß auf einem großen Flughafen jeden Tag 4.000 Flugzeuge starten und landen? Die Nachrichten beginnen niemals mit Meldungen: »150 Millionen leckere Mahlzeiten wurden heute abend in den USA serviert. Es gab 200 Millionen gut durchschlafene Nächte. 100 Millionen interessante Gespräche wurden geführt.« Das regt niemanden auf, das ist nicht weiter spannend. So verkauft sich keine Zeitung. Niemand nimmt Notiz von so etwas.

Genauso, wie man von den Medien erwartet, daß sie das Neue und Spektakuläre bringen, ist auch unser Bewußtsein in dieser Richtung getrimmt. Wir erinnern uns besser an ein einmaliges Erdbeben als an die unzähligen Stunden, die wir ruhig wandernd in den Bergen verbracht haben. Wir haben die Tendenz, nur Dinge zu registrieren und zu behalten, die außerhalb des Gewohnheitsmäßigen liegen. Das Triviale fällt durch unser Gedächtnissieb. Wir denken meist nur an die außerordentlichen Ereignisse unseres Lebens zurück, entweder an das extrem Negative oder das extrem Positive. Wenn wir uns dann in Gedanken unsere Lebensgeschichte erzählen, glauben wir irrtümlich, unser Glück hänge von den dramatischen Ereignissen ab, vor denen die kleinen Dinge des Alltags verblassen.

Richten Sie also nicht Ihr ganzes Leben auf die großen Stunden aus, auf den Lottogewinn, den Chefsessel in Ihrer Firma oder die Verdoppelung Ihres Einkommens. Sorgen Sie statt dessen dafür, daß Ihnen genug kleine Freuden über den Weg laufen und achten Sie darauf, Gerüche, wohlschmeckende Speisen, schöne Klänge, wertvolle Beziehungen und sinnvolle Tätigkeiten zu genießen.

Stimmungsschwankungen

Sie schlendern durch ein Einkaufszentrum. Da fällt Ihr Blick auf eine Banknote, die am Boden liegt. Sie bücken sich, heben sie auf und denken: »Heute ist mein Glückstag.« Sie kämen wohl kaum auf den Gedanken, daß ein solcher Fund Ihre Meinung darüber, mit welcher Wahrscheinlichkeit ein Atomkrieg ausbricht oder eine Rezession kommt, ändern könnte. Doch es ist so. Unsere Stimmungen sind extrem beeinflußbar und ändern sich schon beim kleinsten Anlaß.

Ein Team von Forschern verteilte Dollarnoten in einem Einkaufszentrum auf dem Boden und beobachtete, wie nichtsahnende Passanten über diese Funde stolperten. Eine halbe Stunde später interviewten die Wissenschaftler diese Leute und fragten zum Beispiel »Wie glücklich sind Sie in Ihrer Ehe?«, »Wie oft braucht Ihr Wagen größere Reparaturen?« und »Haben Sie vor, sich einen Kühlschrank derselben Marke zu kaufen, wenn der jetzige kaputt geht?« Verglichen mit den Leuten, die auf keine Dollars stießen, waren die Ehen der glücklichen Finder besser, sie hatten weniger Probleme mit dem Auto und kauften sich mit größerer Wahrscheinlichkeit dieselbe Kühlschrankmarke!

Wenn wir in einer bestimmten inneren Verfassung sind, sagen wir Traurigkeit, Ärger oder Freude, erinnern wir uns gern an andere Gelegenheiten, wo wir uns in ähnlicher Stimmung befanden. Das ist wahrscheinlich der Grund, weshalb nach scheinbar kleinen angenehmen Überraschungen, etwa Blumen am Morgen, der »Tag praktisch gelaufen ist«, oder daß wir es uns zehnmal überlegen, den Chef um eine Beförderung zu bitten, wenn er »mit dem linken Fuß aus dem Bett gestiegen« ist. Sie haben den ganz richtigen Instinkt, daß sich Ihr schlechtgelaunter Chef, auch wenn Sie gar nichts dafür können, an Momente erinnern wird, wo Sie nicht gerade geglänzt haben.

Das Stimmungsbarometer sinkt an Regentagen und steigt in der Sonne. Es wird davon beeinflußt, wie Ihnen das Zimmer gefällt, in dem Sie sitzen, und ob Ihr Fußballclub gewonnen oder verloren hat. Wenn außerdem Leute hypnotisiert und zum Beispiel in eine deprimierte Stimmung versetzt werden, erinnern sie sich an mehr traurige Stunden und erwarten mehr Trauriges in der Zukunft. Bei ihnen wächst die Wahrscheinlichkeit, daß es Krieg geben wird, sie rechnen privat mit weniger Erfreulichem, und die allgemeinen Zukunftsaussichten erscheinen trübe.

Wenn wir an etwas denken, was uns im Augenblick glücklich macht, überkommt uns gute Laune. Ja wir geraten in Hochstimmung und träumen plötzlich davon, mehr Kajak zu fahren, mit der und der Person öfter auszugehen, mehr Theaterbesuche, üppigere Festmähler, größere Zufriedenheit am Arbeitsplatz zu erleben.

Hier ist die in unser Bewußtsein eingebaute Tendenz zur Verallgemeinerung am Werk. Vielleicht werden deshalb so viele gute Geschäfte in feinen Restaurants oder stimmungsvollen Landgasthöfen abgeschlossen. Der gleiche Mechanismus bewirkt, daß wir uns weniger von der Zukunft erhoffen, wenn man uns auffordert, an negative Ereignisse zu denken. Wieder haben geringfügig geänderte Bewußtseinsinhalte große Folgen für die Zukunft. Fallen die Aktien, schließt sich das Tor zur Zukunft. Haben wir einen Ehekrach, melden sich plötzlich lang vergessene Enttäuschungen und Konflikte. Wir sind wie die Gezeiten, mal Ebbe, mal Flut.

Aber wenn wir die Gegenwart automatisch in die Zukunft projizieren, das Jetzt simplifizieren und alles statisch machen wollen, müßte es doch auch möglich sein, den Spieß umzudrehen und Nutzen aus dieser Gewohnheit zu ziehen. Der Schlüssel dazu ist, daß wir den Mechanismen unseres Denkens, die unsere Gefühle steuern, auf die Schliche kommen. Unser Bewußtsein läßt sich mit großer Schnelligkeit umpolen. Das können wir ausnützen. Kleinere, soeben erlebte angenehme Ereignisse können ungeheuer viel bewirken.

Das Schöne an einer unschönen Vergangenheit

Die Stimmung und das Glück des Augenblicks sind überdies stark, manchmal überraschend stark, von der näher oder weiter zurückliegenden Vergangenheit abhängig. Man sollte annehmen, daß unglückliche Kindheitserinnerungen die Expreßfahrkarte in die Depression bedeuten, während eine frühere Geliebte, deren Bild vor uns auftaucht, die Gegenwart versüßt. Doch solche Erinnerungsgymnastik hat gelegentlich recht paradoxe Folgen.

Machen Sie einmal folgenden Versuch:

> Denken Sie zuerst an ein unangenehmes Ereignis vor zehn oder 15 Jahren, das vielleicht mit der Schule, der Arbeit, der Familie zusammenhing und Sie unglücklich machte.
> Denken Sie zweitens an etwas besonders Angenehmes, das Ihnen vor zehn oder 15 Jahren zustieß.
> Denken Sie drittens an die negativste Erfahrung, die Sie zur Zeit machen. Und denken Sie schließlich an die positivste Erfahrung Ihres gegenwärtigen Lebens.
> Welche dieser vier Möglichkeiten stimmt Sie am fröhlichsten oder am traurigsten?

Experimente, bei denen Männer und Frauen ähnliche Tests durchführten, zeigten, daß als größtes Unglück Negativereignisse der Gegenwart empfunden wurden. Das ist nicht weiter überraschend. Aber unglücklich fühlten sich die Menschen auch, wenn sie an *positive* Ereignisse der Vergangenheit dachten. Beim Schwelgen in positiven Ereignissen der Gegenwart stieg natürlich die gute Laune. Aber der größte Aufheller kam von der Erinnerung an negative Erlebnisse der Vergangenheit! Komisch, dieses Bewußtsein des Menschen!

Doch warum erzeugt die Erinnerung an vergangene Negativerlebnisse größeres Glück in der Gegenwart? Wahrscheinlich kommt dieser Effekt infolge eines veränderten Vergleichsniveaus zustande. Denken Sie an die obigen Autokäufe: Ein Rolls Royce ist, verglichen mit anderen großartigen Möglichkeiten, auch nicht das Gelbe vom Ei. Aber ein Durchschnittswagen kommt einem neben einer Klapperkiste oder überhaupt keinem Auto toll vor. In ähnlicher Weise empfindet man eine passable Gegenwartssituation (die Kinder sind gesund, man hat genug Geld, nicht für eine weite Reise, aber es langt doch, ein paarmal wöchentlich ins Kino zu gehen und sich gut anzuziehen) recht angenehm im Vergleich zu einer Kindheit in Armut oder den ersten Jahren der Ehe, als man in einer schäbigen Absteige lebte und nicht wußte, woher den nächsten Monatswechsel nehmen und nicht stehlen. Leute, die während der großen Depression in Armut aufwuchsen, stuften Zeiten relativen Wohlstands mit größerer Wahrscheinlichkeit als »sehr positiv« ein als Menschen, die eine reiche Jugend verbrachten.

John Naisbitt, Autor von »Megatrends«, schreibt:

> »Ich wuchs in wirklicher Armut auf. Niemals hatten wir Geld. Mein Vater gesegneten Andenkens weigerte sich, für die WPA (Work Projects Administration) zu arbeiten. Ich weiß noch genau, wie die Arbeiter der WPA die Straßen und Bürgersteige in Salt Lake City anlegten. Dazu war sich mein Vater zu gut. Er ging lieber umher, klopfte an die Türen und fragte, ob er Schnee schaufeln oder sonstige Gelegenheitsarbeiten verrichten konnte. Ich erinnere mich, daß wir in meiner Kindheit immer ein paar Tage lang von Mehl und Wasser leben mußten, nur um etwas im Magen zu haben. Ich erinnere mich, wie mich meine Schulkameraden wegen meiner schäbigen Klamotten hänselten. Ich nahm mir vor, unbedingt irgendwann den Durchbruch zu schaffen. Damals schwor ich mir, niemals mehr in Armut zu leben.«

Also hat die Erinnerung an Unangenehmes den gegenteiligen Effekt: Die Gegenwart erscheint freundlicher. Sie fühlen sich zum Beispiel dann besonders munter und gesund, wenn Sie eine lange Erkältung überstanden haben. Oft ist es nicht das Schlechteste an einer Krankheit, daß Sie sich, wenn Sie wieder gesund sind, im Kontrast dazu so wohl fühlen. Auch die Erinnerung an vergangene Armut, vergangene Not, vergangene endlose Schufterei oder an eine gescheiterte Ehe veranlaßt uns, die jetzige Ehe, die jetzige Arbeitssituation, das jetzige Familienleben positiver zu bewerten. Umgekehrt kann ein lebhaft erinnerter schöner Moment den grauen Alltag des Heute erst recht verdüstern und unerträglich machen.

Solche Erkenntnisse über die Art unserer Entscheidungsfindung, die Auswirkungen gegenwärtiger und vergangener Erfahrungen und die Vergleichstendenz unseres Denkens können uns Methoden liefern, wie wir über das Denken unsere Stimmungen positiv beeinflussen und unser Leben glücklicher machen. Es ist nur eine Angelegenheit der Steuerung unserer Denkenergien.

Nehmen Sie sich also vor, an die Ereignisse in Ihrem Leben zu denken, die Sie im Augenblick glücklich machen: der Aufstieg Ihres Clubs, eine gute Mahlzeit, ein Bastelprojekt oder Elternfreuden. Es ist wichtig, daß Sie sich auf Ihr gegenwärtiges Glück konzentrieren. Denn es kann als Puffer gegen allgemein schlechte Zeiten wirken und beeinflußt Ihr jetziges Wohlbefinden direkt. Behalten Sie alles, was Sie aufmuntert, gut im Gedächtnis. Merken Sie sich, was Ihnen guttut. Grübeln Sie nicht weiter nach, wenn Sie einmal zu kurz kommen. Denken Sie daran: Das Glück liegt in der Verringerung der Distanz zwischen Erwartetem und Erreichtem. Machen Sie daher entweder Abstriche bei Ihren Erwartungen oder – noch besser – lernen Sie schätzen, was Sie bereits erreicht haben.

Überlegen Sie einmal, warum man vor einer Mahlzeit ein Dankgebet zu sprechen pflegt. Es ist der richtige Zeitpunkt, für das dankbar zu sein, was man empfängt. Sie sollten versuchen, ein- oder zweimal täglich intensiv »danke« zu sagen. Denken Sie an all das Gute, das Ihnen in Ihrer Familie und am Arbeitsplatz begegnet, das Sie lesen, das Sie planen, das Ihnen Freude macht. Sie haben genug Zeit dafür. Stellen Sie sich von Zeit zu Zeit ein besonderes Ereignis vor Augen, für das Sie dankbar sein können – im Zug, beim Warten aufs Flugzeug, beim Laubrechen.

Versuchen Sie so oft wie möglich daran zu denken, welche Fortschritte Sie im Leben gemacht haben. Konzentrieren Sie sich auf das, was sich in Ihrem Leben verbessert hat, doch seien Sie sich dabei auch der negativen Wirkungen bewußt, die vergangene Liebesbeziehungen, Triumphe und Leistungen auf Ihre jetzige Stimmung haben könnten. Durch das Hängen an vergangener Liebe sabotieren Sie das Glück des Augenblicks.

Natürlich haben auch die Vorteile, an eine unglückliche Vergangenheit zu denken, Grenzen. Wenn Ihre Vergangenheit schwere traumatische Erfahrungen beinhaltet, können nicht aufgearbeitete Konflikte Ihre augenblickliche Kraft, glücklich zu sein, nach und nach aufzehren. Hier sind andere Techniken erforderlich (davon später), die das Denken klären und glücklichere Gedanken aufsteigen lassen.

Wenn Sie Ihr Glück steigern wollen, ist vor allem wichtig, daß Sie Ihre Gedanken steuern. Nehmen Sie sich jede Woche von neuem vor, an positive Ereignisse und Erfahrungen der Gegenwart zu denken, soviel wie möglich. Konzentrieren Sie sich auf das, was Sie haben, nicht auf das, was Ihnen fehlt. Und die daraus entstehenden guten Gefühle werden sehr wahrscheinlich dafür sorgen, daß Sie mit Optimismus in die Zukunft blicken.

10. Gegenmittel Optimismus

Auch ein nicht analysiertes Leben ist lebenswert

Sie möchten sich selbst kennenlernen. Fast alle Hinweise, denen Sie in Philosophie und populärer Psychologie begegnen, laufen darauf hinaus, daß erst die volle Wahrheit über sich selbst den Menschen zu geistig-seelischer, körperlicher und sogar spiritueller Gesundheit führt. Das Ziel der meisten Psychotherapien ist, uns zu einem besseren Verständnis unser selbst zu verhelfen. So waren für den Psychologen Abraham Maslow nur Menschen, die die Wahrheit über ihre Fehler, Schwächen und das Böse im eigenen Wesen kannten, gesunde Menschen.

Also legen Sie Wert darauf, diese Defekte zu erforschen und zu wissen, was andere wirklich von Ihnen denken. Sie werden mißtrauisch gegenüber ungerechtfertigtem Selbstvertrauen. Sie haben nur ein zynisches Lachen für die Nachricht übrig, daß sich 80 % der Bevölkerung für »besser als der Durchschnitt« halten, eine statistische Unmöglichkeit. Sie schätzen sich erbarmungslos vorurteilslos ein.

Und damit befinden Sie sich unweigerlich auf der schiefen Ebene der Depressionen.

Des verehrungswürdigen Sokrates Bemerkung, ein nicht analysiertes Leben sei nicht lebenswert, mag in mancher Hinsicht sehr richtig sein. Durch schonungslose Selbstanalyse können die Stärken und Schwächen eines Menschen bloßgelegt werden, was vielleicht wirklich zu einer klareren Wahrnehmung der Wirklichkeit und dadurch letztlich zu Glück und Zufriedenheit führt. Trotzdem ist vollständige, mitleidlose Selbsterforschung entgegen den Aussprüchen vieler großer Männer der Gesundheit nicht förderlich.

Der Psychologe Sidney Jourard schrieb: »Die Fähigkeit, die Wirklichkeit so wahrzunehmen, wie sie ist, ist für eine erfolgreiche Lebensmeisterung unabdingbar. Sie ist auch eine der zwei entscheidenden Voraussetzungen für unsere Gesundheit.« Doch widersprechen moderne Forschungsergebnisse der Psychologie und Medizin dieser Ansicht entschieden. Wir denken zwar, daß gesunde Menschen unbestechliche Beobachter der Wirklichkeit sein müßten, aber in Wirklichkeit sind sie es keineswegs. Gesunde Menschen erwarten statt dessen, daß die Wirklichkeit ihnen Freude bringt, und errichten sich ein Traumschloß aus schönen Illusionen. Sie haben regelmäßig eine zu hohe Meinung von sich selbst und einen übertriebenen Glauben an ihre Kraft, das Schicksal zu meistern.

Sie glauben, in der Achtung anderer Menschen hoch zu stehen, obwohl einige ihrer Freunde gar keine so gute Meinung von ihnen haben. Wenn sie Unannehmlichkeiten bekommen, nehmen sie das mit voller Absicht kaum zur Kenntnis. Sie konzentrieren sich stets auf das Positive und leugnen das Negative. Sie sehen mit umfassendem und manchmal erstaunlich grundlosem Optimismus in die Zukunft.

Wer aber heute das Lob Pollyannas singt, muß sich immer wieder sagen lassen, unverbesserliche Optimisten seien unrealistisch. Es sei besser, als Realist durch die Welt zu gehen. Aber das stimmt nicht.

Realismus – eine unrealistische Einstellung zum Leben

Wer sich mit Gesundheit und Glück befaßt, muß sich, was die Natur des Menschen anbelangt, zweierlei klarmachen: Erstens nimmt der Mensch seine Welt niemals direkt wahr. Genau wie das Tier selektieren wir nur einen winzigen Teil aus der Wirklichkeit heraus. Das ist dann unsere Welt. Zweitens urteilen wir meistens auf Vergleichsbasis: Wir empfinden, beurteilen und erinnern uns nur an die *Differenz* zwischen einem Augenblick und dem nächsten. Das fängt schon gleich bei unseren Sinnesorganen an. Wir sind so gebaut, daß wir *plötzliche* Geräusche, *plötzliche* Dunkelheit, *plötzliche* Berührungen wahrnehmen. Denn die Entdeckung *plötzlich* auftretender Gefahren gab unseren Vorfahren Sicherheit.

Wir würden niemals auch nur einen Schritt in der Welt tun können, wenn wir wüßten, wie sie wirklich ist: überwältigend chaotisch. Wir bräuchten dann ein Gehirn, so groß und schwer, daß wir unseren Kopf nicht mehr von der Erde hochbrächten. Das Gehirn aber vereinfacht die Wirklichkeit. Das bedeutet, daß alles, was in die Wahrnehmung und ins Bewußtsein eindringt, sofort überbewertet wird, sei es eine kränkende Zurücksetzung, ein Wetterumschlag oder ein politisches Ereignis. Daher hat immer die letzte Nachricht das letzte Wort bei unseren Entscheidungen. Sie kann uns urplötzlich aus einer guten in schlechte Stimmung versetzen und umgekehrt. Diese Unbeständigkeit unseres Bewußtseins ist einer der Gründe, weshalb schon kleinere Stimmungsschwankungen so große Folgen für unser Glück, unsere Gesundheit und unser Leben haben können.

Niemand blickt der Wirklichkeit offen ins Gesicht.

Wir alle stricken uns ein vereinfachtes, gefiltertes Muster der Welt, eine private Story über die Welt und unseren Platz darin, die wir uns dann selbst mit Überzeugung erzählen. Und die so erfundenen Geschichten sind bei manchen Menschen mit mehr Glück gespickt als bei anderen.

Gesunde Illusionen

Die meisten Menschen halten sich für glücklicher und tüchtiger als der Durchschnitt. Die meisten glauben, sie fahren besser Auto als die Allgemeinheit, arbeiten besser und sind bessere Ehegatten. Schauen Sie sich noch einmal die Skala zu Beginn des vorigen Kapitels an, wo es um die Glückseinschätzung ging. War es nicht so, daß Sie sich selbst für glücklicher hielten als den Durchschnittsmenschen? Aber wie kann die *Mehrzahl* über dem Durchschnitt liegen?

Machen Sie einen anderen Versuch. Markieren Sie auf der folgenden Skala, was Sie glauben, daß Ihr Ehepartner, Ihr Chef, Ihre Kinder und Kollegen von Ihnen denken. Wie würden diese Menschen Sie auf einer Skala von 1-9 in bezug auf die dort genannten Eigenschaften einordnen?

überhaupt nicht 1 2 3 4 5 6 7 8 9 sehr

– glücklich	– vertrauenswürdig	– warmherzig
– besonnen	– aggressiv	– oberflächlich
– gewissenhaft	– großzügig	– intelligent
– kalt	– liebevoll	– unfähig
– tüchtig	– sympathisch	– freundlich

Bitten Sie als nächstes Freunde und Familienangehörige, diese Skala zu markieren, dabei aber anzugeben, was *sie* von Ihnen halten. Dann lassen Sie jemanden die Resultate vergleichen. Die meisten gesunden Menschen sehen sich selbst in einer Art Heiligenschein. Sie glauben, daß die anderen sie für wertvoller, bedeutender, liebevoller, großzügiger, integrer halten, als sie in Wirklichkeit sind.

Sie haben vielleicht das Gefühl, Ihre Chefin sei von Ihrer Arbeit begeistert, während sie Sie doch nur als Durchschnittskraft einstuft. Sie denken, Ihre Kinder verehren Sie abgöttisch, dabei machen sie sich über Ihre Schwächen lustig. Aber diese Überbewertung der eigenen Person ist normal und gesund. Die meisten gut angepaßten Leute verhalten sich so. Sie glauben, andere mögen sie mehr, als es tatsächlich der Fall ist.

Es gibt Menschen, die ein zutreffenderes Bild von sich haben. Sie geben gerne zu, »mein Chef hat kein Vertrauen zu mir«, »mein Mann denkt, ich bin faul«, »meine Frau hält mich für geizig«. Für diese besondere Gruppe entsprechen die negativen Selbstbewertungen recht gut den Fremdbeurteilungen. Diese Männer und Frauen sind sehr realistisch. Sie *wissen*, daß sie nicht respektiert werden und daß andere sie nicht mögen, und haben recht damit. Wie Sie aber wohl schon erraten haben, sind diese Menschen entweder leicht depressiv oder auf dem besten Weg dazu.

Leicht Depressive kommen von allen Menschen der Wahrheit am nächsten. Schwer Depressive dagegen verzerren die Wahrnehmung grob, um sich ihre negativen Erwartungen zu bestätigen: »Alles, was ich bisher unternommen habe, ist schiefgegangen«, »alle haben mich immer nur gehaßt«. Auf der anderen Seite färbt die rosarote Brille des Optimisten die Wirklichkeit ins Positive. Wie also möchten Sie's gerne haben?

Bestimmte Illusionen und Einstellungen machen Menschen depressiv, andere sind nützlich für sie. Ein paar Leute sagen Ihnen zum Beispiel, was sie von Ihnen denken: Sie sind durchschnittlich, aggressiv, sympathisch, herrschsüchtig, ein außerordentlicher Mensch. Der Gesunde wird sich dabei nur »sympathisch« und »außerordentlich«, vielleicht noch »aggressiv« merken. Ein in ihn eingebauter Mechanismus selektiert das Positive und filtert das Negative heraus. Diese Parteilichkeit in uns maximiert positive Emotionen und hält uns Depressionen vom Leibe.

Gesunde Menschen erinnern sich besser an Erfolge als an Mißerfolge. Sie glauben, auch jeder andere sei mit ihren Mängeln – der

Unfähigkeit, sich klar auszudrücken oder logisch zu denken – behaftet. Aber ihre Stärken halten sie für etwas Besonderes und Außergewöhnliches. Wenn so jemand gut malt, aber nicht gut spricht, denkt er: Gut Malen ist ein seltenes Talent, nicht gut Sprechen jedoch etwas ganz Normales. Er trägt also eine rosafarbene Brille: An positive Eigenschaften erinnert er sich, er badet sich darin und projiziert sie in die Zukunft. Bei den negativen ist es das Gegenteil.

Gesunde Menschen bilden sich auch ein, sie könnten die Dinge weit mehr beeinflussen, als es in Wirklichkeit der Fall ist. Beim Würfeln (wo das Ergebnis nur vom Zufall abhängt) glauben sie, sie hätten viel größere Chancen als andere Spieler, das Ergebnis zu manipulieren. Als Mitarbeiter an einem Projekt schreiben sie die guten Ergebnisse sich selbst zu, während an allem Negativen die Kollegen schuld sind.

Auch die Zukunft schätzen gesunde Menschen anders ein. Mit wie großer Wahrscheinlichkeit haben sie einen Autounfall, werden Opfer eines Verbrechens, haben Probleme bei der Arbeitsplatzsuche oder werden krank und depressiv? Gesunde Menschen sind viel mehr als der Durchschnitt oder Depressive davon überzeugt, solche Unglücksfälle würden ihnen kaum jemals zustoßen.

Wiederum sind der Menschenschlag, der für diesen Illusionismus weniger anfällig ist, die leicht Depressiven. Sie und Leute mit geringem Selbstwertgefühl haben einen besseren, nüchterneren Realitätssinn. Sie schätzen ihre Chancen, überfallen, überfahren oder beraubt zu werden, weit realistischer ein. Im Gegensatz dazu sind die meisten gesunden Menschen auf einem Auge blind und sehen fast nur die Sonnenseite. Sie rechnen damit, daß »das Leben es gut mit mir meint, es ist immer der andere, den es trifft«.

Aber sollte man sich selbst denn nicht genau kennenlernen und gründlich verstehen? Ist das für Glück und seelische Gesundheit nicht notwendig? Tatsächlich nicht. Menschen, die sich selbst dauernd »auf den Grund gehen« möchten und sich ihrer selbst sehr bewußt sind, sind auch mit weit größerer Wahrscheinlichkeit depressiv. Sogar Psychotherapien, die auf Einsicht durch Selbsterkenntnis abzielen, sind nicht so erfolgreich wie Behandlungen, in denen optimistische Überzeugungen geweckt werden.

Warum also geht es manchen Menschen gut und anderen nicht? Ausschlaggebend ist das Talent, Gedanken und Stimmungen zu steuern, so daß man ohne links und rechts zu blicken frisch drauflos marschieren kann. Und manchmal erfordert das eine Menge Illusionen.

Gesunde und ungesunde Verweigerung

Manche Ereignisse lassen sich weder vermeiden noch frontal angehen. Dann wird der Mensch von Angst überflutet. Erinnerungen an bedrohliche Situationen und Befürchtungen tauchen auf. Zum Glück hat das Gehirn spezielle Mechanismen entwickelt, um mit Angst und Unbehagen fertig zu werden, Mechanismen, die die Lage klären und andere, hoffnungsvollere Gedanken und Handlungen ermöglichen.

Einer dieser Mechanismen ist die Verweigerung – eine Methode des Denkens, Gedanken, Gefühle, Handlungen, Gefahren und Anforderungen zu reduzieren. Leider steht die Methode der Verweigerung in keinem sehr guten Ruf. Man sieht sie oft als negativen Verteidigungsmechanismus an, der schon das Pathologische streift. Man erwartet von uns, der Wirklichkeit »ins Gesicht zu sehen«, unsere Gefühle »hautnah an uns herankommen zu lassen« und den »Stier bei den Hörnern zu packen«. Die traditionelle Sichtweise geht davon aus, daß Illusionen, Selbsttäuschung und Verweigerung ungesund sind und ausgerottet werden müssen. Diese Sichtweise widerspricht jedoch den neuesten Forschungsergebnissen über die Arbeitsweise des Gehirns, die den Schluß nahelegen, daß wir manchmal auf unsere Illusionen sogar angewiesen sind.

Das Bewußtsein trimmt sich seine eigene Realität aus einem dünnen Strom von empfangenen, reduzierten und gefilterten Sinneseindrücken zurecht. Diese Konstruktionen, von denen viele auf Verweigerung und Illusion beruhen, haben adaptiven Wert. Das hochentwickelte System des Gehirns, Schmerz zu vermeiden, ist entstanden, um die Wahrnehmung schmerzhafter Reize zu blockieren. Es wird in hochbrisanten Situationen aktiv, in denen sich der Organismus entscheiden muß, ob er fliehen oder kämpfen will. Wenn der Organismus den Schmerz einer Wunde, die ihm ein angreifendes Tier zufügt, dämpft, hat er die Möglichkeit, diese Wunde zunächst zu ignorieren und sich unmittelbar der Gefahr zu stellen: zu fliehen oder zu kämpfen.

Analog hat das Gehirn Anpassungsmechanismen wie die Verweigerung entwickelt, um die Wahrnehmung bedrohlicher Informationen zu blockieren, die nur unnötige Angst verursachen und wenig zur Bewältigung der Situation beitragen würden. Ob deshalb Verweigerung gesund ist oder nicht, hängt von den Umständen und letzten Endes vom Erfolg ab.

Verweigerung *kann* natürlich dringliches Handeln auch einmal unterbinden und dadurch der Gesundheit schaden. Der Diabetiker, der regelmäßige Insulindosen benötigt, oder die Frau, die einen Knoten in der Brust entdeckt, müssen sich unbedingt über ihren Gesundheitszustand Klarheit verschaffen, um geeignete Maßnahmen treffen zu können. Wer einen Knoten in der Brust einfach nicht wahrhaben will, versäumt vielleicht die Chance einer rechtzeitigen und effektiven Behandlung von Brustkrebs. Der Patient mit Brustschmerzen, der möglichst viele Liegestützen absolviert, um sich zu beweisen, daß er doch keinen Herzinfarkt hat, demonstriert zur Genüge, wie ungesund Verweigerungshaltung sein kann.

Doch Verweigerung ist auch sinnvoll. Als man Patienten vor einer Bruch- oder Gallenblasenoperation fragte, wieviel sie über ihre Krankheit, die Operation und die damit verbundenen Risiken wissen wollten, zeigten sich zwei grundlegende Taktiken: Wissenwollen und Wissensvermeidung. Die Vermeider leugneten schlicht die Gefahren des chirurgischen Eingriffs. Sie waren nicht daran interessiert, irgend etwas über ihre Krankheit oder Operation zu erfahren. Sie sagten vielleicht: »Alles, was ich weiß, ist, daß ich einen Bruch habe. Das ist eben so. Aber es stört mich kein bißchen. Warum sollte ich groß darüber nachdenken?«

Die wissensdurstigen Patienten dagegen waren darauf aus, alles über die möglichen Auswirkungen des bevorstehenden Eingriffs auf Psyche und Physis zu hören. Sie versuchten, die Situation dadurch in den Griff zu bekommen, daß sie über jede Einzelheit Bescheid wußten und sich auf jede Gefahr einstellten. Nachdem man ihm alle Details der Operation beschrieben hatte, sagte einer dieser informationshungrigen Patienten: »Ich weiß jetzt alles und bin gut vorbereitet. Es handelt sich um einen größeren Eingriff. Man wird mich aufschneiden. Ich werde betäubt, vielleicht zu stark, und mein Herz hält es nicht aus: ich kann auch einen Schock bekommen. Ich nehme die Sache wirklich nicht leicht.«

Welche Gruppe schnitt besser ab?

Sie werden es erraten haben: Die Vermeider wurden früher entlassen, hatten seltener Komplikationen (Übelkeit, Kopfweh, Fieber und Infekte), brauchten weniger Schmerzmittel und waren nicht so aufgeregt wie die Wissensdurstigen.

Verweigerung kann außerdem gesund sein, wenn sie unmittelbar nach einer akuten Krise oder einer Katastrophe auftritt, etwa einer Rückgratverletzung oder einer schweren Verbrennung. Das Opfer gewinnt Zeit, solange es sich weigert, die Wunde zur Kenntnis zu nehmen. Eine zeitweilige Verleugnung der Wirklichkeit hilft dem Betreffenden, die ersten Augenblicke des katastrophalen Verlustes und der Lebensgefahr zu überstehen, in denen ohnehin kaum etwas unternommen werden kann. Später hat der Kranke eher die Möglichkeit, die Tatsachen allmählich und in aller Ruhe auf sich wirken zu lassen und die Krise zu bewältigen. Illusion schafft hier Oasen der Hoffnung.

Flexibilität ist jedoch Voraussetzung für erfolgreiche Verweigerung. Stellen Sie sich jemanden vor, der einen Herzinfarkt erleidet. Verschiedene Stadien der Krankheit verlangen vielleicht auch verschiedene Methoden der Bekämpfung. So ist zum Beispiel bei ersten Schmerzen in der Brust Verweigerung riskant – hier ist die sofortige Hilfeleistung des Arztes geboten. Ist der Kranke aber erst einmal in der Klinik und in guten Händen, können ihm Verweigerung und Vermeidungshaltung durchaus helfen. Patienten, die sich nach einem Herzinfarkt auf der Intensivstation befinden, haben bessere Überlebenschancen, wenn sie ihre Krankheit bagatellisieren. Und nach der Entlassung ist ein gut austariertes Gleichgewicht zwischen Verweigerung und Aufmerksamkeit die beste Methode. Denn Kranke, die eine exzessive Verweigerungshaltung einnehmen, vergessen oft, ihre Mittel einzunehmen und die sehr sinnvollen Ernährungs- oder Bewegungsvorschriften zu befolgen.

Umgekehrt haben die Wachsamen die Tendenz, »Herzneurosen« zu entwickeln. Sie haben Angst, ins normale Leben zurückzukehren, da es das Herz zu sehr belasten könnte. Daher dauert es bei ihnen länger, bis sie ihre Arbeit wieder aufnehmen, sexuell aktiv werden und überhaupt wieder normal reagieren.

Erregung, Furcht und Wachsamkeit sind nur von Vorteil, wenn sie uns zu Handlungen veranlassen, die eine Gefahrensituation entschärfen. Wenn im Moment nichts weiter zu tun ist, schützt das Ignorieren einer Gefahr die Gesundheit und schafft Raum für Optimismus und Hoffnung.

Man hat von Patienten gehört, die ihren Lebenswillen verloren und jede Hoffnung aufgaben. Hoffnung ist ein Spezialfall positiver Erwartung. Anders als Verweigerung, die negative Teile der Realität ausblendet, richtet Hoffnung die Aufmerksamkeit selektiv auf das Positive. Wie aussichtlos eine Situation auch scheinen mag: Manche Menschen haben offenbar die Fähigkeit, nur die positiven Aspekte zu bemerken und sich darauf zu konzentrieren. Sie nähren ihre Hoffnung mit aussichtsreichen Szenarios und verheißungsvollen Happyends.

Man kann sogar bei totalem Schiffbruch noch lernen, Land zu sehen. Selbst wenn man bei schweren Krankheiten oder Unfällen zu völliger Tatenlosigkeit verdammt ist, kann man immer noch hoffen, daß irgendwie und von irgendwoher Hilfe kommt und sich das Blatt wendet.

Hat aber der Glaube, daß unbedingt ein Umschwung eintreten wird, wirklich einen Einfluß auf die Überwindung einer Krankheit? Und wovon hängt es ab, ob jemand Hoffnung schöpft oder verzweifelt? Die Wissenschaft weiß nicht viel über die Wirkungen der Hoffnung, aber es gibt Hinweise darauf, daß sie tatsächlich ein mächtiger Heilfaktor ist. Erst in jüngster Zeit beschäftigt sich die Forschung mit der Physiologie der Hoffnung und Erwartung. In einer Reihe von Untersuchungen befragte man Patienten mit krankem Herzen oder Netzhautablösung, die operiert werden sollten, vor und nach dem Eingriff. Alle, die sich ein günstiges Ergebnis erwarteten, davon überzeugt waren, mit dem Ganzen fertig werden zu können, und dem Chirurgen vertrauten, wurden schneller gesund. Und bei den Patienten mit Operationen am offenen Herzen, die optimistisch reagierten, gab es weniger letale Ausgänge.

Hoffnungsvolle Menschen haben auch weniger Gebärmutterhalskrebs. Eine Gruppe von Frauen wurde vor einer Untersuchung auf Gebärmutterhalskrebs interviewt, ob sie ihrer Meinung nach Krebs hatten. Die Interviewer stellten dabei den Grad der Hoffnung oder Hoffnungslosigkeit dieser Frauen fest. In mehr als drei von vier Fällen konnten sie richtig voraussagen, welche Frauen krebsfrei waren. Je optimistischer eine Frau war, desto weniger wahrscheinlich war es auch, daß sie Gebärmutterhalskrebs hatte.

Vertrauen

Die optimistische Einschätzung unserer Gesundheit ist manchmal wichtiger als der tatsächliche Gesundheitszustand. Wir haben zum Beispiel ein tief verwurzeltes Bedürfnis, Herr der Lage zu sein. Wenn Sie in eine Krisensituation geraten, aber die Illusion haben, sie meistern zu können, wird die Spannung nachlassen. In einem Experiment forderten die Forscher ihre Versuchspersonen auf, ein schwieriges mathematisches Problem zu lösen, während ab und zu nervtötender Lärm produziert wurde. Der Hälfte der Leute sagte man, sie könnten per Knopfdruck den Lärm abstellen (wobei der Knopf aber gar nichts bewirkte). Die anderen ließ man ohne die Illusion, an ihrer Lage etwas ändern zu können. Obwohl niemand den Knopf betätigte, traten bei den Leuten, die dachten, sie hätten die Situation unter Kontrolle, weniger Streßsymptome auf (feuchte Hände, Herzflattern, Ohrensausen und Kopfweh).

Das Gefühl, alles im Griff zu haben, hat sogar Einfluß auf unser Immunsystem. Bei einem Versuch lernten Ratten im Labor, einen schwachen Elektroschock auszuschalten, wenn sie ein Rad in ihrem Käfig drehten. Andere Ratten erhielten den Schock ebensooft wie die erste Gruppe, konnten aber nichts dagegen tun. Die Immunfunktion wurde bei den hilflosen Ratten geschwächt, nicht jedoch bei den Tieren, die die Möglichkeit zur Selbsthilfe hatten. Nicht kontrollierbarer Streß scheint auch Krebs zu begünstigen, wie sich an Versuchstieren zeigte.

Die schwierigsten Zeiten sind immer die, in denen wir denken, wir hätten keinen Einfluß auf den Lauf der Dinge. Doch selbst in der größten Hilflosigkeit und Ohnmacht kann man Leuten den Eindruck vermitteln, sie seien einigermaßen Herr der Lage.

Denken Sie an die Operationen. Jedes Jahr legen sich über 20 Millionen Amerikaner unters Messer des Chirurgen. Ob der Patient bei Bewußtsein ist oder nicht: Eine solche Operation ist jedenfalls kein Honiglecken. Und bei ihren Vorbereitungen auf den Eingriff verwenden die Ärzte oft mehr Zeit zum Händewaschen als zur psychologischen Einstimmung des Patienten. Doch ein informierter Patient hat weniger Angst und wird sogar weniger Blut verlieren. Patienten haben Angst nicht nur vor, sondern auch während der Operation. Wenn Sie Patienten, die während des Eingriffs schlafen oder anästhesiert sind, beobachten, werden Sie feststellen, daß ihr Körper trotzdem reagiert.

Patienten, die am Rückgrat operiert werden, liegen meist stundenlang auf dem Operationstisch und verlieren große Mengen Blut. Der Blutverlust ist ein erhebliches Risiko für den Kranken und macht die Arbeit für den Chirurgen nicht leichter.

Läßt sich dagegen etwas unternehmen? Einer Gruppe Patienten wurde gesagt, wie man sich vor und während der Operation entspannt. Einer anderen Gruppe erklärte man, sie könnten den Blutfluß vom Rückgrat ableiten, um den Blutverlust zu reduzieren, und es später wieder zurückführen, um die Heilung zu beschleunigen. Eine dritte Gruppe erhielt weiter keine Instruktionen.

Die Ergebnisse waren bemerkenswert. Die Gruppe ohne Instruktionen und die mit Entspannungshinweisen verloren jeweils 900 ccm Blut. Aber die Patienten, denen man gesagt hatte, sie könnten auf ihr Blut Einfluß nehmen, verloren fast nur halb so viel Blut – etwa 500 ccm. Das ist ein entscheidender Unterschied, denn bei 900 ccm Verlust ist mit weit größerer Wahrscheinlichkeit eine Bluttransfusion notwendig als bei nur 500 ccm. Und eine Transfusion birgt große Risiken, sei es, daß der Patient negativ reagiert, sei es, daß das Spenderblut kontaminiert ist und eine Krankheit überträgt. Also liegt alles, was vor einer Bluttransfusion bewahrt, im Interesse des Patienten. Die Chirurgen waren von diesen Ergebnissen dermaßen beeindruckt, daß es gar nicht so einfach war, das Experiment fortzusetzen. Sie möchten jetzt, daß *alle* Patienten lernen, wie man den Blutfluß kontrolliert.

Die optimistische Vorstellung, daß wir Herr der Lage sind, fähig und kompetent, Änderungen herbeizuführen, ist sehr wesentlich für unsere Gesundheit. Schauen wir uns eine Serie von am Arthritis Center der Stanford University durchgeführten Experimenten an. Das Projekt begann recht bescheiden. Man bot einen Selbsthilfekurs an, der den Arthritispatienten ermöglichen sollte, mit Schmerz, Hilflosigkeit, Angst und Depressionen, die mit dieser Krankheit häufig verbunden sind, besser fertig zu werden. Das Programm bestand aus sechs wöchentlichen Sitzungen zu jeweils zwei Stunden, an denen die Patienten und ihre Angehörigen teilnahmen. Geleitet wurden die Sitzungen von Instruktoren, von denen viele selbst Arthritis hatten. Die Patienten lernten eine Unmenge Einzelheiten über die Physiologie und Behandlung von Arthritis, Kräftigungs- und Abhärtungsübungen, Entspannungstechniken, Gelenkschutz, Ernährung und den Zusammenhang zwischen Streß, Schmerz und Depression.

Die Teilnehmer verfügten schließlich über ein signifikant höheres Informationsniveau und waren eher zur Selbsthilfe imstande. Auch hatten sie weniger Schmerzen. Doch warum? Die Leute, denen es besser ging, waren nicht einfach jene, die jetzt mehr über Arthritis wußten oder Krankengymnastik machten. Es waren vielmehr alle, die zusätzlich auch positive Erwartungen und das Gefühl hatten, sie würden ihre Arthritis schon in den Griff kriegen. Die, denen es nicht besser ging, obwohl sie Übungen machten, hatten resigniert und glaubten, sie könnten nichts gegen ihre Arthritis tun.

Die entscheidende Frage war also offensichtlich, ob die Patienten sich für fähig hielten, mit ihren arthritischen Symptomen klarzukommen oder nicht. Der ausschlaggebende Faktor ist hier der *Glaube* an diese Fähigkeit, nicht die Eigenschaften, die der Patient tatsächlich hat.

Es gibt eine Biologie des Selbstvertrauens. Wenn ein Patient ins Stadium der Rekonvaleszenz eintritt, trägt ein gesundes Selbstvertrauen manchmal mehr zur Gesundung bei als besondere Übungen. Denken Sie an all Ihre guten Vorsätze: Wie oft haben Sie sich schon vorgenommen, sich anders zu ernähren, Sport zu treiben und Entspannungstechniken zu erlernen. Die meisten Menschen können wirklich ein Lied davon singen, was sie in dieser Hinsicht schon alles unternommen haben. Und was sind die Folgen, wenn jemand dabei versagt? So viel Energie verschwendet, um das Leben zu ändern, ein neues Leben zu beginnen! Aber was man sich meistens nicht klarmacht, ist, daß das *Gefühl*, Erfolg oder Mißerfolg zu haben, gesundheitlich gesehen wichtiger sein kann als das tatsächliche Verhalten. Erfolg, auch in kleinen Dingen, erzeugt ein Gefühl des Selbstvertrauens und der Kompetenz.

Ein Fehler, den die meisten von uns begehen, besteht darin, daß sie gleich alles auf einmal anders machen möchten. Das Problem ist, daß die meisten von uns ihre sehr hoch gesteckten, häufig sogar unrealistischen Ziele sofort und auf der Stelle erreichen wollen. Wir unterlassen dann gerade die kleinen Schritte, die uns wirklich vorwärtsbringen würden. Erinnern Sie sich an eine Situation, bei der Sie mit Erfolg in Ihr eigenes Leben eingreifen konnten. Warum gelang Ihnen das? Was war der Schlüssel zum Erfolg?

Wenn das Gefühl des Selbstvertrauens und Erfolges wirklich wichtiger ist als das tatsächliche Verhalten, sollte man sich zunächst darauf konzentrieren, eine unproblematische Situation zu ändern und eine Anzahl positiver Erfahrungen, egal wie klein, dabei zu machen. Nehmen Sie sich also zuerst vor, erfolgreich zu sein. Wählen Sie dann eine Situation, die Sie ändern möchten, und machen Sie einen ganz kleinen Schritt, so klein, daß Sie sicher sind, ihn auch gehen zu können. Sorgen Sie auch dafür, daß Sie in regelmäßigen Abständen in Ihrem Leben etwas Neues anfangen – ein Instrument erlernen, ein neues Gericht kochen, eine neue Sprache studieren – irgend etwas, was Sie gut schaffen, was Sie innerlich wachsen läßt, was Ihnen gefällt und was allein Ihnen gehört. Das wird sich doppelt und dreifach auszahlen. Es kann sich um Sport handeln, eine Schlankheitskur, den besseren Umgang mit Streß, ein neues Hobby – irgend etwas, was Sie wirklich gerne tun. All das fördert Hoffnung und Optimismus.

Dieses Gefühl des Selbstvertrauens führt nicht nur dazu, daß es Ihnen mit größerer Wahrscheinlichkeit gelingen wird, Ihr Leben zu ändern – angefangen vom besseren Umgang mit Schmerzen bis zum Aufgeben des Rauchens –, sondern wird auch Ihrer Gesundheit direkt zugute kommen. Positive Änderungen in irgendeinem Bereich Ihres Lebens, bei einem Hobby oder im Beruf, werden dieses lebenswichtige Selbstvertrauen stärken. Und es ist verblüffend, wie Selbstvertrauen zu Ihrer Gesundheit beiträgt. So ist bekannt, daß sich aus der Tatsache, daß jemand auf seine Gesundheit vertraut, auch die sichersten Schlüsse auf seinen künftigen Gesundheitszustand ziehen lassen – sicherer als aus aufwendigen Labortests und ärztlichen Untersuchungen.

Leute, die wenig Vertrauen zu ihrer Gesundheit haben, sterben früher und werden öfter krank als solche, die sich für gesund halten. Sogar Kranken geht es besser, wenn sie sich als gesund ansehen, als wenn sie glauben, sie seien schwach und hinfällig.

In Kanada stellte man mehr als 3.500 Senioren im Rahmen einer Siebenjahresuntersuchung die Frage: »Würden Sie sagen, daß Ihr Gesundheitszustand für Ihr Alter im allgemeinen ausgezeichnet, gut, zufriedenstellend, mangelhaft oder schlecht ist?« Alle, die ihren Zustand als mangelhaft einstuften, starben mit fast dreimal so hoher Wahrscheinlichkeit in den sieben Jahren der Studie wie die Leute, die sich als kerngesund betrachteten. Und die subjektiven Einstufungen erwiesen sich auch zuverlässiger für Voraussagen, wer wann sterben würde, als die objektiven Messungen der Ärzte.

Fast 15 % der Befragten stuften ihren Gesundheitszustand als zufriedenstellend und mangelhaft ein, auch wenn sie nach den objektiven Messungen bei bester oder guter Gesundheit waren. Diese »Gesundheitspessimisten« liefen ein etwas größeres Risiko zu sterben, als »Gesundheitsoptimisten«, die sich trotz der ärztlichen Negativauskünfte für gesund hielten. Die aus den subjektiven Einstufungen abgeleiteten Voraussagen waren zuverlässig, unabhängig von Geschlecht, Alter, Milieu oder tatsächlicher Gesundheit der Befragten. Nur hohes Alter läßt sicherere Schlüsse auf die Sterblichkeit der Betreffenden zu als ihre subjektiven Einstufungen.

Wie ist so etwas möglich? Vielleicht verfügen wir über einen feinen inneren Mechanismus, der subtile gesundheitliche Schwankungen schon registriert, bevor deutliche Symptome auftreten und ein Arzt irgendwelche Probleme entdeckt. Oder es ist unsere Einstellung zur Gesundheit, die den zukünftigen Zustand beeinflußt – pessimistische Haltung setzt sich in physiologische Dysfunktion um, Optimismus in größere Immunität.

Wer das Selbstvertrauen der »Gesundheitspessimisten« heben könnte, würde sich um die Menschheit sehr verdient machen. Bei aller Begeisterung für den medizinischen Fortschritt und die Verfeinerung der diagnostischen Techniken sollten wir doch immer daran denken, daß der genaueste diagnostische Apparat das menschliche Gehirn ist. Wenn wir bei medizinischen Untersuchungen zusätzlich die gesundheitliche Selbsteinschätzung eines Menschen rasch mit überschlagen würden, gelänge es uns vielleicht besser, besonders gefährdete Personen zu identifizieren. Und wenn wir die Menschen zu positiver Selbsteinschätzung ermutigen, fördern wir günstige physiologische Prozesse und verbessern so die Gesundheit.

Man bekommt immer das, was man erwartet. Jedenfalls sieht es so aus. Machen Sie folgenden Versuch: Schreiben Sie alle wunderbaren Ereignisse auf, die Sie sich für die Zukunft erwarten, so viele wie möglich. Danach schreiben Sie auch die problematischen Dinge auf, mit denen Sie rechnen. Wie viele positive, wie viele negative Punkte haben Sie aufgeschrieben?

Die Art, wie wir auf diesen überraschend einfachen Test reagieren, läßt Voraussagen auf unsere Gesundheit und unser zukünftiges Befinden zu. In einer empirischen Untersuchung machte sich eine Anzahl älterer Menschen Gedanken über die Zukunft. Sie listeten alles Positive auf, womit sie für die nächsten Jahre rechneten. Zwei Jahre später zeigte sich, daß die Optimisten weniger bedenkliche Symptome aufwiesen und sich körperlich und seelisch besser fühlten als die Pessimisten. Sie litten weniger unter Spannungen, waren seltener erkältet, fehlten nicht so oft bei der Arbeit und hatten mehr Energie.

Eine andere Möglichkeit, Optimismus zu messen, ist der Lebenseinstellungstest (LET), den die Psychologen Michael Scheier und Charles Carver entwickelt haben. Vielleicht haben Sie Lust, ihn selbst zu machen. Bewerten Sie, wie stark Sie mit den folgenden Sätzen übereinstimmen, und gehen Sie dabei von der Skala aus: 4 = stimme sehr überein, 3 = stimme überein, 2 = bin neutral, 1 = stimme nicht überein, 0 = stimme gar nicht überein.

– 1. In unsicheren Zeiten hoffe ich meist das Beste.
– 2. Wenn bei mir etwas schiefgehen soll, geht es auch schief.*
– 3. Ich sehe an allem immer die guten Seiten.
– 4. Ich schaue immer optimistisch in die Zukunft.
– 5. Ich rechne fast nie damit, daß etwas gut für mich ausgeht.*
– 6. Die Dinge laufen niemals so, wie ich es mir wünsche.*
– 7. Ich glaube daran, daß »jede dunkle Wolke auch einen Silberstreif« hat.
– 8. Es kommt fast nie vor, daß ich Glück habe.*

Bei der Bewertung müssen Sie die Nummern bei den Sätzen mit einem (*) umdrehen. Das heißt, wenn Sie mit der Feststellung »Wenn bei mir etwas schiefgehen soll, geht es auch schief« sehr übereinstimmen, müssen Sie eine 0 statt eine 4 hinschreiben. Machen Sie das auch bei den Sätzen 2,5,6 und 8 so. Und dann zählen Sie alles zusammen.

Als Studenten diesen Test vier Wochen vor dem Examen machten, klagten die Optimisten (mit hoher Punktzahl, 20 Punkte und darüber) weit weniger über gesundheitliche Probleme. Die Pessimisten dagegen beschwerten sich häufiger über Schwindelgefühle, Müdigkeit, Muskelschmerzen und Husten.

Noch verblüffender sind die Wirkungen positiver Zukunftserwartungen vielleicht bei Leuten, die sich mit einer Gefahr für Leib und

Leben auseinandersetzen müssen, etwa vor einer Operation am offenen Herzen. In einer Studie stellte man bei Patienten, die sich einer Bypassoperation unterziehen mußten, vor dem Eingriff fest, welche Lebenseinstellung sie hatten. Bei Leuten mit hoffnungsvoller, positiver Orientierung zeigten sich während der Operation weniger Komplikationen: Ihre EKGs und Bluttests ergaben, daß der Herzmuskel weniger in Mitleidenschaft gezogen wurde. Patienten mit heiterer Disposition erholten sich auch schneller. Ihre Lunge arbeitete sofort wieder, sie konnten früher aufrecht im Bett sitzen und im Zimmer herumgehen als ihre düster gestimmten Kollegen. Und sechs Monate später erfüllten sich bei allen, die sich eine Verbesserung der Lebensumstände erhofft hatten – eine baldige Wiederaufnahme der Arbeit, der Freizeitbeschäftigung und sportlicher Betätigung – diese Erwartungen mehr oder weniger. Wieder scheint Pollyanna den richtigen Riecher gehabt zu haben.

Wie positive Menschen mit Negativem umgehen

Geliebte Menschen sterben. Geschäfte zerschlagen sich. Stellen gehen verloren. Ehen kriseln. Familien brechen auseinander. Schuhbänder reißen. Autos rosten. Schlüssel werden verlegt. Mit einem Wort, die Welt ändert sich, und nicht immer zum Besseren.

Die gängige Ansicht ist, daß alle größeren Ereignisse im Leben, etwa eine Kündigung, ein Arbeitsantritt oder ein Umzug, Streß verursachen. Und Streß erschöpft und schwächt, bringt Kopfweh, Magenschmerzen, Schlaflosigkeit und andere Übel. Er macht uns anfällig für alle möglichen Störungen und Krankheiten, Krebs, Infekte, Geschwüre. Daher lautet die Botschaft: Erkenne, was Streß verursacht, und vermeide es unbedingt.

Aber es macht überhaupt keinen Spaß und hat keinen Sinn, vor Änderungen und Neuerungen den Kopf in den Sand zu stecken. Das Gegenteil ist richtig: Der Mensch hat ein ursprüngliches, gesundes Bedürfnis nach dem Reiz des Neuen. Die pessimistische Vorstellung, wir seien zur Passivität verurteilte Opfer der bösen Umwelt, ist falsch. Wir sind nämlich sehr wohl widerstandsfähig, und unser Organismus ist keineswegs die hilf- und hirnlose Beute der angreifenden Streßfaktoren.

Es braucht auch durchaus nicht so zu sein, daß Streß unvermeidlich zu Beschwerden und dann zu Krankheiten führt. Manche Menschen werden mit ihren Krisen fertig, ohne in Angst und Aufregung zu geraten. Sie zähmen die Kräfte des Chaos. Ein angreifender Löwe löst bei Ihnen sicher eine andere Reaktion aus als bei einem erfahrenen Dompteur.

Es gibt Männer und Frauen, die dem Leben mit Selbstvertrauen, Optimismus und Kühnheit entgegentreten. Suzanne Kobasa und ihre Kollegen befragten Manager in einer Abteilung eines großen Betriebs. Damals erlebte das Unternehmen die umfassendste Umorganisation der Personalstruktur seiner Geschichte. Und doch blieben in dieser Periode der größten Anspannung und Unsicherheit manche leitenden Angestellten gesund oder waren nur halb so oft krank wie der Durchschnitt. Sie verfügten über die oben beschriebene Haltung, die Haltung der gesunden Illusionen. Sie hatten eine optimistische Meinung von sich selbst. Insbesondere waren sie stark an Beruf und Familie engagiert, trauten sich zu, Schwierigkeiten zu meistern, und betrachteten Änderungen eher als Herausforderung denn als Gefahr. Im Gegensatz dazu fühlten sich die Angestellten, die krank wurden, ohnmächtig den bedrohlichen Neuerungen ausgeliefert und litten unter der Ungewißheit.

Wagemutige Menschen erzählen sich positive, optimistische Geschichten über sich selbst. Wenn Pessimisten ihren Arbeitsplatz verlieren, fassen sie das mit größter Wahrscheinlichkeit als Katastrophe auf, die ihren eigenen Unwert nur bestätigt. Von sich überzeugte Menschen dagegen sehen so etwas als Chance, eine neue Arbeit zu finden, die ihren Fähigkeiten besser entspricht.

Wichtig ist hierbei, daß man nicht versucht, dem »schrecklichen, entsetzlichen Streß zu entkommen«, sondern den Stier bei den Hörnern packt und die Welt als Arena auffaßt, in der man Lorbeeren ernten kann. Optimisten verwandeln Krisen in Chancen und lassen sich von Druck und Hektik nicht aus dem Gleichgewicht bringen. Entscheidend ist, daß Sie für sich herausfinden, welches Maß an Änderungen Ihnen entspricht.

Wodurch wird ein Mensch widerstandsfähiger gegen Streß?

Bestimmte Kindheitserfahrungen scheinen ein dickes Fell und Durchsetzungsvermögen zu begünstigen. Die Fähigkeit zu Engagement und Verantwortung entsteht, wenn die Eltern das Kind ermutigen und anerkennen. Selbständigkeit wird bei Kindern gefördert, die mit Aufgaben konfrontiert werden, welche nicht zu schwer und nicht zu leicht sind. Die Lust, Schwierigkeiten zu meistern, kommt meist von selbst, wenn Kinder in einer Umgebung leben, in der Vielfalt als Chancenreichtum und nicht so sehr als bedrohliches Chaos erfahren wird. Und Optimismus und Mut gedeihen dann auch im späteren Leben. Ein Arbeitsplatz, an dem Selbständigkeit und Vielseitigkeit gefragt sind, wobei auch noch Kollegen und Chefs diese Eigenschaften fördern, wird mit großer Wahrscheinlichkeit zu Einstellungen führen, die gesund sind.

Eine gesunde Prise Optimismus

So steckt das Leben voller Überraschungen. Ihre Firma wird von einem Konzern geschluckt, und Sie werden entlassen. Ihre geniale Idee der tiefgekühlten Hühnerbrühe setzt sich auf dem Markt nicht durch. Ihr Ehepartner faßt den unerwarteten Entschluß, Sie zu verlassen und sich auf eine kleine Insel bei Mauritius zurückzuziehen. Das Bild, an dem Sie monatelang gearbeitet haben, wird von der Kritik verrissen. Was bedeutet so etwas für Sie? Was sagen Sie dazu? Wir pflegen uns immer irgendwelche Geschichten zu erzählen, um uns zu erklären, was uns zugestoßen ist, Gutes oder Schlechtes. Jeder erlebt seine Enttäuschungen – Vorstellungsgespräche gehen daneben, Beziehungen brechen auseinander, das Wettglück verläßt uns. Aber die Gründe, die wir uns für solche Ereignisse zurechtlegen, haben einen überraschend großen Einfluß auf Stimmung und Gesundheit. Nehmen Sie folgende Situation. Ihre Partnerin oder Ihr Partner hat Sie soeben verlassen. Was würden Sie als Hauptgrund für die Trennung anführen? Stellen Sie nun fest, auf welche Weise der von Ihnen ermittelte Grund Ihre Sicht auf das Problem, auf die eigene Person und auf andere Menschen widerspiegelt. Interpretieren Sie das Ereignis als etwas Kontinuierliches (»Meine Beziehungen sind schon immer zu Bruch gegangen«) oder als etwas Einmaliges (»So etwas kommt eben vor«)? Wenn Ihre Erklärung das Ereignis in ein Kontinuum einordnet, verquicken Sie es höchstwahrscheinlich mit ähnlichen Mißerfolgen in der Vergangenheit und erwarten dasselbe Pech auch für die Zukunft.

Stellen Sie als nächstes fest, ob Ihr Grund pauschal ist (»Ich bin unfähig, etwas richtig zu machen. Ich bin einfach nicht liebenswert«), oder speziell (»Ich war launisch und unleidlich. Deshalb war ich nicht liebenswert«). Je pauschaler Ihre Erklärungen ausfallen, desto wahrscheinlicher ist es, daß Sie Unglück überall im Leben erwarten.

Fragen Sie sich schließlich, ob Ihre Gründe intern sind (»Es ist nur meine Schuld. Mein Partner hat alles getan, um die Beziehung zu retten«) oder extern (»Mein(e) Freund(in) hatte große Probleme und war innerlich instabil.«). Interne Erklärungen lassen auf Selbstvorwürfe und geringes Selbstwertgefühl schließen und verstärken diese Eigenschaften noch.

Wenn sie Pech haben – und so etwas kommt immer wieder vor –, führen Pessimisten kontinuierliche, pauschale und interne Gründe an (»Das wird so bleiben, so lange ich lebe, so geht es mir immer, es ist alles meine Schuld.«). Stößt einem Pessimisten andererseits etwas Gutes zu, hält er es für etwas Einmaliges, Spezielles und Externes (»So bleibt es doch nicht, mein Leben wird weitergehen wie bisher, das war unverdientes Glück.«).

Die meisten Menschen möchten sich durch ihren Pessimismus natürlich nicht den Tod holen und sind vielleicht nach der Lektüre dieses Buches weniger große Schwarzseher. Aber vielleicht ist es uns gar nicht bewußt, daß viele unserer Einstellungen negativ sind oder sich zu chronischem Pessimismus auswachsen können.

Die meisten von uns glauben zum Beispiel nicht, daß sie automatisch immer nur die Schattenseite der Dinge sehen. Doch wenn sie ein Unglück trifft, auf das sie keinen Einfluß haben, sind sie gleich mit einer ganzen Latte von Erklärungen bei der Hand, die ihre kontinuierliche, pauschale und selbstbezogene Weltsicht beweisen. Diese Tendenz zu einem schleichenden Pessimismus folgt bis zu einem gewissen Grad aus dem Hang unseres Gehirns, die Welt zu organisieren und zu simplifizieren. Die Überzeugung, die Dinge seien kontinuierlich, konstant und kreisten alle um uns selbst, bringt Ordnung und Stabilität in unser Leben – aber um den Preis von Gesundheit und Glück.

Bei einer Untersuchung mit Studenten stellte man einen klaren Zusammenhang zwischen pessimistischer Weltdeutung und überdurchschnittlich vielen Krankheitstagen und Arztbesuchen fest. In einer anderen Langzeitstudie analysierte man die alten Harvardsemester der Jahre 1939-1944. Man hatte diesen Männern im Jahre 1946 Fragebögen vorgelegt, in denen sie über ihre Erfahrungen während des 2. Weltkriegs berichteten. Ihre Antworten ließen Schlüsse darauf zu, wie es ihnen 30 Jahre später gesundheitlich ging.

Ein Soldat schrieb zum Beispiel: »Es fiel mir manchmal sehr schwer, ja oft war es mir ganz unmöglich, Befehle zu erteilen. Immer hatte ich Probleme, Menschen als Untergebene zu betrachten, auch noch gegen Ende des Krieges, als ich den entsprechenden Rang hatte.« Bemerken Sie die Symptome des pessimistischen Denkens? Die pauschale, kontinuierliche, interne Erklärung der Schwierigkeiten? Vergleichen Sie das mit der optimistischeren Aussage: »Im Krieg hatte ich manchmal die Schnauze voll. Jeder, der auf einem Schiff dient, hat irgendwann die Schnauze gestrichen voll.«

Insgesamt waren Männer, die sich im Alter von 25 negative Erfahrungen mit kontinuierlichen, pauschalen und ichbezogenen Argumenten erklärten, im späteren Leben weniger gesund als Männer, die ihre Probleme einmaligen Ursachen, auf die sie keinen Einfluß hatten, zuschrieben. Solche Überzeugungen wirkten sich auf die Gesundheit am stärksten im Alter von 45 aus, also etwa 20 Jahre nach den gemachten Aussagen.

Erhöht Pessimismus auch das Risiko, früher zu sterben? Eine Gruppe von Forschern ging die Sportseiten der »The New York Times« und »The Philadelphia Inquirer« durch. Sie analysierten die Stellungnahmen aller Baseballspieler, die zwischen 1900 und 1950 in der »Hall of Fame« gespielt hatten, zu ihren gewonnenen Spielen. Die Pessimisten, also Spieler, die gesagt hatten, der Erfolg sei nur »Glück« und werde nicht anhalten, lebten signifikant kürzer als die Optimisten.

Optimismus stärkt außerdem unser Immunsystem. Vergleiche von Blutproben, die man Optimisten und Pessimisten entnahm, ergaben bei Optimisten ein besseres Verhältnis zwischen »Helfer«- und »Unterdrücker«-Lymphozyten, was den Schluß nahelegt, daß die weißen Blutkörperchen der Optimisten den Körper erfolgreicher gegen Tumoren verteidigen. Auch eine Untersuchung von Patienten mit fortgeschrittenem Brust- und Hautkrebs zeigte, daß eine lebensfrohe und optimistische Einstellung der stärkste psychologische Indikator dafür ist, wie lange die Patienten nach einer Operation krebsfrei bleiben.

Natürlich wollen wir hier nicht behaupten, daß optimistische Einstellung allein darüber entscheidet, ob einer gesund bleibt oder krank wird. Welche Rolle Optimismus und Pessimismus bei körperlichen Krankheiten spielt, scheint vom Stadium und Typus der Krankheit abzuhängen. Wenn Sie ein Lastwagen anfährt, dürfte es ziemlich egal sein, wie Sie denken. Wenn ein Krebs schon viele Metastasen gebildet hat, kann die seelische Einstellung einem Patienten helfen, damit klarzukommen, aber sie wird ihm sein Leben höchstwahrscheinlich nicht retten. Befindet sich andererseits der Krebs oder überhaupt eine Krankheit erst im Anfangsstadium, kann der psychische Zustand ausschlaggebend sein.

Optimistisches Denken ist, vor allem für Amerika, ein kulturelles Symptom. Wenn Amerikaner über die Zukunft urteilen, sind sie in ihrer übergroßen Mehrheit davon überzeugt, daß die Gegenwart besser ist als die Vergangenheit und die Zukunft noch besser sein wird. Die meisten gesunden Studenten geben, nach ihren Zukunftserwartungen befragt, die Auskunft, sie rechneten mit viermal so vielen positiven wie negativen Ereignissen in der Zukunft.

Amerikaner sind derart unverbesserliche Optimisten und reagieren auch so stark auf den Optimismus anderer, daß die Wähler, wie eine Inhaltsanalyse von Reden der Präsidentschaftskandidaten der letzten Jahrzehnte ergab, in der Regel den Bewerber, der den größten Optimismus ausstrahlt, auf den Schild heben. Die einzige Ausnahme der letzten Jahre war 1968, als Richard Nixon Hubert Humphrey schlug. Der stets optimistische Humphrey hatte das Handicap, daß seine Partei für einen katastrophalen Krieg verantwortlich gemacht wurde und die Kandidatenkür chaotisch verlief. Trotzdem holte er damals einen Rückstand von 14 Punkten in den Meinungsumfragen fast auf und verlor um nur einen Punkt. Wer Optimismus ausstrahlt, gewinnt Wählerstimmen – und Gesundheit!

Nach Websters Wörterbuch ist Optimismus der »Hang, immer den bestmöglichen Ausgang anzunehmen«. Psychologisch ausgedrückt: Optimismus ist die Tendenz, erfreuliche Erfahrungen zu suchen, sich an sie zu erinnern und sie zu erwarten. Es ist ein aktives Handeln, das Setzen einer Priorität, nicht nur ein unbewußter Reflex, die Sonnenseite der Dinge zu sehen. Einige von uns erlernen Optimismus erst, wenn sie große Schwierigkeiten gemeistert haben, andere werden schon dazu erzogen, vor allem das Positive zu sehen.

Optimisten rechnen immer mit günstigen Ereignissen, doch aus den unterschiedlichsten Gründen. Manche schreiben sie ihrem Talent oder Geschick zu, andere ihrem unverschämten Glück, wieder andere der Güte Gottes. Was aber auch die Gründe sein mögen: Optimisten erzeugen in der Erwartung, Angenehmes zu erleben, positive Gedanken und machen dann auch positive Erfahrungen. Diese Häufung positiver Empfindungen verdrängt alle Negativität und verbessert die Gesundheit.

Ein optimistisches Denken schreibt die Geschichten neu, die wir uns über unsere Vergangenheit, Gegenwart und Zukunft erzählen. Optimismus beeinflußt das Gedächtnis: Wir erinnern uns selektiv an positive Ereignisse auf Kosten der negativen. Er beeinflußt die aktuelle Situation: Wir betonen die verheißungsvollen Aspekte der Gegenwart. Und er beeinflußt das Morgen: Wir glauben an unsere Chancen und Möglichkeiten und fragen, was machbar, nicht, was unmöglich ist. Leute mit positiver Einstellung blicken hoffnungsvoll in die Zukunft und fühlen sich ihr nicht hilflos ausgeliefert.

Ein Optimist fühlt sich im Gegenteil von der Zukunft und ihren Aufgaben herausgefordert. Er glaubt, er werde das Leben meistern. Er ist der Überzeugung, daß die Welt von Gesetzen regiert wird und daß der einzelne viel in ihr bewirken kann. Insgesamt nehmen optimistische Männer und Frauen leidenschaftlichen Anteil am Leben und glauben an ihre eigenen Fähigkeiten. Sie sind von ihrem Wert überzeugt. Sie glauben, daß es auf sie ankommt. Und sie leben länger und gesünder.

Andererseits unterhöhlt Pessimismus Lebensfreude und Gesundheit. Der Pessimist muß doppelt bezahlen: Seine Stimmung verdüstert sich angesichts seiner düsteren Zukunftsprognosen, und zweitens muß er noch mit seiner Gesundheit dafür büßen.

Es ist also nicht so sehr die Wirklichkeit selbst, die Streß und Krankheit erzeugt, als die Geschichten, die wir uns über sie erzählen. Und wir können lernen, pessimistische Geschichten in optimistischere, gesündere zu verwandeln.

11. Erzählen Sie sich eine gute Geschichte

Oft machen wir unser Leben von den Geschichten abhängig, die wir uns über die Welt erzählen, hören uns dabei aber selten genau zu. Versuchen Sie einmal, Ihrem ununterbrochenen inneren Monolog aufmerksam zuzuhören. Denn wir sprechen dauernd mit uns selbst und schildern uns, was vorgeht, vorgehen wird und vorgehen sollte. Vielleicht hören Sie beim Lesen dieses Buches einen ständig strömenden inneren Kommentar, etwa folgenden Inhalts: »Das ist ein faszinierendes Buch. Allein schon zu lesen, daß ich mich selbst lieben darf und daß das einer der besten Wege zur Gesundheit ist, tut mir in der Seele wohl. Die Autoren sind brillant und schreiben unheimlich klar.« Oder Ihr innerer Märchenonkel sagt eher: »Dieses Buch langweilt mich zu Tode. Der letzte Punkt, daß optimistische Leute gesünder sein sollen, ist reines Wunschdenken. Jetzt langt's mir aber, all dieser blühende Unsinn über Massagen und Riechen an den Rosen!«

Wir alle erzählen uns ständig Geschichten über das, was wir vom Leben erwarten. Und diese Geschichten bestimmen weitgehend Fühlen und Handeln. Wir halten unser Bild von der Welt durch die automatisch in uns entstehenden Geschichten aufrecht. Aber wenn wir wissen, daß unsere Geschichten von der Welt – positiv oder negativ, optimistisch oder pessimistisch, realistisch oder illusionär – unser Leben bestimmen, haben wir die Möglichkeit, die schlechten Passagen neu zu schreiben.

Denn manchmal sind unsere Geschichten wirklich nicht gesund. Wenn sie ganz besonders schrecklich, deprimierend oder beängstigend sind, suchen wir vielleicht Hilfe bei Angehörigen, Freunden und Therapeuten. Doch zum Glück ist es tatsächlich möglich, unsere Geschichten zu ändern. Wir können lernen, zu erkennen, wie negative Selbstgespräche unsere Wahrnehmung und Reaktion auf äußere Ereignisse zum Schlechteren beeinflussen.

Ist es Ihnen zum Beispiel schon einmal passiert, daß Sie einen alten Schulfreund trafen und plötzlich ganz deprimiert waren? Das ging so schnell, daß Sie unwillkürlich dachten, Ihr Freund habe diese Empfindung ausgelöst. Aber es war anders. Unbewußte Gedanken, Teil Ihres inneren Monologs, haben Sie traurig gemacht.

Hätten Sie in diesem Moment in sich hineingelauscht, hätten Sie vielleicht die Sätze gehört: »Er war immer beliebt und erfolgreich. Er erinnert sich wahrscheinlich nicht einmal an meinen Namen. Was verbindet uns beide schon? Ich glaube, er hat mich nie gemocht. Seit 20 Jahren haben wir uns nicht gesehen, und nichts habe ich seitdem erreicht.« Und so weiter und so weiter. Die innere Geschichte, nicht die Begegnung selbst, deprimiert Sie. So wie es aussieht, könnte dieses Selbstgespräch vollkommen fiktiv sein. Analysieren Sie es, stoßen Sie auf die irrationalen Überzeugungen, die Ihren Reaktionen und Stimmungen zugrunde liegen. Und wenn es Ihnen gelänge, Ihr Denken über sich selbst neu zu konzipieren, würde es Ihnen viel besser gehen.

Es ist sehr wichtig für Gesundheit und Glück, daß man negative Geschichten, die die Lebensfreude verderben, aus seinem Repertoire verbannt. In Krisenzeiten bohrt der automatische Pessimismus meistens so lange in uns weiter, bis er sich schließlich durchgesetzt hat. Gary Emery, Experte für kognitive Therapie, macht auf eine Szene aus einem Woody-Allen-Film aufmerksam, dessen Titel ursprünglich »Anhedonia« lautete – »Unlust« –, doch später durch einen anderen Titel der Annie-Serie ersetzt wurde.

> »Vielleicht haben Sie den Film ›Der Stadtneurotiker‹ gesehen. Eine Szene daraus illustriert schlagend, was automatisches negatives Denken ist. Ein junges Paar trifft sich zum erstenmal. Beide sind nervös. Sie beginnen sich konventionell zu unterhalten, ein erbärmliches Gestammel, das man auf der Tonspur hört. Dabei sieht man aber jeweils Untertitel mit dem, was sie wirklich denken, zum Beispiel: ›Warum habe ich das bloß gesagt? Unglaublich, was für ein Trottel ich bin.‹ Diese automatischen Gedanken sorgen zuverlässig dafür, daß beide nervös bleiben. Und so geht es immer. Das deprimiert die Menschen.«

Lauschen an der eigenen Wand

»Der Lauscher an der Wand hört seine eigene Schand.« Bei vielen von uns gilt dieses alte Sprichwort auch für die innere Geschichte. Wir betonen das Negative und verdrängen das Positive. Aber das ist ganz falsch.

Wer zu einer optimistischeren Konzeption kommen will, muß sich seine negativen Selbstgespräche zunächst einmal bewußt machen. Und das könnte so gehen: Jemand hat als Geschichte, daß er von allen geliebt werden will, daß ihm alles gelingen soll und er überall gut sein muß. Da das unerreichbare Ziele sind, scheitert er immer wieder, kommt sich als Versager vor, und das demoralisiert ihn.

Da wir uns gerne einreden, wir könnten nur glücklich sein, wenn wir vollkommen sind, laufen unsere Bemühungen meist auf Selbstverteidigung hinaus. Und dadurch werden die negativen Überzeugungen noch weiter verstärkt. Typische Geschichten dieser Art sind: »Um glücklich zu sein, muß ich immer Erfolg haben, oder von allen Menschen immerzu akzeptiert (geliebt, bewundert) werden« oder: »Wenn ich einen Fehler mache, bedeutet das, daß ich unfähig bin.«

Und wir reden uns ein, wir müßten ununterbrochen großzügig, würdevoll, selbstlos sein. Der perfekte Liebhaber, Freund, Lehrer, Student, Ehegatte. Fähig, jede Beleidigung mit Fassung zu ertragen, für jedes Problem eine schnelle Lösung zu finden. Immer glücklich und fröhlich. Immer up to date. Vielleicht erkennen Sie ein paar dieser inneren Geschichten wieder. Möglicherweise wird Ihr Selbstgespräch auch von Gedanken angetrieben wie »Alles Unbekannte und Ungewisse macht mir angst«, »Man tut besser daran, Schwierigkeiten und Verantwortung aus dem Weg zu gehen«, »Zornig sein ist schlecht und destruktiv«, »Die meisten Menschen können die Wahrheit doch nicht ertragen«, »Wenn Leute einen kritisieren, bedeutet das, daß man ein schlechter Mensch ist«.

Schauen wir uns einmal an, wie negative Vorstellungen unser Denken imprägnieren. Denken Sie an eine schwierige Situation, in der Sie extrem wütend, traurig, furchtsam oder schüchtern waren. Versuchen Sie jetzt, die Szene in Zeitlupe zurückzuspulen, Bild für Bild, und sich an einige der automatischen Gedanken, die die damaligen Emotionen auslösten, zu erinnern. Häufig ist es nicht ganz einfach, die Vergangenheit in die Gegenwart zurückzuholen. Machen Sie sich daher einige Tage schriftlich Notizen. Stellen Sie sich die Situationen so lebhaft wie möglich vor – die reinen Tatsachen, nicht Ihre Meinung darüber. Schreiben Sie dann die Gefühle auf, die Sie dabei hatten: Ärger, Trauer, Enttäuschung, Frust usw. Notieren Sie schließlich alle automatischen Gedanken, die im Hintergrund Ihres Bewußtseins auftauchten: Sorgen, Interessen, Erklärungen, Urteile und Rationalisierungen.

Wenn Sie vor dem Fernseher sitzen und sich unbehaglich fühlen, horchen Sie in sich hinein. Vielleicht sagt die innere Stimme gerade: »Alles, was ich tue, ist, hier herumzutrödeln und meine Zeit zu verplempern. Ich bin ein totaler Versager. Ich mache nichts aus meinem Leben.«

Hinterfragen pessimistischer Geschichten

Haben Sie erst einmal ein paar gute Beispiele für negative Selbstgespräche gefunden, können Sie damit anfangen, sich zu fragen, wie Sie das ändern könnten. Pessimistische Geschichten treffen im allgemeinen nicht den Kern der Sache. Doch wie läßt sich das feststellen? Der springende Punkt ist hier, daß man diese negativen Gedanken hinterfragt, irrationale Vorstellungen als solche entlarvt und dann alternative, gesündere Geschichten entwirft. Nehmen Sie zum Beispiel eine Unterhaltung zwischen Aaron Beck, einem Begründer der kognitiven Therapie, und einem seiner furchtsamen Patienten. Der Therapeut stellt Fragen, die dem Klienten seine pessimistischen Gedanken bewußt machen.

Der Ängstliche: Ich soll morgen ein Referat in meinem Seminar halten und bin halbtot vor Angst.

A. B.: Was befürchten Sie?

Der Ängstliche: Ich glaube, ich werde mich fürchterlich blamieren.

A. B.: Und wenn schon ... dann blamieren Sie sich eben. Was ist denn dabei?

Der Ängstliche: Das überlebe ich niemals.

A. B.: »Niemals« ist ziemlich lange ... Jetzt hören Sie einmal gut zu. Nehmen Sie an, man lacht über Sie. Sterben Sie deshalb gleich?

Der Ängstliche: Natürlich nicht.

A. B.: Nehmen Sie an, man hält Sie für den schlechtesten Redner, der je vor einem Publikum aufgetreten ist ... ruiniert Sie das für immer und ewig?

Der Ängstliche: Nein ... Aber es wäre doch schön, wenn ich ein guter Sprecher wäre.

A. B.: Sicher wäre es schön. Aber wenn es danebengeht, würden Ihre Eltern oder Ihre Frau sich von Ihnen distanzieren?

Der Ängstliche: Nein ... Sie haben großes Verständnis für mich.

A. B.: Also, was wäre dann so schlimm?

Der Ängstliche: Ich würde mich miserabel fühlen.

A. B.: Und dann?

Der Ängstliche: Würde ich mich wieder fangen.

A. B.: Also machen Sie sich nur selbst die Hölle heiß.

Der Ängstliche: Das stimmt. Ich habe das Gefühl, als stünde meine ganze Zukunft auf dem Spiel.

A. B.: Also irgendwie bringen Sie alles durcheinander ... Sie tun so, als ob jeder Fehler, den Sie begehen, das Ende der Welt wäre ... Sie müssen Ihre Fehler richtig bewerten – als falsche Schritte zu einem Ziel, nicht als Katastrophen. Sie müssen Ihre Voraussetzungen hinterfragen.

Als der Patient sein Referat gehalten hatte, erkundigte sich Beck, wie er sein Versagen interpretierte.

A. B.: Wie fühlen Sie sich jetzt?

Der Ängstliche: Besser ... Aber einige Tage war ich am Boden zerstört.

A. B.: Wie denken Sie jetzt über Ihre Ansicht, daß ein mißlungener Vortrag eine Katastrophe ist?

Der Ängstliche: Natürlich ist es keine Katastrophe.

A. B.: Was dann?

Der Ängstliche: Etwas sehr Unangenehmes. Aber daran werde ich nicht sterben.

Die beste Methode, seinem Pessimismus auf die Schliche zu kommen und ihn dadurch loszuwerden, besteht darin, daß man sich die richtigen Fragen stellt. Das ist es im Grunde, was die kognitive Therapie tut. Sie stellt Fragen, die ihre Patienten zu klarerem Denken veranlassen. Wenn Sie einige Beispiele für Ihr eigenes negatives Selbstgespräch niedergeschrieben haben, versuchen Sie, sich die folgenden Fragen zu stellen.

Denke ich in »Alles-oder-nichts«-Begriffen? »Ich bin total häßlich, alle anderen sind schön.« Aber alles ist relativ und graduell. Achten Sie auf Worte wie »alles«, »nichts«, »total« und »vollständig«.

Gehe ich davon aus, daß alle Situationen gleich sind? Keine zwei Situationen sind einander vollständig gleich. Sie haben immer auch die Möglichkeit, anders zu reagieren. Läßt Ihr innerer Monolog eine Tendenz zu Generalisierung und Pauschalurteilen erkennen? Achten Sie auf Schlüsselworte wie »immer« und »niemals«.

Mache ich aus »selten« gerne »wahrscheinlich«? Ein Postangestellter berichtete, er habe den Gedanken: »Wahrscheinlich feuern sie mich, wenn ich einmal drei Tage fehle.« Aber wann ist zum letztenmal ein Postangestellter entlassen worden?

Befürchte ich immer das Schlimmste? »Wenn man mein neues Projekt ablehnt, ist meine Karriere im Eimer.« Haben Sie die Tendenz, immer das Schlimmste anzunehmen und sich Katastrophen auszumalen? Stellen Sie sich das Schlimmste vor, was passieren könnte. Wäre es wirklich eine Katastrophe?

Ignoriere ich meine Stärken? Fast immer haben wir Stärken *und* Schwächen. Übersehen Sie Ihre positiven Eigenschaften?

Mache ich mir Vorwürfe wegen etwas, für das ich gar nichts kann? »Ich hatte eine Gartenparty und es regnete. Mein Fehler.« Das Stehen zur eigenen Verantwortung ist nur sinnvoll, wenn es sich um etwas handelt, worauf man wirklich Einfluß hat.

Erwarte ich, daß ich selbst und andere perfekt sind? Denken Sie wirklich, daß Menschen niemals Fehler machen sollten? Wenn es so ist, werden Sie dauernd versagen und von anderen enttäuscht sein. Räumen Sie jedem, sich selbst eingeschlossen, das Recht ein, Fehler zu machen. Irren ist menschlich. Warum Energie verschwenden und sich für seine Fehler kritisieren? Besser wäre es, diese Energie vorteilhaft einzusetzen. Aus Fehlern kann man lernen und an ihnen wachsen, statt sich mit Selbstvorwürfen zu lähmen. Wenn Sie ein Ei fallen lassen, machen Sie ein Omelett draus und nörgeln wegen Ihres Ungeschicks nicht ständig an sich herum!

Könnte ich auch anders mit dieser Sache umgehen? Überlegen Sie sich drei alternative Möglichkeiten, eine Situation zu interpretieren. Wie fühlen Sie sich bei jeder Alternative?

Wie sieht die Sache in einer Woche, einem Jahr, zehn Jahren aus? Wird sich irgendwer in zehn Jahren daran erinnern, daß Sie auf einer Party diese oder jene dumme Bemerkung gemacht haben oder Schuppen auf Ihrem Kragen hatten? Wir glauben oft, unsere Fauxpas seien für immer im Gedächtnis anderer Leute gespeichert.

Wenn wir Alternativen zu unserer pessimistischen Denkpraxis aufschreiben, gewichten wir Situationen anders und gewinnen neue Ausblicke. Aber es gehört Übung dazu. Vielleicht müssen Sie mindestens 50 Situationen mit alternativen Gedanken hinschreiben, bis Ihnen spontan Alternativen einfallen.

Gary Emery gibt folgenden Bericht von einer gerade geschiedenen Frau:

> »Nach einem Vorstellungsgespräch war sie sehr niedergeschlagen und hatte automatisch die (pessimistischen) Gedanken: ›Ich bin eben eine Niete. Ich finde niemals Arbeit. Ich bin nicht so gut wie andere.‹
> Es gelang ihr, diesen Gedanken den Kampf anzusagen. Sie schrieb sie auf und sagte zu sich selbst (auch auf dem Papier): ›Daß ich keine Arbeit bekomme, heißt noch lange nicht, daß ich nichts tauge. Das ist eine unzulässige Generalisierung. Es heißt nur, daß ich einen bestimmten Job nicht bekommen habe. Es ist lächerlich, mich nur wegen eines Jobs mit anderen zu vergleichen. Überhaupt ist es lächerlich, mich mit anderen zu vergleichen, egal aus welchen Gründen.‹
> Dadurch, daß sie immer wieder gegen ihre automatischen negativen Gedanken ankämpfte, behielt sie genügend Mut und Zuversicht, weiter nach einer Stelle zu suchen, und fand schließlich auch eine.«

Ihre innere Geschichte ist übrigens immer nur eine Vermutung, warum etwas passiert ist. Gehen Sie der Sache auf den Grund. Wenn Sie Ihre Geschichten hinterfragen, werden Sie auf Informationen stoßen, die Ihre Version stützen oder widerlegen. Viele Ihrer jetzigen Ansichten sind Verträge, die Sie als Kind mit sich selbst geschlossen haben. Vielleicht hat Ihre Mutter von Ihnen verlangt, auf ein unmittelbares Vergnügen (etwa ein himmlisches Eis) zugunsten einer Belohnung in der Zukunft zu verzichten oder es mit jemandem zu teilen. Es ist nichts dagegen zu sagen, daß man lernt, ein Vergnügen aufzuschieben oder mit jemandem zu teilen. Aber wenn Sie dabei anfangen, harte, unrealistische Verträge mit sich selbst abzuschließen, etwa von der Art: »Wenn ich lieb bin, bekomme ich immer eine Belohnung«, dann handeln Sie sich mit Sicherheit Enttäuschungen ein.

Greifen Sie diese Vorurteile an. Ein unglücklicher Mann entschließt sich, sein Wohnzimmer zu tapezieren. Seine Frau die eine Seite, er die andere. Er weiß schon, daß er es bestimmt nicht so gut macht wie seine bessere Hälfte. Sobald er fertig ist, zeigt er auf alle Stellen an seiner Seite, wo die Muster nicht genau übereinstimmen oder die Ränder nicht ganz gerade sind. Dagegen sieht er, wie großartig seine Frau auf der anderen Seite gearbeitet hat. – Stellte er sich Fragen wie die oben angegebenen, würde ihm sein Pessimismus bewußt werden. Er würde sehen, wie streng die Maßstäbe sind, die er an seine Arbeit anlegt, und wie winzig die Fehler, die er gemacht hat. Leicht könnte er sich eine alternative, optimistischere Geschichte über seine Tapezierkünste ausdenken. Und das würde ihm erlauben, seine Vorstellungen von sich selbst und seinem Leben zu korrigieren.

Oder stellen Sie sich folgende Situation vor: Sie arbeiten in einer Werbeagentur, und nachdem Sie eine Präsentation verfaßt haben, murmelt Ihr Chef etwas von: »Da haben Sie nicht gerade Ihren besten Tag gehabt.« Sofort denken Sie : »Ich bin eine totale Katastrophe. Alles mache ich falsch. Ich arbeite stundenlang für diese Präsentation, und er läßt kein gutes Haar an mir. Warum gelingt es mir niemals, etwas Ordentliches zu texten?« Sie sind ganz niedergeschlagen.

Aber wenn Ihrem Chef einmal eine Idee von Ihnen gefällt, sagen Sie zu sich: »Er will eben nett zu mir sein.« Mit einer flüchtigen Bemerkung wischen Sie das Lob vom Tisch. So negativ arbeitet unser Bewußtsein: Es blendet günstige Urteile aus und holt ungünstige noch näher heran. Aber das sind Geschichten, die Ihnen nur schaden. Sie führen zu dauerndem Pessimismus und der Unfähigkeit, die guten Dinge des Lebens zu schätzen.

Ihre Erklärungen, die Sie sich geben, helfen Ihnen nicht. Sie glauben, alles im Leben hängt von dieser einen Präsentation ab oder einer nebensächlichen Bemerkung Ihres Chefs. Mit einem Schlag wird Ihnen alles klar, viel zu klar: Alles oder nichts, schwarz oder weiß. Ihr Horizont ist total und für immer verdüstert, nur weil Sie denken, Ihr Chef denkt, Ihre Präsentation sei danebengegangen. Ihre Gedanken machen aus einer Kleinigkeit einen Staatsakt, und Sie haben das Gefühl, so geht es Ihnen immer, nie wird ein guter Texter, Geschäftsmann, Mensch oder sonstwas aus Ihnen. Sie fixieren sich auf diese eine Situation und machen, wie das Sprichwort sagt, aus einer Mücke einen Elefanten.

Aber stop! Was ist denn schon passiert? Es könnte ja sein, daß Ihr Chef sich geirrt hat. Vielleicht hat er nicht so gut wie Sie verstanden, was Ihr Kunde wollte und worum es bei diesem Auftrag ging. Vielleicht hatte er mit seiner Frau Krach und ließ seine schlechte Laune an Ihnen und Ihrer Präsentation aus. Und selbst wenn Ihre Präsentation wirklich kein Knüller war – was soll's? Was ist mit den vielen früheren Leistungen von Ihnen? Jeder macht mal Fehler, und natürlich ist Ihr Chef dann für einen Augenblick enttäuscht. Wollen Sie Ihr Selbstwertgefühl auf eine so schwankende Basis gründen? Haben Sie es nötig, all Ihre Gedanken auf dieses eine kleine Malheur zu richten? Draußen sterben die Menschen, andere sind obdachlos oder ohne ärztliche Versorgung. Wie wichtig ist die achtlose Bemerkung Ihres Chefs, wenn sie an die 4 Milliarden Jahre denken, die sich die Erde schon um die Sonne dreht, an die Weltreiche, die kamen und gingen, und die Bedrohung der Menschheit durch Atomwaffen? Sie können das Bild auch verkleinern, nicht nur vergrößern!

Gesunde Vergleiche

Wie erwähnt, arbeitet unser Hirn mit Vergleichen, und viele von uns beurteilen sich selbst, indem sie sich an anderen messen. Solche Vergleiche können riskant sein und Minderwertigkeitsgefühle oder falschen Stolz erzeugen. Wenn Sie aber lernen, dieses Vergleichsprinzip auch bei den Geschichten, die Sie sich selbst erzählen, auszunützen, können Sie nur gewinnen.

Viele von uns blicken bewundernd, neidisch oder gierig auf das Leben der Reichen und Berühmten. Bei Vergleichen mit solchen Idolen schneiden wir oft schlecht ab. Wir glauben womöglich, vielen dieser Prominenten sei es immer gut gegangen und nur wir selbst seien arme Teufel, weil wir nicht so viele Millionen wie Jacocca gemacht haben, kein Präsident wie Reagan geworden sind oder Skulpturen wie Giacometti geschaffen haben. Aber dieses Bild von sich selbst und Ihren Helden ist reparaturbedürftig. Machen Sie sich nur für einen Augenblick bewußt, wie wenige der Millionen Arbeitssklaven so berühmt wie Jacocca sind.

Viele Künstler arbeiten Jahre um Jahre und produzieren Hunderte von Gemälden, die nie jemand anschaut. Und viele berühmte Schriftsteller haben Hunderte von Manuskripten verfaßt, von denen Sie nur die wenigen aufregenden Erfolge, die Spitze des Eisbergs, sehen. Kein Wunder, daß sich all Ihre Erfolge zusammengenommen nicht so gut ausnehmen wie ein oder zwei Spitzenleistungen eines Bildhauers, die im Museum ausgestellt sind. Linus Pauling, zweifacher Nobelpreisträger, wurde einmal gefragt, woher er so viele glänzende Ideen habe. Er erwiderte: »Ich habe zuerst immer eine ganze Menge Ideen, und dann scheide ich die schlechten aus.«

Wir alle haben unsere Probleme, Fehler und Niederlagen – sogar die Reichen und Berühmten. Ein paar Fakten mögen Ihnen helfen, Ihre eigenen Probleme im richtigen Licht zu sehen.

Wußten Sie schon, daß Norman Vincent Peale von seinem Manuskript »Die Kraft des positiven Denkens« so angeekelt war, daß er es in den Papierkorb warf? Seine Reinemachefrau fischte es heraus, und es wurde ein internationaler Bestseller. Jeder glaubt immer, er werde vom Schicksal besonders stiefmütterlich behandelt und die berühmten Leute, von denen wir hören, seien auf Rosen gebettet. Dieses Vorurteil haben wir, weil wir meist nur von den Leistungen der Prominenten erfahren, nicht von ihren Problemen. Niemand schreibt über die 75.000 Buchmanuskripte, die letztes Jahr von amerikanischen Verlagen abgelehnt, die 2 Millionen technischen Entwürfe, die zur Überarbeitung zurückgeschickt wurden, und die Millionen Ehen, in denen tagtäglich gestritten wird. So sind die Nachrichten, die wir erhalten, immer schon verzerrt, und wir vergleichen uns mit den Höhepunkten im Leben der Sterne am Himmel der Berühmtheiten.

Doch die gefeierten Männer und Frauen der Geschichte waren und sind nicht gar so erfolgreich und vollkommen. Als Papst Julius Michelangelo vorwarf, er brauche mit dem Ausmalen der Decke der Sixtinischen Kapelle zu lange, antwortete dieser: »Ich habe Ihrer Heiligkeit doch gesagt – ich bin kein Maler.« Der Dramatiker Tennessee Williams wurde von der »Gotham Buchmesse« gefeuert, weil er unfähig war, Bücher richtig zu verpacken. Napoleon, Karl Marx und Marilyn Monroe hatten Hämorrhoiden. Die Ecole des Beaux Arts, die angesehenste Kunstakademie in Paris, lehnte Paul Cézanne, der sich bei ihr bewarb, sage und schreibe fünfmal ab.

Unzählige Berühmtheiten haben ihre Schwächen und Fehler. Warum müssen Sie sich dann, wenn Sie Ihren Wagen auf dem Parkplatz partout nicht finden können, gleich als Versager fühlen?

Sigmund Freud reiste niemals allein, weil er keine Fahrpläne lesen konnte. Ronald Reagan erhielt 1964 die Hauptrolle in dem Film »Der beste Mann« nicht, weil er »nicht wie ein Präsident« aussah.

Vielleicht haben Sie in die falsche Aktie investiert, sind ins falsche Restaurant gegangen oder haben versäumt, eine junge Dame einzustellen, die jetzt bei der Konkurrenz einen derartigen Wirbel veranstaltet, daß sie Ihnen das Leben schwer macht. Sie sagen sich: Was für ein Idiot ich doch bin! Aber denken Sie daran, daß andere, sehr angesehene Manager schlimmere Fehler gemacht haben. Thomas J. Watson, Vorstandsvorsitzender bei IBM, sagte 1943: »Ich glaube, auf dem Weltmarkt wird Platz für gerade fünf Computer sein.« Als Alexander Graham Bell der Western Union die Exklusivrechte an seiner »Sprechmaschine« für 100.000 Dollar anbot, lehnte der Vorsitzende der Western Union, William Orton, ab mit dem Argument: »Was soll unser Unternehmen mit einem elektrischen Spielzeug?«

Es ist wichtig, sich die wirkliche Geschichte über andere Menschen, wie sie leben, streben und scheitern, anzuhören. Um richtig vergleichen zu können, müssen Sie die Biografien der von Ihnen Bewunderten kennen, damit Sie sehen, was das Leben für sie bereithielt und daß die Vollkommenheit, die Sie von sich fordern, eine falsche Geschichte ist.

Noch eine andere Art Vergleich kann dazu beitragen, daß Sie das richtige Augenmaß zurückgewinnen. Wenn Sie Ihre Probleme vor dem Hintergrund wirklicher Katastrophen betrachten, wird der Druck, der auf Ihnen lastet, leichter. In dem schwedischen Film »Mein Leben als Hund« erlebt der Junge Ingemar viele schwere Stunden. Seine Mutter bekommt Krebs, er zieht in ein neues Dorf, in dem er sich fremd fühlt, sein geliebter Hund wird von seinem Vormund eingeschläfert. Er hält sich dadurch über Wasser, daß er sich die Geschichte von Laika, dem armen Hund, der in einem sowjetischen Satelliten die Erde umkreiste, erzählt. Laika wurde mit begrenztem Proviant in den Weltraum geschossen und mehrere Monate lang getestet und gemessen, bis, wie Ingemar sagt, »ihr Hundesack leer war«. Ständig sagt er sich vor: »Arme Laika. Es könnte mir noch schlechter gehen.« Manchmal ist es gut, wenn Sie Ihren mentalen Zollstock neu eichen und weit schlimmere Schicksale als Ihr eigenes zur Kenntnis nehmen. Das könnte Ihnen helfen, besser zu würdigen, was Sie haben.

Aber manchmal sind die lustfeindlichen Geschichten tief in uns versteckt, sehr, sehr tief.

Nie erzählte Geschichten: Bekenntnisse sind gut für den Körper

»Ich konnte einfach nicht mehr länger leben, ohne es jemandem zu sagen. Er war nicht der Vater unserer zehnjährigen Tochter, aber er wußte es nicht. Jedesmal, wenn mein Blick auf unser Kind fiel, jedesmal, wenn wir spielten, wurde mein Glück von einer dunklen Wolke überschattet, weil ich wußte, daß er es nicht wußte. Manchmal wurde mir siedend heiß bei dem Gedanken, ich habe einen Treuebruch begangen. Ich hatte das Gefühl, das würde mich innerlich zerreißen. Aber ich begrub mein Geheimnis tief in der Brust.

An dem Tag, an dem ich es ihm sagte, fühlte ich mich entsetzlich. Zuerst fand ich die richtigen Worte nicht, aber dann sprudelte alles auf einmal heraus. Es war scheußlich, aber danach und seitdem verspüre ich große Erleichterung.«

Wahrscheinlich haben Sie oft die Behauptung gehört, daß Bekenntnisse gut für die Seele sind. Aber Bekenntnisse haben nicht nur eine Bedeutung für die Moral. Sie können auch gut für den Körper sein. Das mag überraschend für Sie klingen, da wir doch bisher so dafür eingetreten sind, der Wirklichkeit nicht unbedingt ins Auge zu sehen, also das Positive zu betonen und das Negative zu ignorieren. Aber das Verdrängen starker Emotionen und sich ihnen nicht zu stellen hat seine Grenzen.

Im Prinzip ist es so: Wenn es sich um ein kleines Trauma handelt, ist es gesund und angenehm, das Problem zu bagatellisieren, zu übersehen oder zu ignorieren. Bei einem größeren Trauma ist es aber auf lange Sicht wahrscheinlich gesünder, sich damit auseinanderzusetzen. Bekenntnisse mögen im Augenblick unangenehm sein, doch wenn Sie sich von einem drückenden Geheimnis befreien, bekommen Sie einen klareren Kopf und Ihr Leben wird leichter, jedenfalls auch gesünder.

Es ist möglich, ein Geheimnis das ganze Leben fest in der Brust zu verschließen. Vielleicht fürchten wir, andere damit zu verletzen und behalten es daher für uns. Oder wir halten es zurück, um Beschämung, Verwirrung und Schmerz aus dem Weg zu gehen. Doch wenn der Preis dafür zu hoch wird und das Leiden die Wohltat des Nicht-zur-Kenntnis-Nehmens übersteigt, sollten wir einen anderen Weg einschlagen und überlegen, wie wir die belastenden Eindrücke loswerden können.

Im Leben vieler Menschen gibt es seelische Wunden, die niemals vernarben. Wir meinen hier nicht die normalen Fehlschläge im Beruf, finanzielle Verluste oder die üblichen Eheprobleme. Die gesundheitsschädlichen Geheimnisse, die wir hier meinen, sind schwere Traumata, etwa, daß man in der Kindheit vergewaltigt wird, miterlebt, wie ein Angehöriger bei einem Verkehrsunfall stirbt, Zeuge eines Mordes wird oder selbst ein Gewaltverbrechen begeht.

Läßt sich beweisen, daß derart starke Gefühle, wenn sie ständig unter Verschluß gehalten werden, schlecht für die Gesundheit sind? Sollten wir sie nicht doch besser ignorieren? Es ist erwiesen, daß lang verdrängte Konflikte die Gesundheit untergraben können. Eine Untersuchung ergab, daß Menschen mit traumatischen Kindheitserlebnissen, die sie nie jemandem mitgeteilt hatten, eher Krebs, zu hohen Blutdruck, Magengeschwüre und schwere Grippe hatten als Personen, die entweder kein Trauma hatten oder sich anderen anvertrauten.

Männer und Frauen, die ihren Ehepartner durch Autounfall oder Selbstmord verloren hatten, machten die Erfahrung, daß ein vertrauliches Gespräch darüber gut für die Gesundheit ist. Sie berichteten anderen über ihre Tragödie und waren im Jahr nach dem Tod gesünder als jene, die nicht darüber sprachen. Ermutigt man Menschen, sich lang unterdrückte traumatische Erfahrungen von der Seele zu reden, kann man ihren Gesundheitszustand meßbar verbessern. Der Psychologe James Pennebaker stellte Studenten die folgende Aufgabe: Schreiben Sie die aufregendste oder traumatischste Erfahrung Ihres Lebens auf und Ihre innersten Gedanken und Gefühle dabei. Sie können nehmen, was Sie wollen, aber es sollte etwas sein, was Sie wirklich erschüttert hat. Ideal wäre, wenn Sie mit anderen Personen noch nicht ausführlich darüber gesprochen haben. Aber entscheidend ist, daß Sie Ihren Gedanken und Gefühlen freien Lauf lassen und nichts verbergen ... Gleichzeitig schrieben andere Studenten nur triviale Handlungen und Ereignisse auf.

Vier Tage lang führten die Studenten auf diese Weise Buch. Einer gestand, er sei als Gymnasiast von seinem Stiefvater wiederholt verprügelt worden. Als er mit dessen Gewehr einen Selbstmordversuch machte, reizte ihn der Mann noch mehr und verhöhnte ihn, weil der Versuch mißlang. Eine andere Studentin warf ihrem Vater in einem Wutanfall in Gegenwart ihrer Mutter eheliche Untreue vor. Die Enthüllung beschleunigte die Scheidung der Eltern und löste dauernde Schuldgefühle bei der Tochter aus. Ein dritter Student beschrieb seine Empfindungen bei der Trennung seiner Eltern. Sein Vater sagte ihm im Alter von neun Jahren, er wolle sich von der Mutter scheiden lassen. Die Ehe sei seit der Geburt des Sohnes kaputt.

Solche traumatischen Gefühle preiszugeben, war nicht ganz leicht und emotional eine Tortur. Aber wer sich von einem solchen heimlichen Alp befreite, gewann auf lange Sicht. Im Vergleich zu den Studenten, die über neutrale Ereignisse, etwa ein Fußballspiel, schrieben, hatten jene, die traumatische Erlebnisse darstellten, in den sechs Monaten nach dem Experiment weniger gesundheitliche Probleme, mußten seltener zum Arzt und weniger Pillen schlucken. Und was noch wichtiger ist: Pennebaker und Mitarbeiter stellten sechs Wochen nach der Untersuchung bei Studenten, die über ihre Traumata gesprochen hatten, verbesserte Immunfunktionen fest.

Doch nicht nur Studenten in den ersten Semestern profitieren von solchen Bekenntnissen, wie dieses psychologische Experiment beweist. 33 Überlebende des Holocaust gaben Interviews über ihre Erfahrungen im 2. Weltkrieg, die auf Tonband aufgenommen wurden. Dabei wurden Hautwiderstand und Herzrhythmus registriert.

Alle Überlebenden hatten jahrzehntelang schwer gelitten, viele von ihnen stillschweigend. Man hatte sie aus ihren Wohnungen geholt, in Ghettos gesperrt, ohne Anlaß geschlagen. Die meisten erlebten den Tod ihrer Kinder, enger Freunde und Angehöriger.

War es ihrer Gesundheit zuträglicher, wenn sie ihr Innerstes enthüllten? Tatsächlich hatten alle, die über ihr schweres Trauma berichteten, weniger körperliche Beschwerden. Ausschlaggebend für eine positive gesundheitliche Wirkung scheint zu sein, daß man sowohl die Tatsachen als auch die sie begleitenden Empfindungen schildert.

Auch schriftliche, ja anonyme Enthüllungen von Gedanken und Gefühlen über traumatische Erfahrungen können, so unangenehm es im Augenblick sein mag, gesundheitlich von Vorteil sein. Und die Mehrzahl der Betreffenden begrüßt anscheinend die Möglichkeit, die Last abzuwerfen. Viele äußerten sich in diesem Sinne: »Ich war gezwungen, die Dinge zu Ende zu denken und mir bewußt zu machen, worin mein Problem wirklich besteht«; »Es half mir, mich von außen zu betrachten«; oder: »Es war die große Chance, mit mir ins reine zu kommen«.

So können also Bekenntnisse gut für den Körper sein. Bleibt ein Negativereignis unausgesprochen, wird niemals ein Schlußpunkt darunter gesetzt. Der Mensch umkreist es dann im Innern unaufhörlich mit seinen Gedanken. Er wiederholt sich fortwährend, was er hätte sagen, wie er hätte handeln sollen. Wenn er es aber aufschreibt oder jemandem mündlich anvertraut, ist er gezwungen, seine Gedanken und Gefühle zu ordnen, verborgene Vorurteile bloßzulegen und bisher ungelöste Fragen zu beantworten. Und wenn es einmal »heraus« ist, gewinnt er häufig den notwendigen Abstand. Wenn er sich davon befreit, ist er eher imstande, den Teufelskreis der Gedanken und Gefühle zu durchbrechen.

Das ist wohl einer der Gründe, weshalb viele Religionen, Gemeinschaften und Selbsthilfegruppen die Menschen zur »Beichte«, zu Geständnissen und Enthüllungen vor anderen anhalten. Der Beichtakt kann sehr wohl dazu führen, daß ein Mensch gesünder wird, ein Vorgang, den man sich bisher nicht erklären konnte. Das könnte auch der Grund sein, weshalb Leute, die in einem dichten Netz sozialer Beziehungen geborgen sind, gesünder sind: Ein solches Netz gibt ihnen eher Gelegenheit, ihre Sorgen anderen anzuvertrauen.

Die Geschichten, die wir uns innerlich erzählen, lassen sich umschreiben, von negativen Inhalten reinigen und mit optimistischen Elementen anreichern. Zeit für diese Geschichten zu opfern ist eine der lohnendsten mentalen Investitionen, die Sie vornehmen können.

12. Investieren in sich selbst

Viele von uns setzen ihr Leben und fast alle Zeit und Energie ein, um reich zu werden, vorwärtszukommen, zur Spitze vorzustoßen. Aber sehr oft zahlen sich unsere Investitionen an Zeit, Training und Geld nicht in Form von Glück und Gesundheit aus. Ein bißchen hilft uns hier die Einsicht weiter, daß Glück nicht von hohem Status, Einkommen oder den materiellen Dingen, die wir anhäufen, abhängt. Doch viele Menschen täten gut daran, ihre gesamte Investitionsstrategie zu überdenken. Es ist möglich, daß wir unser ganzes Leben für Investitionen vergeuden, die sich nicht lohnen, mögen sie auch finanziell gesehen ein Erfolg sein.

Wir müssen mehr an Investitionen in uns selbst denken. Investitionen, die sinnvolle, dauernde und gesunde Freude schenken. Wir laden Sie hiermit ein, Ihr Portefeuille neu zu organisieren und hervorragende Investmentfonds für Beruf und Freizeit zu prüfen. Wußten Sie schon, daß eine Ausbildung wichtiger für Ihre Gesundheit sein kann als alles andere? Auch kann harte Arbeit eine Qual sein, wenn Sie etwas tun müssen, was Sie nicht interessiert. Aber bis spät abends zu arbeiten ist vielleicht gesund, wenn es etwas Sinnvolles ist. Investieren in sich selbst kann riesige Dividenden in Form positiverer, optimistischerer Seelenverfassung und besserer Gesundheit abwerfen.

Freude am Selbst

Die meisten von uns glauben, sie sind in sich geschlossene Persönlichkeiten: Es sei immer derselbe Mensch, der zur Arbeit geht, im Garten werkelt, seine Kinder erzieht, Bücher liest und seine Pflichten erfüllt. Aber so wie es aussieht, sind wir alle Konglomerate von mehreren Ichs, und je entwickelter und eigenständiger diese verschiedenen Aspekte unseres Selbst sind, desto weniger anfällig sind wir für Streß.

Der Mensch besteht aus verschiedenen Ichs, verschiedenen Bewußtseinsebenen, verschiedenen Intelligenzen. Das Gehirn ist evolutionär in mehreren Schritten aufgebaut worden, und die jeweiligen Sektoren haben verschiedene Aufgaben. Sie können das zum Beispiel bemerken, wenn Sie sich an ein Gesicht erinnern, der dazugehörige Name Ihnen aber nicht einfällt, oder Ihr Verstand Ihnen sagt, ein bestimmter Plan sei eine gute Idee, und Ihre Empfindungen sich dagegen sträuben. Jeder von uns spielt bei seinem Liebespartner eine andere Rolle als bei seinen Kollegen, verhält sich bei seinen Kindern anders als vor einem Polizisten, bei alten, engen Freunden anders als bei neuen Kunden – ja, er *ist* dann auch immer ein anderer.

Wir verfügen über ein großes Spektrum an Möglichkeiten und Talenten, und je mehr davon wir entfalten, desto gesünder sind wir.

Unsere verschiedenen Ichs versuchen jeweils auf ihre Weise, Schicksalsschläge zu verarbeiten und Krisen zu durchstehen. Sie bringen uns zum Lachen über uns selbst, wenn wir zwei linke Hände haben, und lassen uns die Fassung bewahren – und sei es auch nur für eine kleine Atempause –, wenn ein geliebter Mensch stirbt. Wir müssen dann bedrohliche Empfindungen in Schach halten, unsere verschiedenen Ichs zu Wort kommen lassen, Kummer und Sorgen vertreiben und den Rest des Selbst aufheitern.

Denken Sie an eine Anwältin, die sich gerade scheiden läßt. Bei der Analyse ihrer Persönlichkeit stellen wir fest, daß sich ihre Rollen als Frau und Anwältin fast vollständig decken. Sie hatte ihren Mann beim Jurastudium kennengelernt. Der Kreis ihrer privaten Bekannten und Berufskollegen ist mit dem ihres Mannes nahezu identisch. Die Scheidung ist ein schwerer Schlag für sie. Die gesamte Persönlichkeitsstruktur, das Selbstvertrauen und die Fähigkeit der Frau, mit starker beruflicher Beanspruchung fertig zu werden, sind erschüttert. Durch die Scheidung hervorgerufene Selbstzweifel, Ärger und Kummer nagen an ihr und gefährden ihre Karriere. Ihr ganzes Leben ist in Aufruhr. Sie hatte alles auf eine Karte gesetzt, und jetzt hat sie den Boden unter den Füßen verloren.

Stellen Sie sich im Gegensatz dazu eine Frau vor, die verschiedene Identitäten als Ehefrau, Anwältin, Mutter, Freundin und Tennisspielerin besitzt. Wenn sie mit einer Scheidung konfrontiert wird, ist es längst nicht so wahrscheinlich, daß ihr Vertrauen in ihre Leistungsfähigkeit, ihr Glaube an sich selbst und ihre Freude am Leben überhaupt derart in Mitleidenschaft gezogen werden. Sie kann immer noch ein intensives Tennismatch genießen, den Sieg in einem schwierigen Prozeß feiern oder sich an der innigen Beziehung zu ihrem Baby freuen.

Eine innovative Untersuchung der »Komplexität der Persönlichkeit« zeigt, daß kompliziertere, vielseitigere Menschen, deren Ichs sich nach verschiedenen Richtungen entfalten, weniger unter Enttäuschungen leiden. Sie haben weniger Depressionen, schlechte Stimmungen, Erkältungen, Husten, Bauchweh, Kopf- und Muskelschmerzen als nicht so komplexe Naturen.

Je besser wir unsere mentalen Investitionen auf die verschiedenen Bereiche unserer Persönlichkeit verteilen, desto widerstandsfähiger werden wir. Viele von uns machen zu wenig aus ihrem Selbst. Manche identifizieren sich total mit ihrer Karriere, andere mit ihrer Elternrolle. Aber welchen Weg Sie auch einschlagen – ob Sie einen Garten anlegen oder neue Freunde gewinnen, sich Haustiere oder Zimmerpflanzen anschaffen: Größere Vielseitigkeit wird Ihrer Gesundheit förderlich sein und Ihre Chancen, mit Schwierigkeiten fertig zu werden, verbessern.

In schweren Zeiten werden Sie mit größerer Wahrscheinlichkeit Trost finden. Sie können dann einen anderen Bereich Ihres Lebens, der Ihnen Zufriedenheit und Erfüllung schenkt und Quelle positiver Empfindungen ist, aktivieren. Solche positiven Empfindungen, vielleicht mitten im Leid über einen lieben Verstorbenen oder in einer Phase der Arbeitslosigkeit, sind weder etwas Sündiges noch Kontraproduktives. Die gute Stimmung hilft Ihnen über die Krise hinweg. Wenn Sie sich auf Bereiche konzentrieren, wo Sie erfolgreich und tüchtig sind (»Trotz meiner Eheprobleme bin ich doch ein guter Vater«), können Sie jeden scharfen Wind, der Ihnen ins Gesicht bläst, abwehren.

Köpfchen, Köpfchen

Es war uns schon immer aufgefallen, wie alt unsere Professoren wurden. Al G., ein guter Freund von uns, war emeritierter Professor, 70 Jahre alt, als wir die Universität bezogen. Jahr um Jahr diskutierten wir mit ihm über wissenschaftliche Ideen und Projekte und bemerkten kaum, daß er älter wurde. Er starb mit 94. Das ist nichts Ungewöhnliches. Harvardprofessoren gehören zum Beispiel zu dem einen Prozent der ältesten Menschen der USA. Warum werden sie so häufig überdurchschnittlich alt? Die Ernährung ist es nicht, auch nicht die Bezahlung oder der Sport.

So viele gut ausgebildete Männer und Frauen, die so lange lebten – das machte uns stutzig. Wie lohnend ist eine Investition in die Ausbildung? (Auch für die Gesellschaft als Ganzes ist es vorteilhaft, in Ausbildung zu investieren. Die Kosten sind gering im Vergleich zu den Vorteilen für den einzelnen, sowohl in bezug auf Gesundheit als auch auf Produktivität.)

Mit der in den letzten Jahrzehnten erfolgten großen Verbesserung der gesundheitlichen Situation und der gestiegenen Lebenserwartung ging die Verlängerung der Ausbildung der meisten Menschen einher. Während man sich über die Probleme und Mißstände an unseren Schulen und das kontinuierliche Absinken der IQs der Jugendlichen die Köpfe heißredet, übersieht man in der Regel, daß in den vergangenen fünfzig Jahren Bildung und Ausbildung doch große Fortschritte gemacht haben. Heute haben überall auf der Welt mehr Männer und Frauen eine Ausbildung und wissen besser Bescheid als je zuvor in der Geschichte.

Die verlängerte Ausbildung korreliert positiv mit Gesundheit und Immunität und hält den in der Öffentlichkeit so heftig diskutierten Risikofaktoren wie hoher Cholesterinwert, Rauchen, hoher Blutdruck oder Dickleibigkeit mehr als die Waage. So erschien zum Beispiel 1984 eine Studie im »Irish Medical Journal«, in der die Risikofaktoren für Herzerkrankungen miteinander verglichen wurden, mit dem Ergebnis:

> »Die Daten belegen eine starke negative Korrelation zwischen Ausbildung und Herzgefäßerkrankungen, die sich nicht allein aus Unterschieden des Alters, Raucherverhaltens, Blutdrucks, Gewichts oder Cholesterinspiegels erklären läßt. *Im Gegenteil: Auf der Basis der logistischen Analyse erweist sich, daß der Bremseffekt der Ausbildung auf Herzgefäßerkrankungen den negativen Wirkungen von Rauchen, Blutdruck, Gewicht und Cholesterin zusammengenommen die Waage hält.«*

Je mehr Ausbildung, desto weniger Krankheit. Arbeiter, die in dieser Untersuchung die schlechteste Ausbildung hatten, waren viermal so häufig herzkrank wie Personen mit Doktorgrad. Das Studium der Geschichte, der Mathematik und besonders der Literatur ist also ungemein gesund. Es ist auch nicht so, daß etwa besser Ausgebildete mehr Geld verdienen und dadurch gesünder wären. Eine vergleichende Studie an amerikanischen Männern und Frauen mit gleichem Einkommen zeigt, daß Akademiker sich mit zweieinhalbmal so großer Wahrscheinlichkeit guter Gesundheit erfreuen wie Leute ohne Ausbildung und mit zweimal so großer Wahrscheinlichkeit gesund sind wie Personen mit Hauptschulabschluß. Und sie sind nicht nur gesünder, sondern leben auch länger.

Es sind gar nicht die ungeheuer gestreßten, Schlagzeilen machenden Spitzenmanager mit sitzender Lebensweise, die in Scharen Herzinfarkten erliegen und tot umfallen, sondern die schwer schuftenden, ungelernten Arbeiter. Und das gilt nicht nur für Herzerkrankungen, wie in der irischen Studie. Auch der Blutdruck sinkt mit der Ausbildung. Viel mehr schlecht ausgebildete Schwarze leiden an hohem Blutdruck als solche mit besserer Ausbildung. Und mit besserer Ausbildung sinkt auch die Zahl der Nierenerkrankungen, der Unfälle und vor allem der Krebserkrankungen (mit Ausnahme von Brustkrebs, was vielleicht damit zusammenhängt, daß Frauen mit höherer Ausbildung weniger stillen).

Es handelt sich hier also keineswegs um eine weitere statistische Korrelation unter vielen, die nur die Wissenschaft interessiert, um eine geringfügige Senkung des Risikos, wovon vielleicht nur einer unter Millionen profitiert. Nehmen wir Maria und Lydia, beide 25 Jahre alt. Lydia war zwei Jahre auf der Universität, während Maria nach der 6. Klasse die Schule verließ. Ihre Einkommen sind gleich, die Familienumstände vergleichbar. Doch Lydia hat eine um volle zehn Jahre höhere Lebenserwartung als Maria. Zum Vergleich: Könnte man alle krebsbedingten Todesfälle ausschließen, würde das die Lebenserwartung nur um weniger als zwei Jahre erhöhen.

Was passiert, wenn Leute eine Ausbildung machen? Natürlich können sie dann Warntafeln und Sicherheitsvorschriften besser lesen. Sie können lesen, was gut für die Gesundheit ist und was gesundheitliche Risiken birgt. Aber das ist bestimmt nicht die Hauptsache, obwohl schon sehr wichtig. Es besteht nämlich, wie wir glauben, eine viel direktere Beziehung zwischen Gesundheit und Wissen. Wer darüber Bescheid weiß, was um uns herum vorgeht, wie ökonomische und soziale Kräfte auf uns einwirken und wie überhaupt alles zusammenhängt, lebt gesünder.

Ausbildung vermittelt dem Menschen einen Begriff von der Welt – so wie in alten Kulturen Sagen und Mythen die Welt erklärten und ihr das Bedrohliche nahmen. Wenn Sie wissen, daß einem Blitz mit Notwendigkeit der Donner folgt, werden Sie nicht zweimal erschrekken. Wenn Sie wissen, daß Konjunktureinbrüche Ihr eigenes Geschäft tangieren, planen Sie entsprechend und haben dann weniger Sorgen. Wenn Sie bei der Akazienblüte asthmatische Beschwerden bekommen, können Sie entweder versuchen, Gegenden mit diesen Bäumen zu meiden, oder Sie geraten zumindest nicht in Panikstimmung. Wenn Sie wissen, daß eine Grippewelle grassiert, können Sie vorsorgen oder brauchen sich, wenn es Sie doch erwischt, über die Ursachen weiter keine Gedanken zu machen. Wenn Sie wissen, daß die meisten anderen Menschen, auch die berühmten und arrivierten, ihre Karriere nur unter größten Opfern aufgebaut und immer wieder Schiffbruch erlitten haben, sind Sie nicht mehr so pessimistisch. Ihre Vergleiche werden rationaler sein, Ihnen helfen, auch unter widrigen Umständen den Kopf oben zu behalten und auf bessere Zeiten zu hoffen.

Wer das Vorrecht hatte, eine gute Ausbildung zu bekommen, wird auch eher über ein Gefühl des Selbstvertrauens und der Kompetenz verfügen. Ausbildung läßt uns erkennen, daß und wie alles miteinander zusammenhängt, wodurch wir nicht mehr so leicht panisch reagieren. Und die gesunden Freuden der Beschäftigung mit Literatur und Wissenschaft steigern Selbstwertgefühl und Optimismus und machen sich, wie wir gesehen haben, in Form von Gesundheit und langem Leben bezahlt.

Legen Sie also größeren Wert, wenn Sie es nicht schon getan haben, auf Ausbildung und Bildung. Vielleicht entscheiden Sie sich für eine Abendschule, um Ihr Wissen zu erweitern oder sich fortzubilden. Vielleicht wollten Sie schon immer mehr über mittelalterliche Geschichte, Computer und Religion wissen oder Französisch und Japanisch lernen. Sie haben eine Menge Zeit, zehn Jahre zusätzliche Zeit, um das alles zu verwirklichen.

Neues von der Arbeitsfront

Sie tun es morgens, mittags und abends. Sie tun es an allen möglichen und unmöglichen Orten. Sie tun es manchmal auch in Flugzeugen, beim Fernsehen, auf dem Autorücksitz und sogar im Schlafzimmer.

Was denn? Arbeiten. Sie lieben es zu arbeiten. Ihr ganzes Leben ist von harter Arbeit durchsetzt. Aber ruiniert das Ihre Gesundheit? Ist all diese Hektik schlecht für Ihr Herz? Sollten Sie weniger gerne arbeiten?

Arbeit hat wie Cholesterin und Salz eine allzu schlechte Presse. Von Spitzenleuten, wie man sie nennt, glaubt man, sie sähen fern, läsen Wirtschaftszeitungen und äßen zu Mittag, alles gleichzeitig. Sie halten mit drei anderen Leuten im fahrenden Auto ein Arbeitsfrühstück, sitzen selbst am Steuer und drücken dabei den Telefonhörer ans Ohr. (Lyndon Johnson ließ immer drei Fernsehprogramme auf einmal laufen, mitten in seinen Konferenzen. Er hatte auch drei Fernseher im Bad.) Spitzenleute führen nach populärer Auffassung einen unaufhörlichen Kampf um immer mehr Einfluß und Geld in immer weniger Zeit, wenn nötig gegen eine Übermacht von Feinden. Andere Symptome sind glühender Ehrgeiz und ständiger Zeitdruck, weshalb man seit längerem von »Managerkrankheit« spricht.

Die Vorstellung, daß leidenschaftlich gern zu arbeiten schädlich ist, hat viele von uns nachdenklich gemacht. Vielleicht hängen wir wirklich zu stark an der Arbeit und lieben sie zu sehr? Sigmund Freud stellte fest, die wichtigsten Dinge im Leben seien Liebe und Arbeit. Wäre es da nicht ideal, beides zu kombinieren?

Es ist tröstlich zu hören, daß harte Arbeit, Schlagzeilen zu machen und mehrere Dinge gleichzeitig zu tun, zum Beispiel Akten studieren und dabei Fußball fernsehen, keineswegs tödlich sind. Was zählt, ist unsere *Einstellung* zur Arbeit und zu anderen Menschen. Wenn Sie ständig Ihre Ellbogen einsetzen, um andere zu ducken und zu beherrschen, werden Sie allerdings schnell in die Klemme geraten, besonders, wenn Sie sich selbst nicht beherrschen können.

Aber wenn Sie hart arbeiten, um Werte zu schaffen, etwas Wichtiges aufzubauen oder anderen Menschen zu dienen, laufen Sie keine Gefahr. Wenn Sie sich als Anwalt beeilen müssen, um eine arme Familie vor einer ungerechtfertigten Verfallserklärung zu schützen, ist das nicht notwendig gefährlich für Ihr Herz. Die Frage ist nur, ob

Sie hart arbeiten – und rechtzeitig aufhören können, oder ob Sie sich von dem nie abreißenden Arbeitsstrom widerstandslos mitziehen lassen. Wir reden hier nicht den zwanghaften Workaholics das Wort, sondern möchten nur der guten, harten Arbeit als einer gesunden Lebensfreude eine Chance geben.

Gute Arbeit

Gern zu arbeiten schützt vor Krankheit. Unzufriedenheit mit der Arbeit verringert die Widerstandsfähigkeit gegenüber Krankheiten, während Zufriedenheit die Abwehrkräfte stärkt. Befragungen ergaben, daß Unzufriedenheit am Arbeitsplatz eine der Hauptquellen für allgemeine Lebensunzufriedenheit ist. Auch Angst, Depression, psychosomatische Symptome und koronare Herzerkrankungen sind Folgen eines Widerwillens gegen die Arbeit. Überdies ergab eine Erhebung unter einigen hundert Befragten, daß Zufriedenheit und Glück am Arbeitsplatz eher ein langes Leben verbürgten als alle gezielten Gesundheitsmaßnahmen.

Während die meisten für Geld arbeiten und viele, um Kontakt mit anderen Menschen zu haben, gibt es auch Leute, die innere Befriedigung aus ihrer Arbeit beziehen. Wovon hängt es ab, ob ein Beruf als befriedigend empfunden wird?

Die meisten Menschen haben es gerne, wenn sie eine klar umrissene Aufgabe erfüllen können. Sie schätzen auch das Gefühl, daß ihre Arbeit für andere nützlich ist. Im Dunkeln – buchstäblich und bildlich genommen – mag niemand gern arbeiten. Auch möchte jeder eine positive Reaktion erleben, wenn er seine Sache gut gemacht hat. Für viele ist außerdem wichtig, daß sie eine ganze Palette von Talenten und Fähigkeiten einbringen können. Doch das größte Plus eines Berufs für Gesundheit und Zufriedenheit besteht vielleicht darin, daß er das Gefühl von Autonomie und Selbständigkeit vermittelt.

Zwar stellt man sich einen typischen Manager immer als überbeanspruchten, gehetzten Zeitgenossen vor, der unter dauerndem Druck und Streß seine Entscheidungen trifft. Aber es ist nicht der Chef, sondern der Arbeiter in den unteren Rängen, der mental und körperlich am meisten unter stressiger Arbeit leidet. Solcher Streß ist die Folge des Umstands, daß wir unsere Arbeitssituation zu wenig überblicken und im Griff haben, wodurch wir auf die an uns gestellten Anforderungen keinen Einfluß nehmen können. Ein Busfahrer ist vielleicht an einen Fahrplan gebunden, der bei der Dichte des Verkehrs unmöglich einzuhalten ist. Die Leistung eines Kassierers, Computer-Operators oder Fließbandarbeiters wird registriert, aber keiner von ihnen hat die Möglichkeit, den Arbeitsanfall zu regulieren. Eine Untersuchung zeigte, daß Männer, die in ihrem Beruf hohen psychischen Belastungen ausgesetzt sind, aber wenig Einfluß auf die Arbeit selbst haben, mit zwei- oder dreimal so hoher Wahrscheinlichkeit Opfer eines Herzinfarkts werden wie Kaufleute, Ärzte und Anwälte, Manager und andere Berufe mit weniger Belastung oder mehr Entscheidungsspielraum. Das Risiko für Herzerkrankungen durch Streß am Arbeitsplatz ist so hoch wie das Risiko durch Rauchen oder hohen Cholesterinspiegel.

Unerfüllbare Anforderungen am Arbeitsplatz bestehen auch darin, daß man zu schnell arbeiten soll, mit zu großen Brocken auf einmal oder mit widersprüchlichen Anweisungen konfrontiert wird. Selbständig arbeiten zu können bedeutet dagegen unter anderem die Möglichkeit, seine Aufgaben nach eigenem Ermessen anzupacken, selbständig Entscheidungen zu treffen und ein Mitspracherecht bei Entscheidungen zu haben, die einen persönlich betreffen. Auch scheinbare Kleinigkeiten, etwa ob Sie selbst entscheiden können, eine Pause einzulegen, privat zu telefonieren oder eine kleine Besorgung zu machen, beeinflussen das Gefühl, selbständig und frei zu sein, ganz erheblich. Unzufriedenheit mit der Arbeit kann durch Unterforderung und Überforderung bedingt sein. Ungenügende Vielseitigkeit und Abwechslung erzeugen Langeweile und Depression. Das Fehlen wirklich fordernder Aufgaben und von Gelegenheiten, die eigenen Talente zu entfalten, um daraus Selbstbestätigung zu beziehen, demoralisiert viele Arbeiter und Angestellte. Wenn kein Gleichgewicht zwischen den Bedürfnissen, Qualifikationen und Aspirationen des einzelnen und den Anforderungen und positiven Rückmeldungen der Arbeit besteht, werden die Leute unzufrieden.

Zum Glück gehen immer mehr Firmen dazu über, ihre Arbeitsbedingungen neu zu gestalten und dadurch Streß zu reduzieren. Man gibt den Arbeitern und Angestellten mehr Freiheit (und Verantwortung) in ihren Entscheidungen. Arbeitsplätze am Fließband, an denen der Arbeiter den ganzen Tag über nur ein kleines Teilchen montiert, werden durch Arbeitsteams ersetzt. In manchen Autofabriken sind zum Beispiel Teams für den Zusammenbau eines Motors, die Montage des Vorderteils, ja des ganzen Wagens verantwortlich. Teamwork, wechselnde Anforderungen und eigenes Arbeitstempo führen dazu, daß das Gefühl, nur ein auswechselbares Rädchen im gigantischen, unaufhaltsamen Getriebe der Industrie zu sein, allmählich schwindet. Heute können Arbeiter sehen, wie ihre individuelle Leistung in das Gesamtprodukt eingeht. Und Unternehmer erkennen, daß eine Dezentralisierung der Verantwortung bis auf den letzten Arbeiter die Qualität eines Produkts ebenso verbessern kann wie geeignetere Arbeitsbedingungen. Viele Frauen und Männer arbeiten effektiver, wenn sie über das, was sie tun und wie sie es tun, mitbestimmen können.

Leider entbehren viele von uns solche Freiheiten und Anregungen noch und können auch den Arbeitsplatz nicht wechseln. Weniger als die Hälfte von uns sind mit ihrem Beruf zufrieden, und fast 70 % von uns würden an ihrem jetzigen Arbeitsplatz nicht weitermachen, wenn sie das Geld nicht bräuchten.

Was können Sie also tun, wenn Sie in einem hektischen, nervenaufreibenden Klima arbeiten müssen und kaum Einfluß darauf nehmen können? Sie können immerhin versuchen, sich auf kleinere Abläufe zu konzentrieren, auf die Sie doch Einfluß haben. Sie können Ihrem Chef versuchen beizubringen, seine Anforderungen zu modifizieren und Ihnen mehr Eigenverantwortung zu geben. Sie können sich nach einer anderen Stelle umsehen oder sich fortbilden oder umschulen, um sich für andere, weniger anstrengende und befriedigendere Arbeit zu qualifizieren. Doch für viele Menschen lassen sich auch solche Vorschläge nicht durchführen. Um so wichtiger ist es daher, daß sie Selbstbestätigung aus anderen Quellen als ihrem Beruf beziehen. Es gibt mit ihrer Arbeit unzufriedene Leute, die in Freizeitbeschäftigungen und ehrenamtlicher Tätigkeit für Vereine und Verbände Erfüllung finden. Man kann sein Glück auch im privaten Bereich suchen und aus irgendwelchen Hobbys Trost und Befriedigung schöpfen.

Das eigene Steckenpferd

Durchforscht man die medizinische Literatur nach Angaben über das Verhältnis von Hobby und Gesundheit, fällt einem wieder auf, wie sehr sich die Medizin auf Krankheit und Pathologie fixiert hat. Unmengen von Untersuchungen existieren über die gesundheitlichen Risiken bestimmter Hobbys und Freizeitbeschäftigungen: Bleivergiftung für Hobbymaler und -töpfer, höhere Krebsrate bei Amateurfunkern, Hautschäden bei Gartenfreunden. Es gibt umgekehrt auch Arbeiten über den Einfluß bestimmter Krankheiten auf das jeweilige Hobby. Weit mehr Tinte wird zur Beschreibung der Hobbys von Ärzten, Zahnärzten und Krankenschwestern verspritzt als für die Frage, wie ein intensiv betriebenes Hobby dem seelischen und körperlichen Befinden von Kranken und Gesunden aufhelfen kann.

John ist ganz verrückt auf Schreinern. Er hat sich eine kleine Werkstatt im Keller eingerichtet, und jede freie Minute bastelt er an irgendeinem Projekt, völlig absorbiert von der Arbeit. Er liebt jeden einzelnen Schritt: die richtigen Hölzer auszusuchen, die Teile so zu bearbeiten, daß sie fugenlos zusammenpassen, und schließlich den Lack so aufzutragen, daß Maserung und Tönung des Holzes gut zur Geltung kommen. Er zeigt uns stolz einen Stuhl, für den er über 80 Stunden gebraucht hat. Bei jeder Gelegenheit spricht er strahlend stundenlang über die neuen Fertigkeiten und Techniken, die er sich bei der Arbeit an dem Stuhl angeeignet hat.

John wird dafür nicht bezahlt. Nicht im Traum würde er auf den Gedanken kommen, seinen geliebten Stuhl zu verkaufen. Er arbeitet, weil es ihm Spaß macht. Sein Hobby ist sein Asyl, seine Zufluchtsstätte, seine Insel der Seligen. In seiner Werkstatt erschließen sich ihm ungeahnte Möglichkeiten der Selbstbestätigung und Selbständigkeit.

Etwas zu haben, was man liebt, nicht weil es etwas bringt, sondern um seiner selbst willen, das ist das Geheimnis jeder echten Erholung. Ob Sport, Sammelleidenschaft – seien es Gegenstände (Kunst, Briefmarken, Wein) oder Erfahrungen (gesichtete Vögel, benutzte Züge, besuchte Orte) – oder einfach erholsames Einkaufen: Irgendeine Art Hobby ist anscheinend die notwendige Ergänzung zu gesunder Arbeit.

13. Verwöhnen Sie sich selbst

Die Definition von »Genuß« im Wörterbuch lautet: »Sich einen Wunsch erfüllen oder befriedigen.« Das scheint eine einfache Sache zu sein, damit könnte man gut leben. Leider aber erhebt sich für viele beim Wort »Genuß« drohend ein moralischer Zeigefinger, und wir haben oft die Empfindung, Genuß sei Sünde oder Zeitverschwendung.

Doch für ein gesundes, glückliches Leben ist unbedingt erforderlich, daß Sie sich von Zeit zu Zeit verwöhnen. Das gilt vor allem in unserem modernen Leben, wo Beruf und Pflichtenalltag wenig Möglichkeiten zum Genießen bieten.

Das moderne Leben hat uns viel genommen. Besonders wichtig wäre, daß eine konkrete Beziehung zwischen Handlung und Ergebnis der Handlung bestünde. Ein Handwerker sah seine Siege und Niederlagen unmittelbar in Holz und Stein. Wenn er es gut machte, folgte die Belohnung auf dem Fuß. Bei den Bauern hingen Leben oder Tod von den Entscheidungen ab, die sie trafen: Sollen wir ernten oder noch auf Regen warten? Manche Bauern gingen unter, aber es waren ihre eigenen Entschlüsse und Fehler, die die Existenz sicherten oder zerstörten.

Heute liegen die Dinge nicht mehr so einfach. Ihre Firma kann vom Markt verdrängt, Ihre Abteilung von einer anderen geschluckt werden, und Sie werden entlassen. Ein ganzes Land kann vom Markt verschwinden (zum Beispiel bei Fernsehgeräten oder Kameras). Dagegen sind Sie als einzelner machtlos.

Viele arbeiten von morgens früh bis abends spät und finden wenig Zeit für Vergnügen oder Zerstreuung. (Nicht allzuviele Buchhalter haben echt Spaß daran, daß sie ihre Zahlenkolonnen exakt aufstellen oder entdecken, daß die Verkaufserträge des letzten Jahres in einem Teil des Landes, wo sie niemals gewesen sind, gestiegen sind.) Oft gibt es nur wenig, von dem sie wirklich zehren können. Für viele steht und fällt das Geschäft mit der Entwicklung auf den internationalen Märkten, auf die sie wenig Einfluß haben.

Also müssen wir uns an kleinere Genüsse halten, die uns etwas bedeuten und die wir noch auf die Seite bringen können. Ob das ein

Schluck Wein, eine Einkaufsorgie, ein wohlverdienter Urlaub, ein herzhaftes Lachen oder ein erlösendes Weinen ist – solche kleinen Freuden erhellen und würzen das Leben. Beachten Sie die nun folgende Liste von speziellen Genüssen. Wahrscheinlich fallen Ihnen selbst noch weit mehr gesunde Freuden ein. Beginnen wir mit der Schokolade.

Schokolade: die göttliche Schwäche

Für viele ist »Schokolade« gleichbedeutend mit Genuß. Vielleicht schenken Sie Ihrer Freundin eine Tafel als Liebesbeweis. Es kommt vor, daß Sie um Mitternacht unbedingt noch zur Tankstelle springen und sich Schokolade kaufen müssen, weil nichts anderes, süß oder sauer, Ihren Heißhunger stillt. Die Azteken hielten Schokolade für eine Gabe der Götter, und wenn Sie zu den Millionen Schokoladenfreunden der Gegenwart gehören, werden Sie dem zustimmen.

Und doch gibt es auch eine dunkle Schokoladenseite. Ein Freund von uns ging einmal zum Arzt zur Routineuntersuchung. Er wurde gefragt, ob er eine Vorliebe für bestimmte Speisen habe. Ziemlich verdutzt gab er seine Schwäche für Schokolade zu, meinte aber, er beherrsche sich, weil er sich danach immer irgendwie flau fühle. Der Doktor lächelte und sagte: »Aha, Schuldgefühle.« Diese Bemerkung heilte den Freund dankenswerterweise von seiner Ansicht, Schokolade sei ein sündiger Genuß.

Die Schokolade ist in Verruf gekommen. Es heißt, sie mache dick, verstopfe die Arterien, erzeuge Karies und Pickel. Doch während Schokolade gewiß nicht zu den allergesündesten Genußmitteln gehört, zeigen neuere Untersuchungen doch auch, daß sie nicht das leibhaftige Böse ist.

So stimmt das alte Sprichwort »Was du heute ißt, trägst du morgen im Gesicht« schlicht und einfach nicht. Untersuchungen, bei denen Patienten mit Schokolade vollgestopft wurden, haben niemals bestätigt, daß sie Akne hervorruft oder verschlimmert.

Auch von den Zahnforschern gibt es gute Neuigkeiten. Schokolade enthält nämlich Substanzen, die den Zahnschmelz schützen und dem Zahnverfall vorbeugen. Nicht daß Schokolade von der amerikanischen Zahnärztevereinigung schon als Präventivmaßnahme empfohlen würde, jedenfalls noch nicht! Aber sie scheint weniger Löcher im Zahn hervorzurufen als andere Süßigkeiten.

Wir wissen alle, daß Schokolade einen hohen Anteil an gesättigten Fetten besitzt. Doch Kakaobutter erhöht den Cholesterinspiegel im Blut nicht so stark wie andere gesättigte Fette, sagen wir Milchbutter, Palmöl und Kokosöl. Das Hauptfett in Kakaobutter, Stearinsäure, kann im Gegenteil die Cholesterinwerte senken. Leider sind nur einige Schokoladenfette solche »guten«, gesättigten Fette. Knapp ein Drittel des Fettgehaltes wird von Palminsäure bestritten, die den Cholesterinspiegel erhöht. Wie sagte der Lebensmittelchemiker David Kritchevsky? »Ich meine, die Schokoladenfreunde können jetzt ihren Schuldgefühlquotienten halbieren. Ich bleibe dabei, was ich immer gesagt habe: Mäßigung, nicht Martyrium.«

Niemand weiß genau, warum wir der Schokoladenverführung so leicht erliegen. Theorien gibt es natürlich. Es könnte das Koffein sein, das als Aufputschmittel wirkt, oder der hohe Anteil an Theobromin, das mehr die Muskeln als das Gehirn stimuliert.

Eine interessante Hypothese ist, daß Schokolade Phenylethylamin (PEA) enthält, eine stimulierende, stimmungsaufhellende Hirnsubstanz. 1979 meinten Michael Liebowitz und Donald Klein, Psychiater an der Columbia University, ein Heißhunger auf Schokolade könnte der Versuch des Körpers sein, das Quantum PEA im Gehirn zu erhöhen. Da PEA spontan in Perioden der Begeisterung und des Glücks, etwa wenn jemand verliebt ist, gebildet wird, könnte Appetit auf Schokolade tatsächlich bedeuten, daß der Verliebte seine Ekstase noch verdoppeln will.

Leider gelangt mit der Nahrung aufgenommene PEA nicht ins Gehirn. Und in ihrem Buch »Schokolade, Freude des Konsumenten«, widerlegt Sandra Boynton die obige Hypothese noch mit anderen Gründen: »Eins ist sicher: Nicht der enttäuschte Verliebte sucht Trost in der Schokolade, sondern umgekehrt: Wer verzweifelt nach Schokolade giert und keine bekommt, sucht die reine Liebe als Ersatz für die süße Schokoladeneuphorie.«

Vielleicht ist es einfach der Geruch und Geschmack der Schokolade, die unsere obsessive Leidenschaft für sie erklären. Kakao ist eine komplexe Mischung aus über 500 Geschmackskomponenten – mehr als zweimal soviel, wie man zum Beispiel in den einfacher gebauten Delikatessen wie Erdbeeren und Zitronen findet. Schokolade ist außerdem reich an flüchtigen Substanzen, die den Gaumen entlangströmen und die Nasenschleimhäute mit fruchtigen, erdigen, malzartigen und blumigen Düften streicheln. Und dann ist da noch der samtige Schmelz in Ihrem Mund, wenn sich die Schokolade aus festem kühlem Stoff in eine Flüssigkeit mit Körpertemperatur verwandelt.

So verführerisch all diese Theorien sind – Schokolade selbst ist noch verführerischer. Vielleicht wird – und soll – diese Gabe der Götter eins der süßen Geheimnisse des Lebens sein und bleiben.

Wein (und Alkohol) auf der Anklagebank?

»A votre santé!« Mit erhobenen Gläsern und einem Schluck Alkohol feiern die Menschen aller Sprachen und Kulturen langes Leben und Gesundheit. Doch was die Medizin über Alkoholkonsum sagt, klingt ziemlich schauerlich. Leberschäden, ungleichgewichtige Ernährung, angegriffenes Immunsystem, Magengeschwüre, Gastritis und Entzündungen der Bauchspeicheldrüse sind bei schweren Trinkern an der Tagesordnung.

Große Mengen Alkohol können das Gehirn schädigen und die Sinne betäuben, den Herzmuskel zerstören und den Blutdruck erhöhen. Alkohol steht in Beziehung zu Mund-, Speiseröhren- und Leberkrebs, möglicherweise auch zu Lungen-, Brust-, Prostata- und Pankreaskrebs. Schwangere Frauen, die viel trinken, bringen leicht geistig zurückgebliebene, wachstumsverlangsamte Kinder mit abnormen Gesichtsbildungen zur Welt. Alkohol erhöht das Risiko tödlicher Unfälle, von Autozusammenstößen bis zum Ertrinken, von Verbrennungen bis zu bösen Stürzen. Der Sexualakt bei Männern leidet unter Alkoholkonsum. Wie eine der Shakespearefiguren bemerkt: »Der Trunk schärft das Verlangen, die Leistung stumpft er ab.«

Die Liste von Störungen und Katastrophen, die auf das Konto des Alkohols gehen, ist zugegebenermaßen ernüchternd: In Mengen gepichelt, schadet Alkohol vielen Menschen. Doch als kleine, alltägliche Lebensfreude hat Alkohol seine großen Verdienste. Fast zwei Drittel der Amerikaner trinken Alkohol, wobei knapp 10 % irgendwann einmal Probleme damit haben. Die auf die Gesundheit ausgebrachten Toasts liegen deshalb vielleicht näher an der Wahrheit, als man vermuten möchte.

Leute, die *mäßig* trinken, leben länger und gesünder nicht nur als schwere Trinker – das ist nicht weiter überraschend –, sondern auch als Abstinenzler – und das ist denn doch eine Überraschung. Mäßig bedeutet etwa ein bis drei Gläser pro Tag. (Eine Halbe Bier, ein Viertelchen Wein und Mixgetränke enthalten mehr oder weniger dasselbe Quantum Alkohol und zählen als ein »Glas«.)

Ein Schluck fürs Herz

Mäßige Trinker weisen weniger Arterienverkalkung auf, haben weniger Herzinfarkte und laufen ein geringeres Risiko, an Herzerkrankungen zu sterben als Abstinenzler und schwere Trinker. In einer exemplarischen Studie fanden Arthur Klatsky und Mitarbeiter heraus, daß mäßige Trinker mit nur 40 % so großer Wahrscheinlichkeit mit Herzinfarkten rechnen mußten wie totale Abstinenzler. In einer Folgeuntersuchung ergab sich die niedrigste Sterblichkeitsziffer bei Personen, die im Durchschnitt ein oder zwei Gläschen pro Tag zu sich nehmen. Bei Nichttrinkern und Leuten mit drei bis fünf Gläsern täglich lag die Sterblichkeitsrate um 50 % höher, während die schweren Trinker (sechs und mehr Gläser) die Liste anführten. Bei ihnen war die Sterblichkeitsrate doppelt so hoch wie bei den mäßigen Trinkern. Die meisten Todesfälle bei den starken Trinkern gingen auf Krebs, Zirrhose, Unfälle und Lungenerkrankungen zurück – nicht auf das Herz.

Die »Honolulu-Herzstudie« ergab, daß ehemalige Trinker die höchste Rate an Herzinfarkten aufwiesen (56 Fälle auf tausend), gefolgt von den ständigen Abstinenzlern (44 Fälle pro tausend). In einer Einführung zu dieser Studie schrieb ein Wissenschaftler, der an der »Framingham-Herzstudie« mitgearbeitet hatte: »Es ist erfreulich, feststellen zu können, daß nicht jeder, der Freude am Leben hat, auch schon mit Herzgefäßerkrankungen rechnen muß. Nichts spricht beim gegenwärtigen Stand der Dinge dafür, daß jemand Kaffee oder Alkohol, in mäßigen Mengen genossen, aufgeben müßte, um einem Herzinfarkt aus dem Wege zu gehen.«

Macht es einen Unterschied, welches Getränk man bevorzugt? Wein scheint nach den vorliegenden Daten am günstigsten zu sein. Länder, in denen Wein bevorzugt wird, sind weniger herzinfarktgefährdet als jene mit Bier oder Likör. Doch auch Bier ist nützlich:

Unter den japanischen Männern der »Honolulu-Herzstudie« traten die wenigsten Infarkte bei den Biertrinkern auf. (Andere Studien zeigen, daß die Art des alkoholischen Getränks kaum eine Rolle spielt.)

Aber egal, was Sie trinken: Schaden und Nutzen des Alkohols hängen entscheidend vom Quantum ab. Das bemerkte schon vor mehr als 2000 Jahren der griechische Halbgott Eubuleus, der sagte:

> »Drei Becher mische ich den Mäßigen: zur Gesundheit den einen, ihn leeren sie als ersten, den zweiten für Liebe und Lust, den dritten zum Schlaf. Der vierte gehört nicht mehr uns, sondern der Gewalt, der fünfte dem Aufruhr, der sechste der lärmenden Trunkenheit.«

Da es nicht klar ist, wie groß diese »Becher« waren, wollen wir uns an die drei Gläschen pro Tag halten. Das scheint uns die sicherste Menge zu sein.

Vielleicht fragen Sie sich, ob Sie nicht Ihre tägliche Ration für ein Wochenendgelage aufsparen könnten, bei dem alles auf einen Aufwasch erledigt wird. Die Antwort lautet: Nein. Bei Leuten, die kräftig bechern, ist die Gefahr der Arterienverkalkung wesentlich größer. Alkohol schützt nur, wenn mäßig und regelmäßig genossen.

Aber wie mäßig man sein muß, um ein gesünderes Herz zu haben, das weiß man nicht genau. Das Forschungsmaterial spricht für einen Schluck – nicht für die Straße, sondern fürs Herz.

Durst auf Wein

Jahrhundertelang hat man den Wein wegen seiner appetitanregenden Eigenschaften gepriesen. Für Menschen mit Untergewicht, seien es Magere, Alte oder Kranke, kann Wein als Appetitanreger ein Segen sein. Eine Untersuchung an unterernährten Patienten im Krankenhaus ergab, daß ein Gläschen trockenen Weins vor dem Essen die Nahrungsaufnahme sage und schreibe um 60 % steigerte. Das Körpergewicht nahm in drei Monaten »Behandlung« um 12 % zu.

Doch für Dicke ist Trinken schon immer ein Problem gewesen. Das liegt an den vielen überzähligen Kalorien. Ein Bier enthält an die 150 Kalorien und ein süßer Mix 100 bis 300. Zum Glück braucht jemand, der eine Schlankheitskur macht, über einen gelegentlichen Schluck nicht allzu besorgt zu sein. Bei nur einem oder zwei Gläschen täglich nehmen beleibte Menschen spontan etwas weniger Nahrung zu sich, was teilweise das Mehr an Kalorien wieder ausgleicht. Trinken hat also weniger Einfluß auf die *gesamte* Kalorienmenge und das Gewicht, als man erwarten sollte.

Alkohol kann den Stoffwechsel sogar beschleunigen und überzählige Kalorien verbrennen. In einer Studie der Stanford University protokollierten übergewichtige Männer mittleren Alters sieben Tage lang alles, was sie aßen und tranken. Die Personen, die im Schnitt zwei Gläser pro Tag tranken, nahmen mehr Kalorien auf als ihre nichttrinkenden Kollegen. Trotzdem nahmen die Trinker nicht so stark zu, wie man erwartet hatte. Ihre Stoffwechselgeschwindigkeit nahm nämlich nach einem Glas durchschnittlich um 13 % zu, wodurch wiederum einige der mit dem Alkohol aufgenommenen überzähligen Kalorien verbrannt wurden.

Und die Stoffwechselstimulierung sorgte dafür, daß die zusätzlichen Alkoholkalorien bei Männern, die sich bis zu drei Gläschen täglich genehmigten, mindestens zur Hälfte, gelegentlich sogar zu mehr als 100 % vernichtet wurden. Manche Personen nahmen also durch den Alkoholkonsum nur halb soviel zu, wie man erwartet hatte, andere verloren sogar Gewicht! Das Fazit der Wissenschaftler: Mäßiger Alkoholkonsum macht längst nicht so dick, wie man zu glauben pflegt.

Wein *während* des Essens kann ebenfalls die aufgenommene Nahrungsmenge verringern. Einer Anzahl dicker Patienten wurden drei Viertelchen trockenen Tafelrotweins dreißig Minuten vor den Mahlzeiten serviert, eine zweite Gruppe trank den Wein nur beim Essen, und die dritte Gruppe schlürfte ihn vor dem Schlafengehen. Der größte Gewichtsverlust trat bei den Leuten ein, die beim Essen tranken.

Ein Zungenlöser

Der angriffslustig durch die Straßen torkelnde Trunkenbold, der gewalttätig werdende Alkoholiker, der vor Selbstmitleid in einem Nebel von Alkoholdunst zerfließende Trinker – solche Bilder seelischer Zerrüttung bestimmen zumeist unsere Vorstellung vom Alkoholiker. Doch mäßiges Trinken streichelt die Seele. Viele berichten von weniger Angst und besserer Laune nach kleinen Mengen Alkohol.

Die Wirksamkeit des Alkohols als »soziales Schmiermittel« wird gut durch eine Untersuchung mit Bewohnern eines Altenpflegeheims illustriert. Das Personal ging dazu über, den Alten jeden Nachmittag ein Bierchen einzuschenken. Nach zwei Monaten war die Zahl derer, die allein gehen konnten, von 21 % auf 74 % gestiegen (wie aufrecht, wurde allerdings nicht spezifiziert!). Die Zahl der sozialen Kontakte verdreifachte sich, und die Anzahl der Patienten, die Thorazin, ein starkes Beruhigungsmittel, nahmen, ging von 75 % auf Null zurück.

Mäßiger Alkoholkonsum kann auch zum Altruismus ermuntern. Der Psychologe Claude Steele und Mitarbeiter fanden heraus, daß Studenten, die ein paar Gläschen getrunken hatten, eher als nüchterne Kommilitonen bereit waren, einem Studienkollegen bei einer langweiligen, ermüdenden Arbeit zu helfen. Alkohol löst Hemmungen, auch die Hemmungen, mitleidig und liebevoll zu sein. Alkohol kann, in den richtigen Mengen und zur richtigen Zeit genossen, zur »Milch der frommen Denkungsart« werden.

Glücklicherweise müssen Sie gar nicht Alkohol trinken, um seine psychologischen Wohltaten zu erfahren – Sie müssen nur *glauben*, Alkohol zu trinken. Untersuchungen zeigen, daß sich Stimmung und Verhalten von Leuten, die Tonicwasser trinken, dabei aber *glauben*, es sei Wodka, ihren Erwartungen entsprechend ändern. Wenn sie sich vorstellen, Alkohol enthemmt, entspannt, regt sexuell an und macht kontaktfreudiger, passiert genau das. Schütten sie aber ein Gläschen Tonicwasser mit Wodka herunter und glauben dabei, es sei alkoholfrei, geschieht nichts Besonderes. Beide Reaktionen hängen also mehr vom Inhalt des Bewußtseins als vom Inhalt des Glases ab.

Risiken mäßigen Alkoholkonsums

So weit, so gut. Menschen, die mäßig trinken, scheinen nur davon zu profitieren. Die Risiken eines oder zweier Gläschen pro Tag sind minimal, die günstigen Wirkungen höchst wahrscheinlich. In letzter Zeit jedoch war zu hören, daß auch nur drei Glas alkoholische Getränke *pro Woche* mit einem deutlichen Anstieg des Brustkrebsrisikos bei Frauen korrelieren. Andere Untersuchungen indessen konnten hier keinen Zusammenhang feststellen. Außerdem hat noch niemand plausibel und mit biologischen Gründen erklären können, wie der Genuß von Alkohol zu Krebs im Brustgewebe führen soll. Ganz anders ist es beim Rauchen, wo eine krebserzeugende Wirkung auf die Lunge eindeutig nachgewiesen ist. Auch erhöht, anders als bei Zigaretten, mehr Alkohol – mehr als ein Glas pro Tag – das Brustkrebsrisiko nicht weiter.

Ein Zusammenhang zwischen *mäßigem* Alkoholgenuß und Brustkrebs ist also keineswegs erwiesen. Und selbst wenn ein leicht erhöhtes Risiko für Brustkrebs bestünde, würde die deutliche Reduzierung von Herzkrankheiten diesen Nachteil mehr als wettmachen.

Sollten Sie, wenn Sie ein mäßiger Trinker sind, damit aufhören? Nicht unbedingt, es sei denn, es zeigt sich, daß Sie Probleme haben, Maß zu halten (siehe unten: »Sind Sie gefährdet?«). Und wenn Sie nicht gewöhnt sind, ein oder zwei Gläschen pro Tag zur Brust zu nehmen – sollten Sie dann damit anfangen? Das ist nicht nötig. Vielleicht schmeckt Ihnen Alkohol nicht so gut wie Ihre Tasse Tee. Es kommt hier ganz auf Ihren Geschmack an, und Sie finden sicher andere, für Sie angenehmere Wege, für Ihre Gesundheit zu sorgen.

Sind Sie gefährdet?

1. Haben Sie nach dem Trinken folgende Symptome: Bauchweh, Übelkeit, Sodbrennen, Müdigkeit, Schwäche, häufige Kopfschmerzen, Schlaflosigkeit, Depressionen?
2. Müssen Sie morgens trinken, um in Schwung zu kommen?
3. Tun Sie beim Trinken manchmal Dinge, die Sie später bereuen?
4. Wissen Sie nicht oder vergessen Sie später, was während eines Trinkerstündchens passiert ist?
5. Fällt es Ihnen schwer, mit dem Trinken aufzuhören, auch wenn Sie es eigentlich möchten?
6. Sind es bei Ihnen fünf oder mehr Gläschen am Tag?
7. Machen sich Ihre Freunde oder Angehörigen Sorgen wegen Ihres Trinkens?
8. Beeinträchtigt Ihr Trinken das Verhältnis zur Familie oder zum Beruf?
9. Setzen Sie sich mit Alkohol ans Steuer?

10. Spielt Alkohol in Ihrer Familiengeschichte eine Rolle?
(Bei den Vorfahren von Alkoholikern kommt Alkoholismus vier- bis fünfmal so häufig vor wie bei anderen. Ob dies genetisch oder sozial bedingt ist, weiß man nicht.)

Wenn Sie auf eine dieser Fragen mit »ja« antworten müssen, könnte Alkohol für Sie ein ungesunder Genuß sein. Wenn Sie mehr als drei Fragen bejaht haben, ist sehr wahrscheinlich, daß ein Alkoholproblem vorliegt. Suchen Sie dann den Rat eines Fachmanns oder nehmen Sie Kontakt mit dem nächstgelegenen Zentrum der Anonymen Alkoholiker auf.

Zum Einkaufen geboren

Viele Menschen bezeichnen das Einkaufen als ihre Lieblingsbeschäftigung. Endlos klappern sie die Geschäfte nach fetter Beute ab. Entdecken sie ein geeignetes Objekt, stürzen sie sich darauf, wickeln es ein und schleppen es nach Hause, wo es verteilt, vorgezeigt oder verzehrt wird. Das klingt ganz nach dem Jäger- und Sammlertrieb, mit dem unsere Urahnen ihr Leben fristeten.

Aber heute ist Einkaufen mehr als eine Sache des Überlebens. Einkaufen als Erholung hat sich zu einem beliebten Zeitvertreib entwickelt. Der durchschnittliche Erwachsene – Frau oder Mann – verbringt etwa sechs Stunden wöchentlich beim Einkaufen. Und nicht nur für Lebensnotwendiges. Über die Hälfte aller Käufe sind spontan. Eine Befragung von Leuten in Einkaufszentren ergab, daß sich weniger als 25 % wegen eines bestimmten Einkaufs dort aufhielten. Einkaufen kann, mäßig betrieben, wie viele andere Vergnügen gesund sein. Es vertreibt die Langeweile, beschwingt, verdrängt die Einsamkeit und liefert unseren Tagträumen die bunte Kulisse. Für manche ist Einkaufen ein Sport. Sie warten auf den großen Fang, feilschen und feiern ein Fest, wenn sie eine prachtvolle Trophäe nach Hause tragen können. Für Einkaufsveteranen ist die Euphorie, wenn man »genau das« findet, was man sich vorgestellt hat, oder ganz unerwartet ein besonderes Schnäppchen macht, wie eine Droge.

Manche frequentieren die Einkaufszone, um Gesellschaft zu haben. Die Einkaufsstraße hat den Marktplatz als Treffpunkt abgelöst.

Sie schlendern die mit Geschäften gesäumte Promenade auf und ab, frischen alte Bekanntschaften auf und machen neue. Das ist ein sicherer Hafen: Wo sonst können Sie sich in den meisten Städten nachts noch auf die Straße wagen? Und für viele Senioren ist das Einkaufszentrum in den letzten Jahren zum beliebten »Hallensportplatz« geworden, wo sie ihr tägliches Pensum an Langstreckenlauf ableisten. Für einige ist es die Rettung vor der Einsamkeit. Die meisten eifrigen Käufer sind alleinstehend, verwitwet oder geschieden.

Auch von der Langeweile erlöst das Einkaufen. Auf der Suche nach dem heißesten Modehit, dem neuesten Automodell, der letzten Nachricht oder einer Frucht, deren Saison gerade beginnt, wird unser Hunger nach Neuem ein wenig gestillt. Ein Schlendern in der Einkaufszone kann zu einer Flucht aus dem Alltag werden, einem Miniurlaub, der von Sorgen und Kummer ablenkt.

Natürlich hat das erholsame Einkaufen auch seine Schattenseite: Dem Kaufvergnügen auf der einen Straßenseite liegt die Kaufwut auf der anderen genau gegenüber. Die Betroffenen hasten erbarmungslos plündernd durch die Läden, und heute auch durch die Verkaufsnetze der Heimcomputer. Auf der Suche nach etwas, das ihr inneres Vakuum füllt und das aus halben Menschen wieder ganze macht, häufen sie gewaltige Schuldenberge an. Sie sind in der Falle ihrer Einbildung gefangen, Glück könnte durch materielle Güter erworben werden – ein hoffnungsloses Unterfangen, wie wir gesehen haben. Hier begegnen wir den Millionen, die ihre Kreditkarten bis zum Gehtnichtmehr ausschlachten, und den Anonymen Schuldnern, einer Selbsthilfevereinigung für Verschwendungssüchtige.

Zum Glück ist zwanghaftes Kaufen, wie so viele andere Süchte, die Ausnahme, nicht die Regel. Viele von uns können sich ohne Gefahr und mit Vergnügen in den Kaufrausch stürzen und diese moderne Form der Jagd genießen. Doch manchmal brauchen wir mehr als einen schnellen Einkaufsbummel als Verjüngungskur: Wir müssen uns wirklich Zeit nehmen.

Sich Zeit nehmen

Vielleicht sind Sie der täglichen Routine überdrüssig geworden und möchten zu neuen Ufern aufbrechen. Vielleicht sind Sie vom Rennen und Jagen erschöpft und suchen ein ruhiges Plätzchen zur wohlverdienten Ruhe. Sie sind urlaubsreif, brauchen dringend Erholung. Ein Urlaub kann die schönsten Freuden des Lebens bringen und ist eine blendende Investition in die eigene Person.

Natürlich bedeutet Urlaub für verschiedene Menschen Verschiedenes. Urlaub kann die seltene Gelegenheit bieten, jene spontanen freien Stunden der Kindheit wiederzuerleben, wo das einzige, was zählte, das Spiel mit der Welt und mit sich selbst war. Ferien können zur Wiederentdeckung des Körpers, vergessener Sportsfreuden, lange nicht geübter sozialer Fähigkeiten führen. Sie können sogar eine neue Einstellung zum Leben, das Sie zu Hause zurückgelassen haben, aufbauen.

Ein paar gute »Urlaubsentschuldigungen«

Ruhe und Erholung: Sicher ist ein Urlaub nicht das Allheilmittel für all Ihre Wehwehchen. Aber für die meisten ist er wenigstens Erholung von seelischem und körperlichem Streß. Eine Untersuchung ergab, daß Urlaub Müdigkeit, Verdauungsbeschwerden, Schlaflosigkeit und sexuelle Unlust um die Hälfte reduzierte. Kopfschmerzen traten nur noch bei 3 % der Leute auf. Vor dem Urlaub waren es 21 %. Eine Befragung von Urlaubern auf der Insel Brampton beim Great Barrier Riff ergab, daß körperliche Symptome schon am vierten oder fünften Ferientag merklich zurückgegangen waren.

Die ersten paar Tage dienen gewöhnlich dem Abschalten. Man befreit sich langsam von den Spannungen und Pflichten des Alltags. Erst am dritten oder vierten Tag zeigt sich eine wirkliche Lösung von der Arbeitsroutine, und kann sich der Urlauber voll ins Vergnügen stürzen. Es ist unser aller Geburtsrecht, freie Zeit zu genießen, zu wandern, zu forschen, zu spielen und zu ruhen. »Nichtstun« und einfach so herumzuhängen ist unerläßlich zur Regeneration von Leib und Seele.

Familienleben: Warum nicht Urlaub machen, um die eigenen Kinder besser kennenzulernen oder Freunde und Verwandte zu besuchen? Wenn beide Ehepartner außer Haus arbeiten und die Verwandten übers Land verstreut wohnen, bietet der Familienurlaub manchmal die einzige Gelegenheit, mehr als ein paar Stunden miteinander zu verbringen. Gemeinsame Erlebnisse und Abenteuer, auch von der anstrengenden Sorte, bringen schöne Erinnerungen, schweißen zusammen und schaffen ein intensives Gefühl der Zusammengehörigkeit.

Neue Bekanntschaften: Ob Sie in ein fernes Land mit exotischen Bewohnern reisen oder sich nur einen Katzensprung von Ihrem Wohnort entfernt aufhalten: Ferien bieten Gelegenheit, Menschen mit sehr verschiedenem Hintergrund, Erfahrungen und Ansichten zu begegnen. Ein Zusammensein mit unbekannten Leuten, die anders sind als Sie, bereichert Ihre Weltsicht, bringt frischen Wind in Ihr Leben, Ihre Ansichten und Überzeugungen. Zufallsbekanntschaften im Urlaub begründen mitunter Freundschaften fürs Leben.

Abenteuer: Sucher nach dem Nervenkitzel durchstreifen die Länder der Erde, um der Gefahr zu begegnen: Sie klettern auf Berge, befahren Wildwasser, dringen in schwer zugängliche Dörfer ein. Solche Abenteuer stellen den ersehnten Kontrast zur Vorhersagbarkeit des Alltags dar und bieten unerwartete Genüsse. Wer sich solchen Gefahren gewachsen zeigt und sich in neuer Umgebung bewährt, macht erfrischende Erfahrungen und steigert sein Selbstwertgefühl.

Selbstentdeckung: Für andere dagegen ist der Urlaub mehr ein inneres Abenteuer. Sie gehen auf die Reise nach innen und lösen alte Konflikte oder freuen sich einfach an sich selbst. Einsamkeit ist kein Luxus – von Zeit zu Zeit ist sie eine Notwendigkeit.

Selbstverwöhnung: Einer der zwingendsten Urlaubsgründe ist vielleicht, daß man sich selbst auch einmal ein bißchen verwöhnen sollte. Die meisten Menschen arbeiten hart und führen ein entbehrungsreiches Leben. Aber wir haben es verdient, auch einmal die Früchte unserer Arbeit zu genießen und im Überfluß zu schwelgen, uns Wünsche und Träume zu erfüllen, es uns wohlsein zu lassen und einmal groß aufzutrumpfen. Für manche bedeutet das einen Traumurlaub in einem Luxushotel, wo jede Laune und der kleinste Wunsch befriedigt werden, für andere einen Einkaufsbummel in Florenz, Paris oder Hongkong, oder Trophäenjagd auf irgendeinem obskuren Basar. Wieder andere ziehen es vor, jenseits der ausgetretenen Pfade in ferne, exotische Länder zu reisen.

Leider landen viele von uns dabei auf der Straße der Schuldgefühle statt der Urlaubsfreuden. Der Gedanke, uns auch einmal etwas zu gönnen, ist mit solchen Widerhaken versehen, daß wir entweder einen solchen Verschwendungsurlaub schon gar nicht planen oder vor und sogar während der schönen Tage schwere Skrupel haben.

Freiheit: Das Wesentliche am Urlaub ist die Freiheit, zu tun und zu lassen, was man will und wann man will. So viel Zeit unseres Lebens ist in der modernen Arbeitswelt genau eingeteilt, eingeplant und fremdbestimmt. Da bietet der Urlaub die Möglichkeit, unsere eigenen Wünsche und Fantasien mal wieder zu ihrem Recht kommen zu lassen. Für kurze Augenblicke sind wir der Tyrannei der Zeit entronnen und entdecken die Freuden einer weniger reglementierten Lebensweise.

Die Kunst, Urlaub zu machen

Beim Durchgehen dieser »Urlaubsentschuldigungen« stellen Sie vielleicht fest, was Sie sich wirklich von Ihrem Urlaub erwarten, und wählen dann die für Sie richtige Art der Ferien. Vielleicht brauchen Sie Abenteuer, Gefahr oder atemberaubende Landschaften, um sich aus den Niederungen Ihrer Alltagsroutine zu erheben. Andererseits verschreibt Ihnen Ihr innerer Arzt vielleicht auch eine gemütliche, entspannende Segeltörn zu einer tropischen Insel.

Wenn Sie dann zurückkommen, planen Sie Ihren Wiedereintritt in die Arbeitswelt sorgfältig. Nehmen Sie sich ein oder zwei Tage Zeit, um sich wieder an Ihr Zuhause zu gewöhnen, sehen Sie die eingelaufene Post durch oder rufen Freunde und Verwandte an und überrollen sie mit der ersten Welle Ihrer Urlaubserlebnisse, bevor Sie wieder von der Arbeits- oder Schulroutine verschlungen werden. Ein langsamer Übergang wird dafür sorgen, daß Ihre Erinnerungen sich gut setzen können.

Die Einbeziehung früherer Urlaube und ihrer Hochs und Tiefs in Ihre Überlegungen hilft Ihnen, Ihre Bedürfnisse besser zu verstehen und die nächsten Ferien zu planen. Vielleicht können Sie auch aus den Urlaubserfahrungen anderer lernen. Machen Sie sich zum Beispiel die Ergebnisse einer Befragung von 10.000 Lesern von »Psychology Today« zunutze:

»Leute, die angaben, ihr Urlaub habe ihnen gefallen, verbrachten ihn eher mit aufregenden Abenteuern und Begegnungen mit anderen Menschen. Sie legten weniger Wert auf Komfort und Bequemlichkeit. Schon als Kind waren sie viel gereist und wußten deshalb, wie man seine Ferien genießt. Sie sind temperamentvoller als der Durchschnitt und nicht besonders vorsichtig. Auch ihren neuen Urlaub erwarten sie teils mit Spannung, teils Erleichterung. Sie schalten leichter ab, sind unternehmungslustiger – und freuen sich paradoxerweise schon wieder auf die Rückfahrt.
Für sie ist der Urlaub nicht unbedingt wichtiger als die Arbeit ... Darum streben sie nicht nach möglichst viel Freizeit, sondern nach einem ausgewogenem Gleichgewicht zwischen Beruf, Privatleben und Familie.«

Lachen ist gesund

Wann haben Sie sich das letzte Mal vor Lachen gebogen und den Bauch gehalten? Sie wissen, jenes ekstatische, zwerchfellerschütternde Lachen, von dem Ihnen die Seiten schmerzen, die Augen tränen und die Puste wegbleibt. Wann war das letzte Mal, wo Sie sich in Lachkrämpfen wanden, nicht mehr wußten, warum Sie eigentlich lachten und doch nicht aufhören konnten? Wir meinen also nicht das kontrollierte, liebenswürdige Gesellschaftslachen oder das höhnische Gelächter des Zorns, des Spottes, der Verachtung und Grausamkeit, sondern eine von innen kommende, gesunde, fröhliche Heiterkeit.

Die Bibel sagt: »Ein fröhliches Herz tut dem Leib wohl.« Hofnarren verscheuchten die schlechte Stimmung von Königen. König Heinrich VIII. wurde oft von seinem Lieblingsspaßmacher, Will Somers, auf bessere Gedanken gebracht. Königin Elisabeth I. ließ sich regelmäßig von ihrem Narren aufmuntern, der »ihre Schwermut besser als alle Ärzte heilte«. Die moderne Wissenschaft fängt gerade erst an zu bestätigen, was die Alten längst wußten: Lachen ist die beste Medizin. Und vielleicht stimmt es auch: »Wer lacht, lebt länger.«

Die wissenschaftliche Definition des Lachens lautet: »Ein psychophysiologischer Reflex, ein stoßweises, rhythmisches, spasmodisches Ausatmen mit offener Stimmritze und vibrierenden Stimmbändern, oft einhergehend mit Entblößen der Zähne und Grimassen.« Doch diese furchteinflößende Beschreibung geht am Wesentlichen vorbei. Die Funktion dieser nur dem Menschen eigentümlichen »Konvulsion des Glücks« wird dadurch nicht erklärt.

Ein herzliches Gelächter ist eine geniale Leibesübung, eine Art des »inneren Joggens«. Ein kräftiges Lachen setzt Ihre Gesichts-, Schulter-, Zwerchfell- und Bauchmuskeln tüchtig in Bewegung. Bei krampfartigen Lachsalven ist sogar auch die Arm- und Beinmuskulatur beteiligt. Der Herzschlag wird beschleunigt, der Blutdruck steigt, der Atem geht schneller und tiefer, und Sauerstoff gelangt ins Blut. Ein konvulsivisches Gelächter verbrennt ebenso viele Kalorien wie scharf ausgreifende Schritte oder Radfahren. Theoretisch können Sie Ihre schlanke Linie halten, wenn Sie nur auf dem Sofa liegen und, sagen wir, die »Bill-Cosby-Lachparade« anschauen.

Lachen selbst ist an- und aufregend, während die »Nachwehen« eines großen Lachanfalls Entspannung bringen. Der Blutdruck fällt zeitweise unter das Niveau vor dem Lachen, die Muskeln werden schlaff, und Sie baden sich in einer angenehmen Euphorie.

Nicht lachen schadet

Während eines Lachanfalls sendet Ihr Hirn ein ganzes Spektrum von Hormonen aus, die Sie munter machen und Schmerzen dämpfen. Es gibt Forscher, die glauben, Lachen löse die Ausschüttung von Endorphinen, den hirneigenen Opiaten, aus. Das mag die Ursache der Schmerzlinderung und Euphorie sein. Norman Cousins heilte sich zum Teil dadurch von einer bösen Arthritis, daß er sich immer wieder »Heimliche Kamera«-Szenen und Filme der Marx Brothers vorspielen ließ. Er behauptete, zehn Minuten steinerweichenden Gelächters hätten »anästhetisierende Wirkung und verschaffen mir mindestens zwei Stunden schmerzfreien Schlaf«. Experimente lassen in der Tat den Schluß zu, daß Lachen die Schmerzschwelle erhöht. Studenten, die zwanzig Minuten zuhörten, wie Lily Tomlin Alexander Graham Bell durch den Kakao zog, waren weit weniger schmerzempfindlich als ihre Kommilitonen, die in einer langweiligen Vorlesung über »Ethik und Soziologie der kollegialen Rezensionspraxis« saßen.

Es gibt sogar Hinweise, daß Lachen Ihr Immunsystem in bessere Stimmung versetzt. Bei Leuten, die ein komisches Video mit Richard

Pryor anschauten, stieg die Zahl der Antikörper, die Infekte wie Erkältungen bekämpfen, sprunghaft an. Hier hielt die Erhöhung der Immunitätswerte allerdings nur eine Stunde vor. Aber Menschen, die angaben, Humor helfe ihnen über Lebenskrisen hinweg, hatten konstant höhere Basiswerte dieser schützenden Antikörper. Es könnte also sehr wohl notwendig sein, oft zu lachen.

Vom Ernst des Unernstes

Lachen ist ein kräftiges Mittel, das belebt und aufhellt und von Spannungen, eingefahrenen Überzeugungen und Konflikten befreit. Es entsteht, wenn uns plötzlich zu Bewußtsein kommt, daß etwas anderes eintritt, als wir erwartet haben. Humor ist eine besondere, gesunde Art, uns selbst und die Welt wahrzunehmen. Der Psychologe Gordon Allport äußerte einmal: »Ich wage zu behaupten, daß niemand gesund ist, der nicht über sich selbst lachen kann – auch hinter verschlossener Tür –, wenn er bemerkt, daß er sich überschätzt, sich vor sich selbst blamiert hat oder pedantisch gewesen ist. Er muß über sich lachen können, wenn ihm bewußt wird, daß er hereingefallen ist und zu selbstgewiß, kurzsichtig und vor allem zu eingebildet war.« Lachen ist die Fähigkeit, die uns vor den Tieren auszeichnet.

Lachen, zumindest Humor, kann ein wirksames Mittel gegen Haß und Feindschaft sein. In gefahrvoller Lage haben Tiere grob gesagt zwei Möglichkeiten: Flucht oder Kampf. Menschen haben noch eine dritte: das Lachen.

Um einer Notsituation auch eine komische Seite abzugewinnen, müssen wir die Fähigkeit besitzen, Drohungen in den Wind zu schlagen und physiologische Erregung in Heiterkeit umzusetzen. Beim Lachen ist es unmöglich, an Dinge zu denken, die Sorgen machen. Humor schafft Distanz und vertreibt lähmende Angst und das Gefühl der Ohnmacht. Und experimentelle Daten bestätigen das. Die Werte der Streßhormone Epinephrin und Cortison im Blut fielen vorhersagbar, wenn Versuchspersonen eine Stunde lang einem Komiker zuschauten, der eine Wassermelone mit einem Schläger bearbeitete und sonstige altbekannte Späße darbot.

Leute, die Humor lieben, Humor im Leben beweisen und bewährte Spaßvögel sind, geraten in schwieriger Lage nicht so leicht aus der Fassung. Stellen Sie sich zum Beispiel vor, Sie sitzen an einem Tisch, auf dem sich ein alter Tennisschuh, ein Trinkglas und eine Ampulle Aspirin befinden. Improvisieren Sie nun einen dreiminütigen Sketch und schildern die Gegenstände auf dem Tisch so humorvoll, wie Sie können. Es ist erwiesen, daß Sie, je witziger der von Ihnen produzierte Monolog ist, desto weniger gespannt, deprimiert, ärgerlich, müde und verwirrt auf Streß reagieren.

Lachen befreit und schafft Abstand. Wir gehen dann unsere Probleme neu und kreativ an. Nach besonders lustigen Filmen lösen die Leute Aufgaben mit mehr Einfallsreichtum und Originalität. Denken Sie an das befreiende Lachen, das ausbricht, wenn plötzlich die Wahrheit zutage tritt, die unleugbare, ungeschminkte Wahrheit über die Welt, die normalerweise von Vorurteil und Irrtum bis zur Unkenntlichkeit entstellt ist. Konvention und Kultur sind das Traditionelle, Gewöhnliche, Reguläre, Übliche, Anständige, Logische. Lachen ist das Fest des Unkonventionellen, Ungewöhnlichen, Unregelmäßigen, Unanständigen, Unlogischen, Unsinnigen.

Aber nicht jedes Lachen ist ein Beweis von innerer Größe. Humor kann auch ein Ventil für feindselige, zynische, böse Gefühle sein. Doch besser Humor als Gewalt und Körperverletzung.

Gesunder Humor ist ein Balsam auf die Wunden der Gesellschaft. Er »bricht das Eis«, schafft Vertrauen und verbindet die Menschen in gemeinsamer Fröhlichkeit. Nichts schwemmt Hemmungen so schnell hinweg wie eine Woge des Gelächters. Lachend über seine Ängste, Befürchtungen und was einem sonst noch peinlich ist, zu sprechen, ist ein guter Weg, sich zu äußern und doch das Gesicht zu wahren. Experten behaupten sogar, das Entblößen der Zähne beim Lächeln oder Lachen signalisiere: Zwar habe ich Zähne, beiße aber nicht – eine nonverbale Geste, die besagt: Alles in Ordnung.

Doch wie verschieden lachen die Menschen! Was wir zum Lachen finden und wie wir lachen, spiegelt unseren Geschmack, unsere Sympathien, ja unseren Charakter. Manche lachen dröhnend oder mit schrillem Gewieher und schlagen sich heftig auf die Schenkel dabei. Andere kichern, gicksen, schniefen oder spitzen die Lippen und halten die Hand vor den Mund. Wieder andere lachen anscheinend mit den Augen. Worüber wir lachen und wie wir lachen, ist charakteristisch für uns. Wie ein Volk zum Humor steht, sagt eine Menge über dieses Volk.

Die meisten von uns nehmen das Lachen nicht ernst genug. Nur allzu oft gilt Lachen als kindisch. Erwachsen zu sein scheint verbissene Arbeit, Verantwortungsbewußtsein und Lebensernst zu bedeuten. Aber wir müssen unseren natürlichen Sinn für Humor wiedergewinnen. Wenn Lachen wirklich so ansteckend ist – lösen wir doch eine Epidemie aus! Vielleicht bräuchten wir auch Tausende von Ärzten, die uns regelmäßig Humormedizin verordnen. Obgleich diese große Lachkur vielleicht kein Allheilmittel wäre, sollten wir uns in dieser Zeit der schmerzhaften und teuren Therapien doch über die erfreuliche Tatsache klarwerden, daß Lachen Medizin ist und ausschließlich angenehme Nebenwirkungen hat.

Es gibt viele Methoden, sich mit Humor zu verwöhnen. Nützen Sie Ihre humoristische Veranlagung zur Hebung Ihrer guten Laune. Bedienen Sie sich großzügig mit amüsanten Filmen, Witzbüchern und den Späßen der Komiker und Kabarettisten. Lachen Sie über die Scherze anderer: Das wird denen gefallen und Ihnen Freunde machen. Sammeln Sie Cartoons und Witzzeichnungen aus Büchern, Zeitungen und Illustrierten. Zeigen Sie sie Freunden, Kollegen und Angehörigen. Lernen Sie, humorvoll zu übertreiben und rücken die Dinge dadurch ins rechte Licht. Machen Sie im Scherz aus Mücken gefährliche Elefanten.

Gehen Sie in problematische Situationen mit einem humorvollen Satz auf der Zunge. Z.B.: »Erst oben auf der Leiter entdeckst du, daß sie an der falschen Wand lehnt.« Wenn Sie einen neuen Witz hören, erzählen Sie ihn mindestens fünf anderen Leuten, am besten solchen, die ihn noch nicht kennen. Sie können darüber nicht lachen? Lächeln Sie wenigstens. Sie können auch nicht lächeln? Tun Sie wenigstens so.

Gar nicht so törichte Tränen

»Tränen, törichte Tränen, ich weiß nicht, was sie bedeuten«, klagte der Dichter Alfred Lord Tennyson, als er darüber nachdachte, warum Menschen weinen. Auf den ersten Blick macht all dies Geschluchze, Geflenne, Geheule und Geweine wirklich keinen Sinn. Doch neueres Material läßt den Schluß zu, daß die bei heftigem Weinen produzierten Tränen dem Körper dazu dienen, Streß zu mildern und toxische Substanzen zu entfernen. Es mag sonderbar klingen, Weinen als Wohltat zu bezeichnen. Doch die meisten Leute behaupten, ein »paar vergossene Tränen« täten ihnen gut, auch wenn es keine Freudentränen sind.

Es ist ein alter Glaube, daß Weinen wohltuend wirkt. Vor mehr als 2000 Jahren meinte Aristoteles, Weinen reinige die Seele von unterdrückten Empfindungen – die sogenannte Katharsis –, eine Spannungsreduzierung durch Freisetzen von Emotionen. Viele von uns gehen in Filme und Theaterstücke, von denen sie schon vorher wissen, daß sie auf die Tränendrüsen drücken, und schwelgen »tränenselig« darin.

Die große Mehrzahl der Menschen ist der Ansicht, daß Weinen die Stimmung verbessert und willkommene Entspannung bringt. Neuere Forschungen stellen einen auffälligen Unterschied zwischen der chemischen Zusammensetzung von Tränen, die durch emotionale Experimente ausgelöst, und solchen, die von Reizmitteln, etwa Zwiebelsaft, hervorgerufen werden, fest. Eine Studie ergab, daß emotionale Tränen, im Experiment durch einen traurigen Film hervorgelockt, mehr Eiweiß enthalten als von Reizstoffen erzeugte. Der Tränenforscher William Frey behauptet, emotional bedingtes Weinen sei ein Eliminationsprozeß, bei dem Tränen Giftstoffe aus dem Körper entfernen und dadurch die physiologische und emotionale Balance aufrechterhalten.

Solche Tränen scheinen auch Endorphine zu enthalten, ACTH, Prolaktin und Wachstumshormone. All diese Stoffe werden bei Streß ausgeschüttet. So dürfte das Weinen die Seele in weit buchstäblicherem Sinn »reinigen«, als es sich die Theoretiker der Katharsis vorgestellt hatten.

Wenn Tränenvergießen eine streßreduzierende, exkretorische Funktion hat: Was sind dann die Folgen einer Unterdrückung von Tränen? Denken Sie an die starken Schranken, die die Gesellschaft gegen das Weinen, vor allem bei Männern, aufgerichtet hat. In unserer Gesellschaft weinen Männer lediglich ein Fünftel so oft wie Frauen. Anscheinend nehmen Männer die Mahnung: »Große Jungen weinen nicht!« sehr ernst. Doch leben »große Jungen« aus verschiedenen Gründen im Durchschnitt auch kürzer als ihre weinenden weiblichen Gefährtinnen. Besteht ein Zusammenhang zwischen Tränen und Langlebigkeit?

Zumindest eine Untersuchung zeigte, daß Männer und Frauen mit Magengeschwüren und Kolitis im Vergleich zu ihren gesunden Altersgenossen nicht so gerne weinten. Auch hielten Patienten, die trockenen Auges durch Leben gingen, Weinen eher für ein Zeichen von Schwäche und mangelnder Selbstbeherrschung. Obwohl die Erforschung psychoaktiver Substanzen in Tränen noch in den Kinderschuhen steckt, gibt es Gründe für die Annahme, daß gefühlsbedingte Tränen eine wichtige Rolle bei der Aufrechterhaltung der Gesundheit und des emotionalen Gleichgewichts spielen.

Sich selbst absichtlich zu verwöhnen ist also ungeheuer wichtig. Man bezieht dadurch das notwendige Quantum an Lebensfreude, das uns in der heutigen Hast und Unnatur oft vorenthalten bleibt. Selbstverständlich besteht auch die Gefahr, mit Genuß und Selbstverwöhnung zu weit zu gehen. Deshalb sollten wir nicht nur auf uns selbst, sondern auch auf die Menschen unserer Umgebung achten, besonders die, denen es schlechter geht als uns. Wenn wir anderen helfen, haben nicht nur sie, sondern überraschenderweise auch wir selbst den größten Nutzen davon. Kombinieren wir also Selbstverwöhnung mit Selbstlosigkeit. Das trägt, wie wir bald sehen werden, am allermeisten zu Glück und Gesundheit bei.

14. Selbstlose Freuden

Gott selbst war es, der sagte:
»Es ist nicht gut, daß der Mensch allein sei.«

Bis hierher haben wir viele einsame, vielleicht sogar selbstische Methoden beschrieben, wie man die Armut an Sinnenfreude und den grundsätzlichen Pessimismus des modernen Menschen ausgleichen kann. Doch die Steigerung der Lebensfreude für das eigene Ich, so ohne weiteres, ist nicht alles. Der Mensch existiert nicht nur für sich allein. Wir sind alle aufeinander angewiesen. Der einzelne und die Gesellschaft entwickeln sich und gedeihen nur gemeinsam. Wir sind soziale Wesen und dazu bestimmt, anderen auf vielerlei Art zu nützen und zu begegnen. Wir sind dazu geboren, Freude aus Tätigkeiten für andere zu beziehen. Selbstlosigkeit – für andere zu sorgen und zu arbeiten – kann deshalb eine Quelle der Gesundheit für uns selbst und andere werden.

Wie schmerzhaft empfinden wir schon die Trennung von anderen!

> »Es war unerträglich. Jeden Tag hatte ich meine Kameraden im Kampf neben mir fallen sehen. Aber nach einer Weile konnte ich es aushalten. Dann geriet ich in Gefangenschaft und wurde gefoltert, aber nach einer Weile konnte ich es aushalten. Doch *dieser* Tortur war ich nicht gewachsen, nicht einmal für ein paar Tage.«

Der Kriegsgefangene meinte mit »dieser Tortur« keine extreme körperliche Qual oder allmähliches Verhungern. Er bezog sich auf seine Einzelhaft im Koreakrieg. Das war eine Folter, die er schwerer ertrug als alles andere.

Jeder von uns braucht andere Menschen zur Ergänzung und Belebung. Wir werden krank, wenn wir von anderen getrennt sind, und gesünder, wenn wir anderen helfen. In Gruppen, Vereinen, Familien, Teams oder Firmen sind wir Teil von etwas, das über uns hinausgeht, von etwas Größerem, Sichererem, Stärkerem. Der Mensch ist nicht vollständig, wenn er für sich allein lebt.

Dieses Kapitel nennt Gründe, weshalb Sie Aussprüche wie »Liebe deinen Nächsten wie dich selbst« und »Wenn einer leidet, leiden alle«, als wichtigen, praktischen Rat ernst nehmen sollten. Es sind keine archaischen, abstrakten Prinzipien, die nur dazu da sind, um sie in Kirche und Schule auswendig zu lernen. Es sind fast allen Gesellschaften und Religionen gemeinsame Ideale, die uns mitteilen wollen, was es heißt, Mensch zu sein. Sie sagen uns, daß Verbundenheit mit anderen und Hilfe für sie, die ja Teile des Organismus Menschheit oder Gesellschaft sind, ursprüngliche Lebensfreuden darstellen.

Die Gesellschaft

Der Mensch ist ein soziales Wesen. Es fällt ihm sehr schwer, allein zu sein. Unser Organismus ist Teil eines lebenden sozialen Organismus, und die Gesundheit eines jeden von uns hängt davon ab, wie wir mit dem größeren Organismus verwoben sind. Diese Anschauung steht in scharfem Gegensatz zu der üblichen medizinischen Betrachtungsweise, die den Menschen als Einzelwesen auffaßt, mit Krankheiten, welche hauptsächlich durch Medikamente, Chirurgie oder individuelle Behandlung bekämpft werden müssen.

Aber unsere Physiologie endet nicht an der Außenhaut, ebensowenig unsere Gesundheit. Denken Sie nur an das Herz: Feindselige Gefühle und Selbstisolation schaden dem Herzen. Ichbezogene Menschen, die sich von anderen getrennt und nicht als Teil eines größeren sozialen Organismus fühlen, werden mit größerer Wahrscheinlichkeit herzkrank. Die Zerrüttung zwischenmenschlicher Beziehungen kann zu tiefgehender Zerrüttung der Gesundheit führen, woraus sich die häufigen Erkrankungen nach dem Verlust geliebter Menschen oder dem Umzug in fremde Länder und Städte erklären lassen.

Männer und Frauen entwickeln spontan soziale Beziehungen, sei es zu Ehepartnern, Freunden, Firmen, Gesellschaften – oder auch Haustieren. In früheren Zeiten sorgten diese sozialen Gruppen auf vielfältige Art für Gesundheit: Gemeinsam wurde der Nachwuchs aufgezogen, wurde gejagt und gesammelt und hielt man gegen Räuber zusammen. Aber auch heute noch ist die Verbundenheit mit anderen, nicht nur seelisch, sondern auch körperlich greifbar, lebensentscheidend. Die menschliche Gesellschaft ist ein lebendiger Organismus ganz eigener Art. Mächtige Kräfte der Evolution haben sie im Lauf von Millionen Jahren geformt.

Die menschlichen Babys kommen in einem sehr frühen Stadium ihrer Entwicklung zur Welt, weshalb die Kindheit des Menschen länger dauert als die jedes Tieres. Ein Fohlen stellt sich schon wenige Stunden nach der Geburt auf die Beine und tollt herum. Ein Kätzchen oder junger Hund ist in der Lage, sich nach drei Monaten selbst durchzuschlagen. Wir aber sind hilflos, wenn wir das Licht der Welt erblicken, und verbringen Jahre in diesem Zustand. Ohne Bezugspersonen und ständige Pflege würden wir umkommen. So beginnt unsere soziale Abhängigkeit schon gleich zu Anfang unserer Existenz und entscheidet von Geburt an über Leben und Tod. Die vergleichsweise Unreife menschlicher Säuglinge bedeutet auch, daß unser Verhalten zum Zeitpunkt der Geburt relativ wenig von Instinkten konditioniert ist. Unsere Lernvorgänge werden mehr von der Umgebung bestimmt, mit der wir wie durch eine soziale Nabelschnur verbunden sind. Denken, Charakter und Erwartungen des Kindes werden durch den Kontakt mit anderen Menschen geprägt. Ohne starke soziale Bindungen sind wir sehr unfertige und ergänzungsbedürftige Geschöpfe, und wir leiden sofort, wenn das Band zu anderen Menschen zerrissen wird.

Auch als Erwachsene sind wir noch von anderen abhängig, aber auf indirektere Art. Wir verlassen uns auf das stabile, arbeitsteilige Netz der Gesellschaft, wenn es um Nahrungsbeschaffung, Schutz und Sicherheit, Gütererzeugung und Information geht.

Arbeitsteilig organisierte Gruppen vollbringen Leistungen, wozu kein einzelner imstande wäre. Durch Kooperation wachsen Städte, wird Land kultiviert und entwickeln sich Industrie und Technik. Und dies alles hängt zusätzlich von unserer Fähigkeit der Sprache ab, die uns auf eine Art verbindet, wie das bei keinem anderen Lebewesen der Fall ist. Die Sprache gliedert das Individuum in umfassendere Gemeinschaften ein. In ihnen sind seine Überlebenschancen größer.

Tief in uns drinnen scheint es Kanäle zu geben, auf denen diese sozialen Bedürfnisse übermittelt und befriedigt werden. Vielleicht ist dies der Grund dafür, daß das Immunsystem des Menschen kollabiert, wenn seine Bindung an die Gemeinschaft, etwa beim Verlust des Ehepartners oder bei sonstigem Kummer, zerrissen wird. Und eine feste Bindung an die größere Gruppe, auch an die Menschheit als Ganzes, hat die gegenteilige Wirkung: Die Widerstandskraft steigt, was dem einzelnen wiederum ermöglicht, ein wertvolleres, besser integriertes Mitglied seiner Gruppe zu werden. Das Subjekt der Evolution, das immer besser ans Leben angepaßt ist, ist nicht so sehr der einzelne als vielmehr die Gattung.

Vielleicht ist das die Erklärung dafür, warum fast alle Gesellschaften die gleichen sozialen Tugenden betonen und die meisten Religionen so großen Wert darauf legen, daß ihre Anhänger sich für andere einsetzen, freigebig sind und sich gegenseitig dienen. Das bringt nicht nur der ganzen Gemeinschaft Vorteil, sondern ist auch gesund für den Handelnden selbst. Schon die *Beobachtung* anderer, wie sie ihren Mitmenschen helfen, ist gesund. Als Studenten der Harvard-Universität einen Film mit Mutter Teresa anschauten, wie sie sich der Kranken und Sterbenden in Kalkutta annahm, verbesserte sich ihre Immunfunktion. Sogar Männer und Frauen, die sich keiner besonderen Sympathie für Mutter Teresa bewußt waren, reagierten mit gesteigerter Immunität.

Können Männer weiblicher sein?

Die gesundheitlichen Vorteile sozialer Kontakte springen bei der Ehe besonders ins Auge. Für die meisten ist die Ehe die engste Verbindung zweier Menschen, und wie sich herausstellt, auch die gesündeste, vor allem für Männer. Verheiratete Männer leben länger, sind weniger krank und glücklicher. Verheiratete Frauen sind nicht ganz so gut dran, möglicherweise weil die Frau ihrem sozialen Status nach immer noch nicht gleichberechtigt ist. So scheint ein wesentliches Prinzip der Gesundheit zu sein: Entweder du bist eine Frau oder du heiratest eine.

Jedoch hat dieser einseitige Vorteil der Ehe auch seinen Preis: Verheiratete Männer leiden mehr unter dem Verlust ihrer Frauen als Frauen unter dem ihrer Männer. Die Sterblichkeitsrate für Witwer ist mehr als dreimal so hoch wie die für Witwen.

Das liegt daran, daß Männer und Frauen unterschiedliche Typen zwischenmenschlicher Beziehungen herausbilden, jedenfalls in unserer Gesellschaft. Freundschaften zwischen Männern dauern selten das ganze Leben: Männer haben Schulkameraden, Angelfreunde und Arbeitskollegen – Freundschaften, die von äußeren Umständen abhängen. Wichtig dabei ist, daß Männer in diesen Freundschaften meist keine starken emotionalen Bindungen entwickeln und außerhalb ihrer Ehe keinen Menschen haben, dem sie besonders vertrauen. Bei Frauen ist es anders. Sie behalten ihre Freundinnen oft das ganze Leben über, und die Kontakte mit den Verwandten reißen niemals ab. Sie haben von vornherein engere, vertrauliche Beziehungen, die sie auch nach der Heirat noch pflegen. Und dieses starke emotionale Engagement scheint wichtig für die Gesundheit zu sein. In einer Untersuchung hatten Leute, die das Gefühl hatten, geliebt zu werden, mit 1,7 mal so geringer Wahrscheinlichkeit Herzbeschwerden wie die anderen.

Noch einmal zurück zur Auflösung der Ehe: Wenn ein Ehepartner stirbt, reagiert der Körper unmittelbar, physiologisch. Doch da Frauen mehr sonstige Beziehungen und Personen haben, denen sie Vertrauen und Sympathie schenken, sind sie von dem Verlust weniger betroffen und leiden nicht so wie die Männer, zumindest in gesundheitlicher Hinsicht. Das Risiko für Männer, nach einer Scheidung krank zu werden, ist wahrscheinlich deshalb höher, weil sie ihren *einzigen* vertrauten Menschen verloren haben. Sie haben niemanden, dem sie ihr Leid klagen, an den sie sich halten, für den sie jetzt sorgen können.

Soziale Bindungen bürgen also für Gesundheit. Einsame, getrennt lebende, geschiedene und verwitwete Menschen sterben im Vergleich zu Verheirateten mit zweimal so hoher Wahrscheinlichkeit früher als der Durchschnitt. Sie sind auch fünf- bis zehnmal so oft wegen psychischer Störungen in Kliniken anzutreffen. Herzerkrankungen, Krebs, Depression, Tuberkulose, Arthritis oder Schwangerschaftsbeschwerden treten häufiger bei Menschen mit wenig sozialen Kontakten auf.

Zwischenmenschliche Kontakte sind subtile Dinge, nicht so sichtbar wie eine Ader oder ein Nerv, doch mindestens ebenso wichtig. Es sind seelische Beziehungen. Wir nehmen sie nicht mit unseren Sinnen wahr, aber wirksam sind sie trotzdem. Ein Langstreckenläufer braucht den Nebenmann, um zur Höchstform aufzulaufen und Rekorde zu brechen. Radrennfahrer fahren Bestzeiten niemals allein.

In Gebieten mit überdurchschnittlich vielen unstabilen Familien, unehelichen Kindern und alleinerziehenden Müttern sterben mehr

Menschen an Schlaganfällen und Kreislaufkollaps als anderswo. Wenn die Arbeitslosigkeit nur um ein Prozent steigt, begehen 4 % mehr Männer und Frauen Selbstmord, und 2 % mehr sterben an Leberzirrhose oder Arterienverkalkung. Die Leute begehen sogar eher Selbstmord, wenn sie nur lesen, daß sich irgendein Prominenter umgebracht hat. Als Marilyn Monroe freiwillig in den Tod ging, stieg die Selbstmordrate um 12 %. Leute mit wenigen engen Freunden sterben früher als Menschen mit starken emotionalen Bindungen, und wer weiß, daß jemand für ihn da ist, der ihn liebt, hat weniger koronare Herzbeschwerden.

Elternfreuden

Das Band zwischen Eltern und Kindern ist vielleicht die stärkste soziale Bindung. Doch fallen dem heutigen Menschen spontan eine Menge Gründe ein, auch gesundheitliche, warum er keine Kinder haben möchte. Kinder beanspruchen enorm viel Zeit. Viele sagen, ein Kind aufzuziehen, sei mehr als ein Fulltime-Job. Kinder sind auch teuer. Man schätzt, daß der Unterhalt eines Kindes von der Geburt bis zum Universitätsabschluß mehrere hunderttausend Mark kostet. Jede Geburt eines Kindes ist ein Risiko, zumindest für die Mutter. Beide Eltern können durch ihren Nachwuchs krank werden. Die meisten Eltern mit schulpflichtigen Kindern werden von ihren Sprößlingen angesteckt und schlittern von einer Erkältung in die andere. Auch verlieren Eltern manchmal ihr Kind durch Krankheit und Unfall, was ein schwerer gesundheitlicher Schlag ist und das seelische Gleichgewicht empfindlich stören kann.

Da ist es fast ein Wunder, wenn sich jemand überhaupt noch entschließt, Kinder zu haben. Manche wenden hier ein, wir seien eben durch unsere Biologie auf Sex programmiert, und Kinder seien das Nebenprodukt. Aber für uns, die Verfasser dieses Buches, sind Kinder das Nonplusultra der Lebensfreude. Sie sind eine wunderbare Ausrede für Erwachsene, ausgelassen zu spielen, herumzualbern und die kleinen Freuden des Lebens zu genießen. Schon einem Kind zuzusehen, wie es das erstemal an einer Blume riecht oder zu einer neuen Melodie tanzt, ist etwas Wunderbares und erinnert uns daran, daß ja auch wir uns freuen können. Wer mit Kindern umgeht, ist zu jedem Spaß aufgelegt und leidet nicht unter dummen Skrupeln, wenn er gesunden kleinen Bedürfnissen nachgibt.

Kinder geben uns außerdem das Gefühl, daß wir wichtig sind und gebraucht werden. Sie zwingen uns – nein, besser sollten wir sagen: laden uns ein –, aus unserem Bau hervorzukommen. Ein Kind aufzuziehen, ist für die meisten von uns der Gipfel der Selbstlosigkeit. Wenn wir sehen, wie sie älter werden, denken wir darüber nach, wie die Welt der nächsten Generation wohl aussehen wird. Sie verbinden uns nahtlos mit dem Fortschritt der Menschheit, und ihr Erwachsenwerden ist häufig ein optimistischer Wechsel auf die Zukunft. Zwar kann das Erziehen von Kindern auch strapaziös sein. Aber die intensivsten Freuden des Lebens sind die, die Kinder ihren Eltern machen.

Es gibt übrigens wissenschaftliche Beweise, daß es sich doppelt lohnt, Vater oder Mutter zu sein. Man fühlt sich besser und zugleich gesünder. Mindestens eine Untersuchung belegt, daß Ehepaare mit Kindern länger leben als kinderlose Paare.

Das Haustierrezept

In unserem Bedürfnis nach Kontakt mit lebenden Wesen befreunden wir uns sogar mit Tieren, die dann für viele von uns wie ein weiteres Kind in der Familie sind. Nur ist es natürlich möglich, daß Sie als stolzer Besitzer eines Haustieres gezwickt, gekratzt oder gebissen werden. Sie können Tollwut und Bandwürmer bekommen oder lungenkrank werden. Vielleicht fragen Sie sich deshalb erstaunt, warum in über der Hälfte der amerikanischen Haushalte ein oder mehr Haustiere leben. Ein Grund dafür ist, daß im Gegensatz zu den vielen Warnungen vor Haustieren als Krankheitsüberträgern ein solcher Freund Ihrer Gesundheit auch nützlich sein kann. Unter den Personen, die einen Herzinfarkt bekommen, sterben Haustierhalter fünfmal so selten wie Leute ohne Haustiere. Da die meisten ihre zahmen Fische oder Eidechsen nicht wie Hunde ins Freie führen, kann das nicht an mehr körperlicher Bewegung liegen. Doch wenn Sie die Probleme des Tages mit Ihrem Kater besprechen, Ihre Sorgen und Kümmernisse dem goldgelben Jagdhund anvertrauen oder sich den Fischen im Aquarium widmen, kann das, wie wir gesehen haben, Ihren Blutdruck senken.

Haustiere sind gesundheitliche Pluspunkte. Erstens, weil sie bei ihren Besitzern den Sinn für Verantwortung wecken. Diese empfinden jetzt eine zusätzliche Verpflichtung, fit zu bleiben, müssen sie doch für ihre Tierlieblinge sorgen, die ganz von ihnen abhängig sind. Zweitens bringt ein Haustier Freude und Trost in harten Zeiten, und seine Bedürfnisse zwingen uns, aus unserer ichbezogenen Starre auszubrechen. Wenn der Hund raus muß, ist auch die Luft aus einem Ehekrach raus, und das Vergnügen macht der negativen Stimmung ein Ende. Drittens helfen uns Tiere, Kontakt mit der Umwelt zu halten. Ein Haustier wirkt also zuzeiten anregender als eine Tablette. Haustiere lenken uns, wie andere Interessen auch, von uns selbst ab und bieten Streßausgleich. Sie geben immer Anlaß für positive Gefühle, die dann über die schlechte Laune den Sieg davontragen.

Allein oder einsam?

Für die meisten von uns sind die Worte »allein« und »einsam« austauschbar. Aber es gibt Zeiten, wo wir das Bedürfnis haben, für uns allein zu sein, abgeschirmt vom Lärm der Gesellschaft, und trotzdem nicht einsam sind. Andererseits gibt es Zeiten, wo wir mit einer ganzen Schar von Menschen unterwegs sind, aber uns mitten unter all den Leuten einsam fühlen, vielleicht gerade wegen ihnen. Wenn »allein« immer »einsam« bedeuten würde, würden wir uns in Gegenwart vieler Menschen weniger einsam fühlen. Und wenn wir älter werden, müßten wir uns immer einsamer vorkommen, da Freunde und Verwandte sterben und uns allein lassen. Aber das Gegenteil ist richtig. Junge Leute mit den meisten Kontakten fühlen sich am einsamsten. Und je älter wir werden, zumindest solange unsere Lieben noch nicht gestorben sind, desto weniger einsam fühlen wir uns. Warum ist das so? Hier eine Erklärung zu finden, könnte ein Mittel gegen die Einsamkeit liefern. Natürlich ist Einsamkeit auch sozial bedingt. Bei Menschen ohne Ausbildung, Arbeit und Einkommen spielt sie eine größere Rolle als bei anderen. Der wesentliche Faktor ist aber unsere Tendenz zu Vergleichen, die Diskrepanz zwischen unserer Sehnsucht und den aktuellen Umständen. Junge Leute sind hoffnungslos romantisch. Sie suchen den idealen Partner, Freund, Beruf, ja die ideale Zukunft. Ein allseits beliebter junger

Mann kann sich einbilden, keiner seiner Freunde entspreche seinen Erwartungen. Die Illusionen Jugendlicher sind fast identisch mit denen der Depressiven: Niemand genügt ihren Ansprüchen, deshalb sind sie stets unzufrieden. Herr und Frau Fehlerlos sind weit und breit nicht zu finden. Deshalb werten diese Jugendlichen alle ab, die in ihren Gesichtskreis treten.

Doch beim Älterwerden ändern sich unsere Maßstäbe. Wir erkennen, daß Vollkommenheit nur in unseren Köpfen, nicht im Leben existiert und daß jeder, genau wie wir selbst, seine Fehler hat. Wir konzentrieren uns mehr auf das Positive und schließen uns so gut wie möglich an andere an. Die Tendenz zu Vergleichen geht zurück. Wir sind dankbar für alles, was uns entgegenkommt, und zufriedener mit dem, was uns das Leben bietet.

Nach den Ergebnissen größerer empirischer Untersuchungen sind einsame Menschen mit allem und jedem unzufrieden: ihren Lebensumständen, der Zahl und Qualität ihrer Freunde, der Arbeit und ihren sexuellen Beziehungen. Und diese Art Einsamkeit ist sicher weder gesund noch vergnüglich. Aber das können Sie ändern.

Gute Beziehungen

Es ist die Art Ihrer Beziehungen, die die Einsamkeit vertreibt, nicht möglichst viele Freunde. Man kann sich im Gewühl hunderter von Bekannten unendlich einsam fühlen, wenn man mit keinem eine engere Beziehung hat. Es ist also wichtig, daß Sie Menschen kennen, auf die im Leben Verlaß ist, und daß Sie sich in diese Beziehungen auch selbst einbringen. Außer bei extrem destruktiven Beziehungen lohnt es sich oft, auch mit einem Menschen zu verkehren, der Sie sehr strapaziert, falls Sie ihm nur wirklich nahestehen. Und denken Sie daran: Die beste Art, Freunde zu gewinnen, ist, selbst ein guter Freund zu sein. Erwarten Sie von anderen nicht, daß sie vollkommen sind, und brechen Sie Kontakte nicht ab, weil sich der andere nach Ihrer Meinung unmöglich verhält. Wir haben viele Ichs, und keines entspricht der ganzen Wirklichkeit, ebensowenig einem einzigen anderen Menschen. Wir verbinden immer nur Teile unserer selbst mit Teilen anderer Leute, und oft spielen uns unsere Illusionen im Urteil über Leben und Menschen Streiche. Sind Sie nicht so streng mit den anderen – Sie sind mehr mit Ihnen verbunden, als Sie glauben.

Sorgen Sie dafür, daß Sie mehrere Personen finden, denen Sie vertrauen können. Das kann ein Geistlicher sein, ein alter Freund, ein Mentor oder ein Liebespartner. Aber achten Sie darauf, daß es Menschen in Ihrem Leben gibt, mit denen Sie Ihre Probleme und Sorgen besprechen können. Wenn Ihre Lebensgefährtin Ihr einziger Vertrauter ist, sollten Sie die Lektion über verheiratete Frauen und Männer sehr ernst nehmen: Verhalten Sie sich mehr wie eine Frau und schaffen Sie sich Vertrauenspersonen auch außerhalb Ihrer Hauptbeziehung an. Sie sind unabdingbar notwendig für Ihre Verbindung zur Welt und Ihre innere Stabilität, wenn Ihr Partner einmal fort ist, stirbt, oder falls Sie sich trennen. Als Wesen mit vielen Ichs können Sie nicht all Ihre Empfindungen in einer einzigen Person unterbringen. Sie brauchen jederzeit einen Platz, wo Sie sich emotional ausleben können.

Herzfeind Feindseligkeit

Frage: Wie viele Egoisten braucht man, um eine Glühbirne einzuschrauben?

Antwort: Einen. Er ist der Mittelpunkt, um den sich die ganze Welt dreht.

Die Menschen sprechen zu unseren Körpern, und wir geben Antwort. Glück und Gesundheit hängen von diesem lebenswichtigen Dialog ab. Leute, die sich ängstlich von anderen fernhalten, sich fast ausschließlich mit sich selbst beschäftigen und zu Misanthropen werden, sind besonders herzgefährdet.

Feindseligkeit ist konstitutionell gewordene Abneigung. Sie äußert sich in Reaktionen auf die kleinsten Vorfälle. Die Freunde eines Menschen stellen vielleicht fest, daß er so tut, als seien andere ihm wichtig, während er in Wirklichkeit nur an seinen Besitz, seine Versicherung, Pension, sein Ansehen, Einkommen, seine Aktien und vieles andere denkt und sich weit mehr über alles mögliche ärgert, als eigentlich erlaubt wäre. Die feindseligen Menschen haben die verkalktesten Arterien!

Wir plädieren hier nicht für ein primitives »Seit nett zueinander!« Zorn kann überaus nützlich sein und uns mit einem Schlag aus der Zwangsjacke unproduktiver Lebenssituationen befreien. Es ist unbedingt notwendig, zornige Empfindungen von Zeit zu Zeit auch auszudrücken, damit wir bekommen, was wir brauchen, uns schädliche und gefährliche Personen vom Leibe zu halten oder einfach »die Atmosphäre reinigen«.

Aber Feindseligkeit als Lebenseinstellung ist gefährlich. Jeder Feindseligkeit liegt unmäßige Ichbezogenheit zugrunde. Ein Mensch, der stets Wert darauf legt, anderen überlegen zu sein, ist leicht verwundbar. Denn seine Ansprüche können jederzeit in Frage gestellt werden. Feindseligkeit ist dann die Technik, durch die er sich gegen solche Angriffe wehrt und sagt: »Wer, glauben Sie, sind Sie eigentlich, daß Sie sich so etwas herausnehmen?« Der Ichbezogene kann fast jedes Ereignis als persönliche Beleidigung interpretieren: einen Börsensturz, die Zukunftsaussichten der eigenen Firma und die tägliche Ehekrise. Leute, die denken, alles gehört ihnen – *meine* Frau, *meine* Kinder, *meine* Firma, *meine* Nachbarn, *meine* Kirche – müssen ein riesiges Territorium verteidigen.

Die Feindseligen sind auch im Gespräch ichbezogener. Sie verwenden die Worte »mich«, »mein«, »mir« und »ich« häufiger als andere. Das Wörtchen »mein« ist Ausdruck einer Mentalität, die alles für sich beansprucht: »Das ist mein Geld!« Wer durch eine solche egoistische Brille in die Welt blickt, wird mit Folgen für Kopf und Herz rechnen müssen. Menschen, die eine Herzattacke heil überstehen, sind in der Regel weniger egoistisch als jene, die daran sterben. Auch der Blutdruck reagiert bei ichbezogenen Leuten sensibler auf Streß. Der egoistische, feindselige Mensch setzt sein Herz unter Druck, weil er überreagiert. So jemand faßt alles als Herausforderung auf und wird ausfallend, um dem vermeintlichen Feind zu begegnen.

Egoistische, feindselige Menschen sehen sich als von der Welt getrennten Teil, statt als Teil der Welt. Sie schließen sich von der Gemeinschaft aus und schneiden sich selbst vom Strom des sozialen Lebens, des gegenseitigen Gebens und Nehmens, das lebendig erhält, ab. Das kann ihnen buchstäblich das Herz brechen.

Das Gegenmittel ist Selbstlosigkeit. Sie verbindet mit anderen und nimmt vielen Gefahren die Spitze. Wenn wir uns für das Wohl unserer Mitmenschen einsetzen, finden wir uns in den Wechselfällen des Lebens und bei Schicksalsschlägen weit besser zurecht. Und mit anderen verbunden zu sein, schützt auch vor Krankheiten.

Egoistischer Altruismus

»Danach fühle ich mich immer sehr entspannt und voller Energie. Es gibt mir ein Gefühl der Wärme, fast körperlich, in der Brust spürbar.«

»Zwar war ich noch zurückhaltend, aber jetzt kann ich fast nicht mehr ohne leben. Es gibt meinem Leben Sinn.«

»Es lindert meine Arthritisschmerzen besser als jedes Mittel.«

»Es gibt mir die Möglichkeit, mich selbst zu vergessen.«

Vielleicht denken Sie, hier wird das Gefühl nach leidenschaftlicher Sinnenlust oder gar ein Drogenrausch beschrieben. Aber diese Sätze stammen von Freiwilligen im Krankenhaus, die ihre Empfindungen beim Helfen schildern. Solche Freiwilligen helfen nicht nur anderen Menschen, sondern sie erleben auch eine Art »Helferrausch«, eine mitunter euphorische Stimmung, bei ihrer Arbeit. Bei einer Befragung gaben neun von zehn dieser Helfer an, sie seien ebenso gesund oder noch gesünder als ihre Altersgenossen.

Zuwendung zu Dingen außer uns, seien es andere Menschen, Haustiere, Pflanzen, Natur, Religion, Philosophie oder Politik, ist für die Gesundheit ungemein wichtig. Und wie andere Freuden, die zugleich gesund sind, macht sich auch Selbstvergessenheit doppelt bezahlt: Man fühlt sich besser und ist auch noch gesünder. Es ist durchaus möglich, daß die Religionen auch deshalb solchen Nachdruck auf die Nächstenliebe legen, weil die Helfer dadurch selbst gesund bleiben. Hinwendung zur Gruppe und Abwendung von der dauernden Beschäftigung mit uns selbst ist ein wichtiger Punkt, den wir unter keinen Umständen übersehen dürfen.

Das ist die eigentliche Botschaft der meisten Selbsthilfegruppen. Die Leiter der »Parents Without Partners (PWP = alleinerziehende Eltern) sagen neuen Mitarbeitern: »Je mehr Sie in PWP hineinstekken, desto mehr bekommen Sie heraus.« Bei den Anonymen Alkoholikern ist es so, daß ehemalige Alkoholiker, die anderen helfen, trocken zu werden, sich dadurch auch selbst helfen und abstinent bleiben. Dieses Prinzip wurde von Wissenschaftlern, die Mittel und Wege erforschen, wie man Menschen helfen könnte, das »Helfertherapie-Prinzip« genannt. Es ist ein Prinzip, das, auf unser eigenes Leben angewandt, uns in erster Linie davor bewahren kann, selbst krank zu werden.

In den vergangenen Jahrzehnten gab es eine Menge empirischer Untersuchungen zum Zusammenhang zwischen sozialen Bindungen und Gesundheit. Es stellte sich heraus, daß Menschen mit vielen Freunden länger leben. Das aufregendste Ergebnis stammt wohl von einer in Tecumseh, Michigan, durchgeführten Studie, bei der 2.700 Personen annähernd 10 Jahre lang beobachtet wurden. Männer, die regelmäßig ehrenamtliche Tätigkeiten ausübten, wiesen eine zweieinhalbmal so geringe Sterblichkeitsrate auf wie Männer ohne solche Aktivitäten. Bei Frauen jedoch war es anders. Hier zeigte sich kaum eine oder überhaupt keine Reduzierung der Sterblichkeit. Das kommt vielleicht daher, daß die meisten Frauen auch vor ihrer Übernahme von Ehrenämtern schon genügend Möglichkeiten zur Betreuung anderer hatten.

Aber es ist ausschlaggebend für die gesundheitlichen Wirkungen solcher Hingabe an andere, daß man dabei selbständig und frei ist. Wenn man zur Hilfeleistung gezwungen wird, nützt es gar nichts. Menschen, die lange Zeit Kranke pflegen *müssen*, sind nicht weniger, sondern mehr angespannt und krank. Auch bei Personen, die für Familienangehörige mit der Alzheimerschen Krankheit sorgen müssen, stellte sich heraus, daß ihr Immunsystem geschwächt war. Doch wenn die Pflege freiwillig ist, empfangen wir ebensoviel, wenn nicht mehr, als wir geben.

Hilfe für andere hilft Ihnen selbst

Wie ist es möglich, daß Mitleid, Nächstenliebe und Freigebigkeit uns selbst zugute kommen? Es gibt eine ganze Reihe von psychologischen Mechanismen – wir haben sie in diesem Buch beschrieben –, die erklären, weshalb wir von der Hilfe für andere selbst profitieren. Wir brauchen uns nur an die Erkenntnisse der Anonymen Alkoholiker und anderer Selbsthilfeorganisationen zu halten. In diesen Organisationen ist das Verständnis für andere wesentlich für ein gesundes, sinnvolles Leben. Wissenschaftliches Forschungsmaterial in dieser Hinsicht ist kaum verfügbar, doch schon das wenige, was wir haben, stützt diese These. Unter freiwilligen Helfern an einer katholischen Universität in einer ländlichen Gegend Pennsylvanias hatten jene, die konkret und direkt halfen, mehr Nutzen davon als die mit administrativen Aufgaben Betrauten. Doch selbst diese profitierten noch mehr von ihrer Tätigkeit als Leute, die überhaupt nicht halfen. Es gilt also die Regel: Je mehr Kontakte mit anderen, desto besser für uns. Und wir müssen den Menschen, denen wir helfen, auch leibhaftig begegnen, sie sehen, mit ihnen Verbindung aufnehmen.

Die meisten von uns fühlen sich mehr oder weniger unbehaglich, wenn sie leidende oder unglückliche Menschen sehen. Aber dadurch, daß Sie anderen helfen, können Sie Ihre eigene Not lindern und Schuldgefühle, die Ihre Lebensfreude behindern, abbauen.

Anderen zu helfen, schenkt uns auch Distanz von unseren eigenen Schwierigkeiten und Problemen. Wenn wir uns auf die Nähe anderer Menschen einlassen, löst uns das von unseren eigenen Sorgen mit Familie, Geld und Arbeit.

Die Menschen, denen wir helfen, nehmen vielleicht auch eine besonders positive Haltung zu uns ein. Sie können uns aufrichtig dankbar sein, was natürlich sehr aufbauend ist. Genauso wie es im modernen Leben immer weniger sinnliche Freuden gibt, fehlen uns auch die sozialen Freuden der gesunden Anerkennung und des Danks für unsere guten Taten. Die meisten von uns brauchen solchen Dank von anderen und das Gefühl, ihnen etwas zu bedeuten.

Hilfe für andere gibt uns auch andere Vergleichsmaßstäbe, was wiederum gesundheitlich wertvoll sein kann. Die meisten unserer Urteile über uns selbst stammen aus Vergleichen mit einer kleinen, exklusiven Zahl von Menschen. Wenn wir jedoch helfen, besonders solchen, die es am meisten nötig haben, kommen wir in Kontakt mit neuen Menschen, was dazu beitragen kann, daß wir unsere Maßstäbe revidieren. Helfen wir zum Beispiel jemandem, der nicht so leistungsfähig ist wie wir, kommen wir uns selbst tüchtiger vor. Bringen wir jemandem das Lesen oder ein Handwerk bei, macht uns das auf unsere eigenen Qualitäten und Stärken aufmerksam. Oft hängt unsere finanzielle oder gesundheitliche Selbsteinschätzung vom Vergleich mit einer sehr kleinen Gruppe von Menschen ab. Doch wenn wir auch Leute, die ärmer oder weniger tüchtig sind als wir miteinbeziehen, gibt uns das eine umfassendere Perspektive. Sie sind vielleicht gar nicht so jämmerlich dran, wie Sie denken. Sie sehen dann alles, was Sie materiell, sozial und physisch besitzen und Ihnen schon selbstverständlich geworden ist, mit neuen Augen. Seien Sie dankbar für das, was Sie haben.

Wahrscheinlich hat Hilfe für andere auch sehr direkte Auswirkungen auf den Körper, wie die Stärkung des Immunsystems der Studenten nahelegt, die Mutter Teresa bei ihrer Arbeit mit den Armen und Unglücklichen beobachteten. Ein Einsatz für andere sprengt den Panzer feindseliger Ichbezogenheit, der das Herz einschnürt. Die Wissenschaft konnte hier noch nicht alle Zusammenhänge klären, aber bestimmte Gefühle haben mit Sicherheit erheblichen Einfluß aufs Immunsystem. Mitleid und Mitgefühl ziehen unsere Aufmerksamkeit und unser Bewußtsein von uns selbst ab, und Empfindungen der Herzlichkeit und bedingungslosen Hingabe kommen wie ein Echo zu uns zurück.

Warum nicht einmal einen Versuch machen? Es wäre doch ein Kinderspiel, sich einen Abend pro Woche frei zu nehmen und jemandem das Lesen beizubringen oder einen Kranken in der Klinik zu besuchen. Wenn Sie außerdem unternehmerisch begabt sind, gäbe es die Möglichkeit, eine Selbsthilfeorganisation aufzuziehen, etwa eine Küche auf Rädern, einen Verein zur Wiederinstandsetzung verlassener Häuser für Obdachlose oder eine Bürgerinitiative, die sich für mehr Wohnungen einsetzt. Falls Sie reich sind, denken Sie daran, daß Ihnen der Überfluß nicht wirklich hilft, auch wenn Sie im Geld schwimmen. Statt Ihre Überschüsse der Steuer in den Rachen zu werfen, könnte eine Stiftung einem Kind das Augenlicht schenken, einer schwangeren Mutter, die Mangel leidet, helfen oder einem politischen Flüchtling Obdach gewähren. So eine Stiftung wird Ihnen mehr Freude machen als das raffinierteste Hightech-Modell mit größter Auflösung, das Sie sich statt Ihres jetzigen Fernsehers anschaffen. Verfügen Sie über Sekretärinnen-, Buchhaltungs- oder Verwaltungserfahrungen, werden sich zahllose Hilfsorganisationen um Sie reißen. Und selbst wenn Sie kaum besondere Fähigkeiten besitzen, finden Sie bestimmt irgendeinen Weg, wie Sie sich nützlich machen können. Versuchen Sie, ein gesundes Hilfsrecycling auszulösen: Wenn Sie anderen helfen, steigt Ihr Stimmungsbarometer und das der anderen. Und wenn sich Menschen besser fühlen, sind sie eher bereit, anderen zu helfen. Warum keine Kettenreaktion in Gang setzen?

Wir hoffen, daß diese egoistischen Motive zu helfen Sie schon in Schwung bringen. Aber das wäre nur ein Anfang. Wenn Sie anderen nur deshalb helfen, weil man Ihnen sonst Vorwürfe machen würde, hätten Sie nichts davon. Wenn Sie nur helfen, weil Sie gerade gelesen haben, daß das gut für Sie wäre, wäre es höchstwahrscheinlich gerade nicht gut. Wenn Sie helfen, um Aufmerksamkeit zu erregen, reich und berühmt zu werden, erreichen Sie das vielleicht, viel mehr aber auch nicht. Wenn Sie aus Berechnung helfen, werden Sie bestimmt nicht auf Ihre Rechnung kommen.

Ein gesunder Altruismus lebt aus der Einsicht, daß Sie und Ihre Mitmenschen Teil derselben menschlichen Gemeinschaft, des sozialen Organismus, sind. Wenn er leidet oder Mangel empfindet, sind alle anderen mitbetroffen. Das ist der Grund, weshalb die Religionen Freigebigkeit und Dienst am Nächsten so sehr in den Mittelpunkt stellen. Dadurch wird die Gemeinschaft gestärkt, aber auch der so Handelnde gewinnt dadurch.

Es ist wichtig, ja lebenswichtig, mit anderen Menschen verbunden und Teil des allgemeinen Lebens der Menschheit zu sein. Unser Leben, unsere Gesundheit und unser Schicksal sind mit dem der anderen Menschen unauflöslich verknüpft. *Das große Geheimnis der Evolution des Menschen ist vielleicht, daß die höchste Form der Selbstbezogenheit Selbstlosigkeit ist.*

15. Gesunde Pluspunkte durch Lebensfreude

Oscar Wilde schrieb einmal: »Einfache Freuden sind die letzte Zuflucht des Komplizierten.« Sie sind aber noch mehr als eine Oase in der Wüste. Sie können der beste Schutz gegen Krankheiten und eine Methode zur Verlängerung des Lebens sein.

Dieses Buch zeigt einen neuen Weg zu einem gesunden Leben. Wir beschäftigen uns nicht mit dem letzten, ausgeklügeltsten Gesundheitsprogramm oder irgendeiner Wunderkur, sondern mit den ganz trivialen, einfachen Freuden, die dem Menschen Auftrieb geben und ihn dadurch gesund erhalten. Solche Freuden gibt es viele und in vielen Variationen. Sie bringen neue Spannkraft, vom Pflanzensetzen im Garten bis zur Einpflanzung einer optimistischeren Lebenseinstellung, vom Würzen mit scharfem Chilipfeffer, der das Wasser in die Augen treibt, bis zum Versuch, dem Pessimismus das Wasser abzugraben, von der Hitze eines Dampfbads bis zur warmherzigen Hilfe für andere. Solche sehr einfachen Freuden bringen in vielen Fällen mehr gesundheitliche Vorteile als die modernste Diät, die strengste Vorschrift und die neueste Wunderpille.

Es ist von größter Wichtigkeit, daß wir die uns verlorengegangenen Freuden des Lebens wiederfinden. Denn jeder von uns betritt diese Welt, ohne zu wissen, wie sie sich im Vergleich zur Welt vor uns verändert hat. Die Natur, die uns durch die ganze Evolution begleitet und getragen hat, zieht sich in immer schnellerem Tempo aus unserem Leben zurück. Wir sind die erste Generation, deren Wurzeln nicht mehr in die Welt, aus der wir entstanden sind, hinabreichen: Im vergangenen Jahrhundert haben wir unsere Umwelt mehr verändert als der Mensch je zuvor in der Geschichte, und viele Fäden zwischen lebensfördernden Elementen in uns und dem Leben außer uns sind zerschnitten. Das fruchtbare Land wird weniger, die Sauerstoffzufuhr nimmt ab, und für den Großteil der städtischen Bevölkerung sind berufliche Tätigkeiten im Freien unmöglich geworden. Die Sonne hat sich hinter die Jalousien unserer Fenster und die Silhouetten der Hochhäuser zurückgezogen, und von den Jahreszeiten nehmen wir nur noch in der Werbung Kenntnis, blind wie wir in unseren beheizten Autos und Zügen mit Klimaanlage geworden sind, mit denen wir stundenlang zur Arbeit fahren. Das ist vielleicht nicht die Welt, die wir uns wünschen, aber die Welt, in der wir leben.

Unser Leben ist ärmer geworden, weshalb wir bewußter auf die eigentlichen Quellen der Lebensfreude achten müssen. Häufig verlieren wir im Druck der vielen kleinen Pflichten des Alltags den Kontakt zum Leben, brauchen jemanden, der uns daran erinnert, was vital und zentral für uns wäre, und müssen das dann bewußt auch tun, mit der Einsicht, daß ein solches Verhalten gut für uns ist.

Wir sagten zu Anfang, dieses Buch zeige, wie man dauernde, echte Änderungen im Leben herbeiführen kann. Wir glauben, solche echten Änderungen sind möglich, weil unsere Vorschläge leicht ausführbar sind und zusätzlich Lustgewinn versprechen. Sie gelten natürlich nicht für sehr gravierende, belastende Probleme. Diese Vorschläge mögen sehr einfach klingen. Hüten Sie sich aber, sie nur deshalb nicht zu beachten, weil sie scheinbar allzu einfach sind.

Es ist uns klar, daß nicht alle Krankheiten ihre Ursache im Mangel an gesunder Lebensfreude haben. Es ist ja auch umgekehrt so, daß Krankheiten manchmal unsere Fähigkeit, Freude zu suchen und zu erleben, unterminieren. Und manche Menschen werden weiter krank bleiben, auch wenn sie den hier gegebenen Hinweisen folgen. Aber es wäre große Torheit, die uns von der Natur geschenkten Gaben – die uns angeborenen, gesundheitlich relevanten Fähigkeiten zu Lebensfreude und Genuß – einfach in den Wind zu schreiben.

Für viele von uns ist es notwendig, etwas wiederzufinden, das uns im Fortschritt des modernen Lebens und beim Übergang vom Kind zum Erwachsenen verlorengegangen ist: die Fähigkeit, die einfachen Freuden des Alltags zu schätzen und zu genießen. Kinder sind imstande, in den unscheinbarsten Erlebnissen vollständig aufzugehen. Sie lernen spielend. Als Erwachsene aber haben wir die Neigung, unsere Freuden unter einem Wust von Vorstellungen, die den Genuß schmälern, zu ersticken. Partys und Geselligkeit, einst zum Vergnügen gedacht, sind zu Schlachtfeldern unserer sozialen Ängste und gesellschaftlichen Pflichten geworden. Eine harmlose Massage löst Gedanken an versäumte Arbeit und Schuldgefühle wegen »Zeitverschwendung« aus. Wir müssen uns individuell und kollektiv unser Geburtsrecht zurückerobern: die Fähigkeit, unser Leben durch Freude reicher zu machen.

Freude zeugt neue Freude, Freude steigert das Wohlbefinden, und Wohlbefinden kommt der Gesundheit zugute. Das in uns angelegte Feedbacksystem verstärkt einmal gewonnene Vitalität und Lebensfreude. Nehmen Sie an, Sie machen sich ein wenig Bewegung, sagen wir auf einem zehnminütigen Spaziergang. Die Folge ist, daß Sie sich besser fühlen und besser gelaunt sind. Dadurch aber fangen Sie an, positiver zu denken. Sie haben mehr Hoffnung, planen optimistischer für die Zukunft und steigern sogar Ihre Abwehrkraft gegen Krankheiten.

Im Lauf der Zeit summieren sich diese kleinen Änderungen. Jede einzelne von ihnen hilft uns, mehr zu unternehmen und besser mit dem Leben zurechtzukommen. Eine Änderung Ihrer inneren Geschichte hat zur Folge, daß Sie sich leichter entspannen, was Ihnen wiederum ermöglicht, einen Rüffel am Arbeitsplatz gelassener einzustecken. Und dadurch entgehen Sie Ihren eigenen Selbstvorwürfen und der Tendenz zur Depression. Unterschätzen Sie auch nicht den Wert von Überraschungseffekten. Eine innovative Studie ergab, daß Menschen, denen man unerwartet Kuchen anbot, eher bereit waren, anderen zu helfen. Und wir wissen inzwischen, daß wir uns selbst helfen, indem wir anderen helfen. So setzt sich das Karussell von Freude, guter Laune, guter Tat und Gesundheit in Bewegung.

Der Schlüssel dabei ist natürlich immer, daß man auf diesen Zug überhaupt aufspringt. Es gibt viele Sitze, zwischen denen man dabei die Wahl hat: Sport, Entspannung, Bildung, Hilfe für andere, Haustiere, Hobby, Lachen, Einkaufen und zahllose andere.

Und sie werden dann noch weit mehr Genüsse entdecken, als wir uns in diesem Buch ausdenken konnten. Sie werden die gesunden von den schädlichen durch das Gefühl unterscheiden lernen, das sie Ihnen vermitteln: die bessere Laune, die totale Absorption, die Empfindung, die Zeit stehe still, und völlige Selbstvergessenheit. Manche modernen Freuden bringen keine Gesundheit, das ist richtig. Unserer Welt mögen heute viele natürlichen Genüsse fehlen – aber kein Mangel besteht an Versuchungen, fette Speisen, Zigaretten und Tabletten zu kaufen. Nicht alles, was sich gut anfühlt, ist auch wirklich gut für uns. Und was als Streben nach Lust begann, kann als Kampf zur Vermeidung von Unlust enden. Doch die Angst, süchtig und abhängig und dadurch unfrei zu werden, sollte uns nicht davon abschrecken, nach den gesunden Lebensfreuden Ausschau zu halten, von denen wir in diesem Buch gesprochen haben. Es genügt schon, die puritanische Ethik einmal kurz über Bord zu werfen, ein bißchen lockerzulassen und wieder mit ganzem Herzen und klarem Verstand gesunden Spaß am Leben zu haben.

Niemand weiß genau, wie die positiven Wirkungen positiver Stimmungen zustande kommen. Beeinflußt gute Laune die Gesundheit direkt, oder verdrängt sie nur die schädlichen Folgen schlechter Laune? Vielleicht gewinnt man mehr durch »Eliminieren des Negativen« als durch »Akzentuieren des Positiven«? Aber Sie können das eine tun, ohne das andere zu lassen. Es sieht so aus, als wenn negative Empfindungen unser Immun- und Kreislaufsystem schädigen würden, während positive Erfahrungen, etwa ein Haustier, mit dem man spazierengeht, die negativen Möglichkeiten einfach ausschalten und Feindseligkeit, die das Herz bricht, oder berufliche Sorgen, die die Immunität schwächen, unterbinden. Auf jeden Fall bleiben wir mit mehr positiven Gefühlen gesünder.

Sicher verlangen uns Entscheidungen und Lebensprobleme immer wieder einiges ab. Liebe Menschen sterben plötzlich, Firmen machen pleite oder werden geschluckt, Leute verlieren Arbeit und Heim, Kriege brechen aus. Doch was wir brauchen, um uns neue Energien zu verschaffen, ist leicht auszuführen und bringt auch noch Freude. Wenn Sie genügend »Genußpunkte« in Ihrem Leben machen, werden Sie mit den schrecklichen oder erschreckenden Situationen, die niemals ausbleiben, besser fertig. Durch lustige Filme werden Sie vielleicht weniger krank. Wenn Sie sich Ihrer Fortbildung widmen, fügen Sie Ihrem Leben unter Umständen ein paar Jährchen hinzu, mehr, als die moderne Medizin Ihnen geben könnte. Im Umgang mit engen, lieben Freunden, mit denen Sie Ihre Probleme besprechen können, werden Sie auch gesünder. Und wenn Sie durch Wandern oder Gärtnern Ihre Kondition verbessern, brauchen Sie kein Fanatiker zu sein oder Ihre Knie kaputtzumachen, um mithalten zu können.

Dieses Buch ist eine Fundgrube von Vorschlägen, die Sie verwirklichen können, die Sie ernst nehmen sollten. Keiner davon wird Ihr Leben von heute auf morgen verändern, aber viele von ihnen zusammengenommen werden, regelmäßig ausgeführt, Ihr Lebensgefühl steigern, Ihnen eine positivere Lebenseinstellung vermitteln und Ihrer Gesundheit dienen. Genau dieses Mehr an Positivität brauchen

Sie vielleicht, wenn Sie einmal mehr als gewöhnlich gefordert werden.

Noch einmal möchten wir betonen, daß all diese kleinen Einzelheiten wie Zahnrädchen ineinandergreifen: Wenn Sie sich wohlfühlen, sind Sie kreativer – und eher geneigt, anderen zu helfen, wodurch es ihnen dann noch besser geht. Freude ist der Eisbrecher, der Ihnen einen Weg durch das Packeis der Tagesprobleme bahnt.

Und das funktioniert, weil Gesundheit letzten Endes nicht durch ein öffentliches Gesundheitssystem garantiert werden kann. Gesundheit kommt nicht in Form niedlicher kleiner Arzneipackungen und Tabletten. Gesundheit ergibt sich aus einer gesunden Lebensführung – bei uns selbst, mit anderen, am Arbeitsplatz. Und auch in der modernen Welt, die sich seit den Anfängen unserer Evolution als Mensch so sehr verändert hat, sollten wir dafür sorgen, daß unsere biologischen Wurzeln Schößlinge treiben und Blüten hervorbringen. Wir wissen jetzt, was not tut: süße Früchte essen, den Wind in den Bäumen flüstern hören, den Duft des Geliebten riechen, ein Kind an die Brust drücken, einen Hund streicheln, die warme, feuchte Gartenerde an den Händen spüren. Wir erleben diese Freuden, weil das Lustprinzip in uns wirksam ist. Sich wohl zu fühlen, bringt zweifachen Gewinn: unmittelbaren Genuß und auf lange Sicht Gesundheit.

Die meisten auf Persönlichkeitsentwicklung ausgerichteten Programme scheitern, weil es einfach unrealistisch ist zu erwarten, man könnte so hopplahopp ein anderer Mensch werden. Aber es ist leicht, eine Topfpflanze im Büro aufzustellen, darüber nachzudenken, wie weit man eigentlich im Leben doch gekommen ist, oder ein halbes Stündchen Nachmittagsruhe einzulegen. Es mag zu schwer sein, alle gesundheitsschädlichen Gewohnheiten auf einen Schlag auszumerzen, aber nicht so schwer, sich Dinge, die einen lange bedrückt haben, von der Seele zu reden. Zu schwer, urplötzlich ein überzeugter Optimist zu werden, aber nicht so schwer, sich einzugestehen, daß keine Not ewig dauert. Zu schwer, ein Heiliger zu werden, aber nicht so schwer, ein paar Stunden pro Woche zu opfern, um anderen zu helfen.

Das eigentliche Gesundheitselixier besitzen Sie in sich selbst. Es ist aus den Ingredienzien des Glücks zusammengesetzt. Wenn Sie sich Ihrem Beruf und Ihrer Familie widmen, eine Ausbildung machen und anderen helfen, sind Sie nicht nur ein nützliches Mitglied der

Gesellschaft, sondern schützen sich auch selbst – vielleicht mehr, als es jede Diät, jede Arznei, jede Operation tun könnte. Es ist Ihre Einstellung zum Leben, die Ihnen Leben schenkt. Heißen Sie die vielen kleinen Freuden willkommen, wann und wo sie Ihnen begegnen, und nehmen Sie scheinbar belanglose Dinge wie Filmkomödien, Pflanzen, schöne Aussicht, Ferien und eine tüchtige Dosis Musik oder Massage ernst. Das ist nicht das schlechteste und schwierigste Gesundheitsrezept. Sie haben kaum etwas zu verlieren. Kontraindikationen gibt es hier nicht. Wenn Sie auf den kleinen, glücklichen Momenten des Lebens aufbauen, werden Sie mit all Ihren Schwierigkeiten besser fertig.

Also: Warum sich nicht mit Freuden in die vielen gesunden Freuden des Lebens stürzen?

Weiterführende Informationen, wissenschaftliche Untersuchungsergebnisse und bibliographische Angaben sind im folgenden Anmerkungsapparat detailliert beschrieben.

Anmerkungen und Quellenhinweise

1. Das Lustprinzip

2. Zivilisation – ein Minus an Lebensfreude

Seite 21 S. Zuboff: *In the Age of the Smart Machine* (New York, Basic Books, 1988). Shoshanna Zuboff untersucht, wie wir unsere Arbeitsverhältnisse gestalten – und wie sie uns gestalten. Des weiteren beschreibt sie, wie der Computer unser Leben umgestalten wird. Aber das gehört nicht mehr zum Thema unseres Buches.

Seite 22 Zur Frage einer neuen Einstellung zu Zeit und Freizeit in unserer Gesellschaft siehe J. Rifkin: *Uhrwerk Universum. Die Zeit als Grundkonflikt des Menschen,* Kindler, 1988. Siehe auch den Essay von B. Russell, *Lob des Müßiggangs,* Zsolnay.

Seite 22 Die durchschnittliche für Freizeitbeschäftigungen wöchentlich zur Verfügung stehende Stundenzahl hat sich stetig vermindert: von 26,2 in 1973 auf 16,6 in 1987. Die von Louis Harris und Mitarbeitern ermittelten Daten sind in *US News and World Report*, 29. August/ 5. September, 1988, abgedruckt.

Seite 24 Über die zunehmende Medikalisierung unseres Lebens siehe R. Crawford: Healthism and the medicalization of everyday life. *International Journal of Health Services* 1980; 10:365-88, und M.H. Becker: The tyranny of health promotion. *Public Health Reviews* 1986; 14:15-25; ferner A.J. Barksy: *Worried Sick, Our Troubled Quest for Wellness.* Boston, Little, Brown & Company, 1988.

Seite 26 Lipid Research Clinics Programm: The Lipid Research Clinics Coronary Primary Prevention Trial results I and II. *Journal of the American Medical Association* 1984; 251:351-74.

Seite 27 Eine kritische Analyse des Materials, das beweisen soll, daß Cholesterinreduktion die Gesundheit fördert, gibt P.J. Palumbo: National Cholesterol Education Programm: Does the emperor have any clothes? *Mayo Clinic Preceedings* 1988; 63:88-90; Siehe auch J. McCormick und P. Skrabanek: Coronary heart disease is not preventable by population interventions. *Lancet* 1988; 2(8615):839-41.

Seite 27 Die Studie, die den Zusammenhang zwischen cholesterinarmer Diät und Lebenserwartung untersucht, ist abgedruckt in W.C. Taylor, T.M. Pass, D.S. Shepard, und A.L. Komaroff: Cholesterol reduction and life expectancy: A model incorporating multiple risk factors. *Annals of Internal Medicine* 1987; 106:605-14.

Seite 27 A. Montgomery: Cholesterol tests: How accurate are they? *Nutrition Action,* Mai 1988; 4-7.

Seite 28 Über die Auswirkungen einer einzelnen Mahlzeit mit hohem Fettgehalt auf den Cholesterinspiegel im Blut referierte Marko Denke vom Center for Human Nutrition, The University of Texas Health Science Center, auf der Jahrestagung der American Heart Association in 1987.

Seite 28 A. Bonanome und S.M. Grundy: Effect of dietary stearic acid on plasma cholesterol and lipoprotein levels. *New England Journal of Medicine* 1988; 318(19):1244-48

Seite 28 Auf der Jahrestagung des American College of Cardiology von 1981 berichtete James Zavoral von der University of Michigan, daß der Cholesterinwert nach einer achtwöchigen Diät, die mit Sirup vom Johannisbrotbaum, einem normalerweise in Speiseeis enthaltenen Zusatz, angereichert war, um 20 % fiel.
Seite 29 Zur Rolle löslicher Ballaststoffe bei der Senkung der Cholesterinwerte siehe J.W. Anderson und N.J. Gustafson: High-carbohydrate, high-fiber diet: Is it practical and effective in treating hyperlipidemia? *Postgraduate Medicine* 1987; 82(4):40-55.
Seite 30 Ein schlagendes Beispiel dafür, welche ungünstigen Folgen es haben kann, wenn man Menschen unbedacht in Schubladen einordnet, liefert die Diagnose von Patienten mit hohem Blutdruck. Sobald Leute einmal als Patienten mit zu hohem Blutdruck abgestempelt sind, betrachten sie sich als krank, und die Zahl ihrer Krankheitstage steigt. Siehe L.A. Macdonald, D.L. Sackett, R.B. Haynes und D.W. Taylor: Labelling and hypertension: A review of behavioral and psychological consequences. *Journal of Chronic Desease* 1984; 37:933-42. Siehe auch R.C. Lefebvre, K.G. Hursey und R.A. Carelton: Labeling of participants in high blood pressure screening programs: Implications for blood cholesterol screenings. *Archives of Internal Medicine* 1988; 148:1993-97.
Seite 30 J.E. Dimsdale und J.A. Herd: Variability of plasma lipids in response to emotional arousal. *Psychosomatic Medicine* 1982; 44(5):413-30.
Seite 30 Zum Zusammenhang zwischen Salz und Blutdruck siehe L. Dahl: Salt and hypertension. *The American Journal of Clinical Nutrition* 1972; 25:231. Dr. Harriet Dustan wird zitiert in Research News, Value of lowsodium diets questioned. *Science* 1982; 216:38-39; und *Medical World News*, 14. November 1988, Seite 13. Siehe außerdem D. McCarron, C. Morris, H. Henry und J. Stanton: Blood pressure and nutrient intake in America. *Science* 1984; 224:1398.
Seite 32 Einen vorzüglichen Kommentar zur Übertreibung im Gesundheitssektor und zum »Medizinterror« gibt R.L. Taylor: *Health Hype: The Overselling of Health* (im Druck).
Seite 34 Über die Grenzen der Möglichkeit, abzuschätzen, bis zu welchem Grad Risikofaktoren Herzerkrankungen beeinflussen, siehe S.L. Syme: Social support and risk reduction. *Mobius* 1984; 4:44-54. Pooling Project Research Group: Relationship of blood pressure, serum cholesterol, smoking habit, relative weight, and ECG anormalities to incidence of major coronary events: Final report on the Pooling Project, *Journal of Chronic Desease* (Special Issue) 1978; 31:201-306.
Seite 34 Die Nasr-Eddin-Geschichte stammt aus Idries Shah, *Die fabelhaften Heldentaten des vollendeten Narren und Meisters Mulla Nasrudin*, Herder, 1993.
Seite 35 Die gesundheitlichen Vorteile von Ausbildung und Helfertätigkeit werden in Einzelheiten und mit Quellennachweisen in Kap. 11 und 13 dargestellt.
Seite 35 Eine vergleichende Analyse der Auswirkungen von Scheidungen und Rauchen auf die Sterblichkeitsrate findet sich in H. Morowitz: Hiding in the Hammond Report. *Hospital Practice*, August 1975; 35-39.

3. Die neue Wissenschaft: Stimmungsmedizin

Seite 36 James Olds untersuchte, wie man durch Reizung bestimmter Hirnsektoren Tiere aus einem Zustand der Trägheit zu vollster Wachheit stimulieren konnte. Er schickte Stromstöße durch eine in den Hypothalamus einer Ratte eingeführte Elektrode – jedenfalls *dachte* er, es sei der Hypothalamus.
Er stellte nun eine überraschende Reaktion der Ratte fest. Sie wanderte nicht mehr ziellos im Käfig hin und her, sondern kehrte regelmäßig zu der Käfigecke zurück, wo sie den ersten Stromstoß empfangen hatte. Statt also den Schocks (die fast immer unangenehm sind) auszuweichen, schien diese Ratte die Reize eher zu suchen. Bald bemerkte Olds, daß er die Elektrode versehentlich in den »falschen« Sektor des Gehirns eingeführt hatte. Die Ratte empfing Reize aus dem limbischen Bereich, einem entwicklungsgeschichtlich alten Teil des Gehirns, der mit den einfachsten Lebensfunktionen zu tun hat: Fressen, Flucht, Kampf und Fortpflanzung.
Popularisierende Schriftsteller nannten diese sensitiven Zonen des Gehirns »Lustzentren«, und Forscher experimentierten nun mit Methoden, diese anzuregen. Versuchstiere preßten Hebel und lösten dabei kleine elektrische Stromstöße aus, die verschiedene Bereiche des limbischen Gehirns reizten.
Diese Tiere entdeckten, wie man das Gehirn direkt stimulierte: einen direkten Weg zur Lust, sättigender als das beste Futter, angenehmer als das Löschen des heftigsten Durstes, lustvoller als unbegrenzter Sex.
Viele der späteren Experimente mit Gehirnstimulation bei Menschen waren nicht so schlagend und eindeutig. Die »Lustzentren« im Gehirn sind nämlich weniger fixierte Strukturen als elektrochemische Bahnen. James Olds nannte sie den »Fluß der positiven Reize« im Gehirn. Robert Heath, M.D., Mitglied der medizinischen Fakultät der Tulane University, entwickelte auf dieser Basis ein Behandlungsverfahren für Patienten mit chronischer Schizophrenie, unheilbarer Epilepsie und anderen schweren Gehirnstörungen. Er führte Elektroden tief ins limbische System solcher Patienten ein. Dann maß er die elektrischen Ströme in verschiedenen Hirnregionen und erlaubte den Patienten, ihr Gehirn selbst zu stimulieren. Manche Patienten berichteten von relativ angenehmen Gefühlen, während andere direkt von Euphorie sprachen.
Ein Film über diese Experimente zeigt eine Frau, die regungslos auf dem Bett liegt. Man hört die Stimme eines unsichtbaren technischen Mitarbeiters. Sie kündigt an: »Sechzig Impulse«, während ein schwacher elektrischer Strom über Elektroden ins Gehirn der Frau geschickt wird. Plötzlich überzieht ein Lächeln das Gesicht der Frau, dann kichert sie, und während der Strom allmählich verstärkt wird, sagt sie: »Sie müssen eine gute Stelle getroffen haben!«
Die »gute Stelle« war ein Teil des limbischen Systems, derselbe Bereich, an dem die Ratten auf Futter, Wasser und Sex verzichteten. Andere Patienten mit Elektroden an etwas anderen Stellen des limbischen Systems berichteten von unterschiedlichen Erfahrungen. Einer beschrieb ein Gefühl der »Trunkenheit«, ein anderer sprach vom Aufhören böser Gedanken, während ein dritter sagte, es dränge sich ihm eine schöne Erinnerung auf. Eine Frau berichtete von heftigen

Orgasmen, als der Neurotransmitter Acetylcholin in den limbischen Bereich injiziert wurde.

Selbstverständlich ist die Einpflanzung von Elektroden in unser Gehirn bestimmt nicht der sicherste oder praktischste Weg, Glück und Zufriedenheit zu erzeugen. Und doch zeigen diese Studien, daß Lust (zumindest manchmal) die Empfindung ist, die wir spüren, wenn besondere, wichtige Sektoren unseres Gehirns stimuliert werden. In gewisser Hinsicht sind wir zur Lust geschaffen. Unser Gehirn und unsere Sinnesorgane haben sich entwickelt, um uns bei der Suche nach Lust behilflich zu sein, und ein Großteil des menschlichen Verhaltens wird dadurch bestimmt, daß der Mensch unaufhörlich nach immer neuen lustvollen Empfindungen und Gedanken strebt.

Weitere Ausführungen zu den »Lustzentren« im Gehirn finden sich bei J. Hooper: The brain's river of rewards. *American Health,* Dezember 1987, S.36-41. H.J. Campbell: *The Pleasure Areas: A New Theory of Behavior.* New York, Delacorte Press, 1973. J. Olds und P. Milner: Positive reinforcement produced by electrical stimulation of septal area and other regions of rat brain. *Journal of Comparative Physiology and Psychology* 1954; 47:419. R.G. Heath (ed.): *The Role of pleasure in Behavior.* New York, Harper & Row, 1964.

Seite 37 Ausführlich diskutieren das Beweismaterial, das Zusammenhänge zwischen Psyche und Gesundheit belegt, R. Ornstein und D. Sobel: *The Healing Brain.* New York, Simon & Schuster, 1987. B. Justice: *Wer wird krank? Der Einfluß von Stimmungen, Gedanken und Gefühlen auf unsere Gesundheit,* Goldmann, 1991. J.d. Matarazzo, S.M. Weiss, J.A. Herd, N.E. Miller und S.M. Weiss (Hrsg.): *Behavioral Health.* New York, John Eiley, 1984. Siehe auch *Advances*: Journal of the Institute for the Advancement of Health (Institute for the Advancement of Health, 16 East 53rd Street, New York, NY 10022). Diese wissenschaftliche Vierteljahrsschrift, gegründet 1983, untersucht bedeutsame Entwicklungen in der interdisziplinären Erforschung der Wege, auf denen Wechselwirkungen zwischen Seele und Körper Gesundheit und Krankheit beeinflussen.

Seite 37 Viele von uns verdanken der modernen Medizin ihr Leben: den Immunisierungstechniken, der Chirurgie und der Pharmakologie. Viele sind wieder gesund geworden durch medizinische Behandlung ihrer Allergien, Herzerkrankungen, asthmatischen und arthritischen Beschwerden und Schmerzen. Aber wir pflegen in unserer Gesellschaft die Wirksamkeit und den Wert der Medizin doch zu überschätzen.

Ein 45jähriger Mann kann heutzutage damit rechnen, noch weitere 29 Jahre zu leben. Vor 100 Jahren konnte er weitere 25 Jahre erwarten. Das ist eine Steigerung um nur 4 Jahre. Wir sind heutzutage nicht so sehr deshalb gesünder, weil wir im Krankheitsfall besser behandelt werden, sondern weil wir nicht mehr so leicht krank werden.

Statt daß wir uns als krank betrachten – um dann von den Ärzten wieder gesund gemacht zu werden –, ist es jetzt umgekehrt. Wir schützen unsere Gesundheit durch positive Erwartungen. Diese Behauptung ist keineswegs an den Haaren herbeigezogen. Die Medizin ist bei weitem nicht so wirksam, wie wir immer glauben, und psychische und mentale Faktoren sind viel wichtiger.

Es gibt ein ungeheuer weitverzweigtes Netz von Nervenbahnen in unserem Körper und eine komplette innere Apotheke, die allen im Handel erhältlichen Arzneien weit überlegen ist. Sie haben sich im Körper entwickelt, um uns und unsere Vorfahren gesund zu erhalten. Es ist keine Übertreibung, wenn wir sagen, daß der Mensch selbst in sich das effektivste Gesundheitssystem enthält, das es gibt.
Siehe L. Sagan: *Die Gesundheit der Nationen. Die eigentlichen Ursachen von Gesundheit und Krankheit im Weltvergleich,* Rowohlt, 1992.
Seite 37 Die Kriterien für Depression wurden entnommen dem American Psychiatric Associations' Diagnostic and Statistical Manual 3R. Es sind im einzelnen:
Interesse- und Lustlosigkeit. Sie erstreckt sich bis auf Freunde und Familie. Der Depressive zieht sich häufig ganz von Menschen und vom Leben zurück.
Störungen des Appetits. Ein Merkmal eines deprimierten Menschen ist, daß er »vom Fleisch fällt«. Ein Zeichen dafür, daß jemand sich von einer depressiven Phase erholt, ist Gewichtszunahme.
Schlafstörungen. Insomnia, obwohl manchmal auch das Gegenteil vorkommt: Hypersomnia.
Ferner: *Psychomotorische Störungen, Abfallen des Energieniveaus, Gefühl der Wertlosigkeit.* Diese Symptome sind fast das genaue Gegenteil der Symptome eines guten Gesundheitszustands. Es gibt die romantische Vorstellung, daß seelisch gestörte Menschen sich besonders wohl fühlen, wenn sie sich von anderen abheben oder die Konventionen durchbrechen können. Doch empfinden sie das eher als einen Zusammenbruch und fast immer als großes Unglück. Klinische Depressionen sind relativ häufig, schwache Depressionen weit verbreitet – so weit, daß man sie schon als die »Erkältung der psychologischen Störungen« bezeichnet hat. Wir sprechen hier nicht von der tiefen Depression, sondern von dem bei jedem Menschen auftretenden Hang, sich von Zeit zu Zeit gehen zu lassen und in ein Stimmungstief zu geraten. Er verliert dann Selbstvertrauen, Optimismus und gesunde Lebensfreude. So etwas könnte als »halbe Depression« bezeichnet werden. In einem solchen Zustand hat man das Gefühl, jede Spannkraft verloren zu haben, nicht mehr Herr der Lage zu sein und anderen nichts mehr zu bedeuten. Lebensfreude, Streben nach Lustgewinn und strahlende Gesundheit haben sich vollständig verflüchtigt.
Seite 37 V.W. Persky, J. Kempthorne-Rawson und R.B. Shekelle: Personality and risk of cancer. 20-year follow-up of the Western Electric Study. *Psychosomatic Medicine* 1987; 49:435-49. R.M. Carney, M.W. Rich, K.E. Freedland, J. Saini, A. teVelde, C. Simeone und K. Clark: Major depressive disorder predicts cardiac events in patients with coronary artery disease. *Psychosomatic Medicine* (im Druck).
Seite 37 Ein ausgezeichneter Überblick über den Zusammenhang zwischen sozialer Hilfeleistung und Gesundheit findet sich in S. Cohen und S.L. Syme (Hrsg.): *Social Support and Health.* New York, Academic Press, 1985. Siehe auch W.E. Broadhead, B.H. Kaplan, S.A. James, E.H. Wagner, V.J. Schoenbach, R. Grimson, S. Heyden, G. Tibblin und S.H. Gehlbach: The epidemiological evidence for a relationship between social support and health. *American Journal of*

Epidemiology 1983; 117:521-37. L.F. Berkman: Assessing the physical health effects of social networks and social support. *Annual Review of Public Health* 1984; 5:413-32.

Seite 37 Eine gut verständliche Darstellung des Zusammenhangs zwischen psychischer Verfassung und Immunsystem ist S. Lockes und D. Colligans: *The Healer Within*. New York, E.P. Dutton, 1986. Eine mehr technische Darstellung geben R. Ader (Hrsg.): *Psychoneuroimmunology*. New York, Academic Press, 1981; und R. Ader und N. Cohen: CNS-immune system interactions: Conditioning phenomena. *Brain and Behavioral Sciences* 1985; 8:379-426.

Seite 38 Es gibt keine beste Methode, die Funktion des Immunsystems zu messen. Abwesenheit von Infekten, Krebs, Allergien und autoimmunen Störungen spricht natürlich für ein intaktes Immunsystem. Unzählige Meßverfahren sind entwickelt worden, die verschiedenen Aspekte der Immunreaktionen zu testen. Man kann die Anzahl bestimmter Antikörper in Körperflüssigkeiten (etwa Blut oder Speichel) messen, ebenso die Zahl der verschiedenen im Immunsystem wirksamen Zelltypen, sowie die Vernichtungsenergie bestimmter Zellen. Auch allergische Hauttests (etwa auf Pollen von Jakobskraut) oder verzögerte hypersensitive Reaktionen auf Infektionsträger (z.B. den Tuberkelbazillus) lassen sich verwenden, um sich ein Bild über die Immunfunktion zu machen.

Trotzdem ist Vorsicht bei der Interpretation geboten, wie bedeutsam solche Änderungen in den Immunfunktionen sind. So kann z.B. die sinkende Zahl der T-Zellen im Blut, einer Abart der weißen Blutkörperchen, ein Sinken der Immunfunktion bedeuten. Es kann aber auch bedeuten, daß diese Zellen aus dem Blut in bestimmte Gewebe abgewandert sind, um dort wirksam zu werden. Ähnlich kann eine Reduzierung der *Suppressor*-T-Zellen zu einer Vermehrung der übrigen Bestandteile des Immunsystems führen.

Schließlich können auch in einem Reagenzglas festgestellte Änderungen der Immunfunktion auf medizinisch relevante Vorgänge hinweisen – oder auch nicht. Die Forschung auf dem Gebiet der Psychoneuroimmunologie ist noch Neuland, aber vielversprechend.

Eine kritische Analyse der Arbeiten zum Zusammenhang zwischen gemessenen Immunwerten und Nervensystem geben T. Melnechuk: Why has psychoneuroimmunology been controversial? *Advances* 1985; 2:22-38; und H.G. Hall: Emotions and immunity (Brief an den Verleger). *Lancet* 10. August 1985.

Seite 38 R.W. Bartrop, L. Lazarus, E. Luckhurst, L.G. Kiloh und R. Penny: Depressed lymphocyte function after bereavement, *Lancet* (1977); 1.834-39. Siehe auch S.J. Schliefer, S.E. Keller, M. Camerino, J.C. Thornton und M. Stein: Suppression of lymphocyte stimulation following bereavement. *Jama* 1983; 250:374-77. M. Irwin, M. Daniels, T.L. Smith, E. Bloom und H. Weiner: Impaired natural killer cell activity following bereavement. *Brain, Behavior and Immunity* 1987; 1:98-104. Eine weitere Studie belegt, daß medikamentöse Depressionsaufheller auch die Immunität verbessern, ein wichtiger Beweis für einen Zusammenhang zwischen Depression und Immunität. D.L. Udelman und H.D. Udelman: A preliminary report on anti-depressant therapy and its effects on hope and immunity. *Social Science & Medicine* 1985; *20 (10):1069-72*.

Seite 38 A.A. Stone, D.S. Cox, H. Valdimarsdottir, L. Jandorf und J.M. Neale: Secretory IgA antibody is associated with daily mood. *Journal of Personality and Social Psychology,* Mai 1987; 52(5):988-93. Die Erforschung des Zusammenhangs zwischen Stimmungsschwankungen und Immunsystem ist wichtig, da sie kontinuierlichen Einblick in das Problem gewährt, wie Alltagserfahrungen unsere Gesundheit beeinflussen. Andere Studien stellen einen Zusammenhang zwischen Virusinfektionen und Immunfunktion her. Nahezu eine Person von dreien leidet unter sich stets wiederholender oraler Herpes simplex, und Streß begünstigt das Umsichgreifen von Herpes. Doch zusätzliche Untersuchungen haben ergeben, daß es höchstwahrscheinlich nicht der Streß an sich ist, der Herpes begünstigt, sondern die *emotionalen Reaktionen* darauf und Änderungen im Immunsystem. Die Zahl der T-Zellen des Immunsystems nahm ab, wenn sich die Herpeskranken deprimiert fühlten, und nahm wieder zu, wenn sich die Stimmung der Kranken besserte. Siehe D.D. Schmidt, S. Zyzanski. J. Ellner, M.L. Kumar und J. Arno: Stress as a precipitating factor in subjects with recurrent Herpes labialis. *Journal of Family Practice* 1985; 20:359-66.
Andere Mediziner verglichen die Wirkungen einfacher Entspannung einerseits, imaginativer Entspannungsübungen andererseits auf das Immunsystem. Die Versuchspersonen berichteten dabei über ihre Spannungs- und Streßzustände. Leute, die sich entspannten und zugleich imaginierten, hatten bessere Immunfunktionen. In derselben Untersuchung wurden 16 streßgeplagte Personen mit niedriger Immunfunktion einem Biofeedbacktraining unterworfen. Nach der Behandlung hatte die Aktivität der weißen Blutkörperchen als Maß für die Immunität signifikant zugenommen. Siehe M.L Jasnoski und J. Kugler: Relaxation, imagery, and neuroimmunomodulation. *Annals of the New York Academy of Science* 1987; 496:722-30.
Seite 38 K.M. Dillon, B. Minchoff und K.H. Baker: Positive emotional states and enhancement of the immune system. *International Journal of Psychiatry in Medicine* 1985-86; 15:13-17. Über die Forschungen, inwieweit das Ablegen von Bekenntnissen Immunität und Gesundheit beeinflußt, wird später in Kap. 10 berichtet. J.W. Pennebaker, J.K. Kiecolt-Glaser und R. Glaser: Disclosure of traumas and immune function: Health implications for psychotherapy. *Journal of Consulting and Clinical Psychology,* April 1988; 56(2):239-45. J.W. Pennebaker und J.R. Susman: Disclosure of traumas and psychosomatic processes. *Social Science and Medicine* 1988; 26(3):327-32. J.W. Pennebaker, C.F. Hughes und R.C. O'Heeron: The psychophysiology of confession: Linking inhibitory and psychosomatic processes. *Journal of Personality and Social Psychology,* April 1987; 52(4):781-93. J.W. Pennebaker und S.K. Bell: Confronting a traumatic event: Toward an understanding of inhibition and disease. *Journal of Abnormal Psychology*, August 1986; 95(3):274-81.
Hypnoseforschungen legen den Schluß nahe, daß die Immunfunktionen gedanklich beeinflußt werden können. Siehe H. Hall, S. Longo und R. Dixon, 1981. Hypnosis and the immune system: the effect of hypnosis on T and B cell function, presented to the Society for Clinical and Experimental Hypnosis, 33rd Annual Workshops and Scientific Meeting, Portland, OR. Siehe außerdem H.H. Hall:

Hypnosis and the immune system. A review with implications for cancer and the psychology of healing. *American Journal of Clinical Hypnosis* 1983; 25:92-103. Siehe auch B.S. Peavey, G.F. Lawlis und A. Goven: Biofeedback-assisted relaxation: Effects on phagocytic capacity. *Biofeedback and Self-Regulation*, März 1985; 10(1):33-47.

Seite 39 M. Friedman und D. Ulmer: *Treating Type A Behavior and Your Heart*. New York, Alfred A. Knopf, 1984. T.M. Dembrowski, J.M. MacDougall, R.S. Eliot und J.C. Buell: Moving beyond Type A. *Advances* 1984; 1:16-26. Ein erster Überblick über die Rolle von Zorn und Feindseligkeit bei Herzgefäßerkrankungen findet sich in M. Chesney und R.H. Rosenmann (Hrsg.): *Anger and Hostility in Cardiovascular and Behavioral Disorders*. D.C. Washington: Hemisphere Publishing Corp., 1985. Einen groben Überblick über das Forschungsmaterial zum Zusammenhang zwischen Egoismus und Herzkrankheiten geben L. Scherwitz, L.E. Graham und D. Ornish: Self-involvement and the risk factors for coronary heart disease. *Advances* 1985; 2:6-18.

Seite 39 Jerome Frank analysiert die Rolle psychischer Faktoren für religiöse und medizinische Heilung in *Die Heiler. Wirkungsweisen psychotherapeutischer Beeinflussung. Vom Schamanismus bis zu den modernen Therapien,* Klett-Cotta, 1992. Der beste Überblick über Placebos ist L. White, B. Tursky und G.E. Schwartz (Hrsg.): *Placebo: Theory, Research and Mechanisms.* New York: The Guilford Press, 1985. Das Buch enthält 25 Beiträge zu den vielen Aspekten des Placeboeffektes.

Seite 40 Placebos können sogar wirksamer sein als Medikamente. Steward Wolf hat den Beweis erbracht, daß viele »Drogeneffekte« gar nicht der pharmakologischen Wirkung des Medikaments zu verdanken sind, sondern psychischen Faktoren. »Placeboeffekte, die die pharmakologische Wirkung von Medikamenten beeinflussen oder inaktive Substanzen aktivieren, sind sehr real. Sie können meßbare organische Änderungen auslösen, und sind zuzeiten stärker als die pharmakologische Wirkung, die normalerweise dem Medikament zugeschrieben wird.« S. Wolff: Effects of suggestion and conditioning on the action of chemical agents in human subjects: The pharmacology of placebos. *Journal of Clinical Investigation* 1950; 29:100-109.

Seite 40 J.D. Levine, N.C. Gordon und H.L. Fields: The mechanism of placebo analgesia. *Lancet* 1978; ii:654-57; J.D. Levine, N.C. Gordon, J.C. Bornstein und H.L. Fields: Role of pain in placebo analgesia. *Proceedings of the National Academy of Sciences* 1979; 76:3528-31; und J.D. Levine, N.C. Gordon, R.T. Jones und H.L. Fields: The narcotic antagonist naloxone enhances clinical pain. *Nature* 1978; 272:826.

Seite 40 Die eine Behandlung begleitende Information kann auch einen Einfluß darauf haben, wie schnell diese Behandlung wirkt. Eine Anzahl Patienten machte Entspannungsübungen, um den Blutdruck zu senken. Der einen Hälfte wurde dabei gesagt, ihr Blutdruck würde unmittelbar nach der ersten Sitzung fallen, der anderen Hälfte, eine Senkung des Blutdrucks würde erst allmählich auftreten. Jene, die eine sofortige Reaktion erwarteten, zeigten eine siebenmal so große Reduzierung beim systolischen Blutdruck (17 gegen 2,4 mm auf der Quecksilberskala). Siehe W.S. Agras, M. Horne und C.B. Taylor: Expectation and the blood-pressure-lowering effect of relaxation. *Psychosomatic Medicine* 1982; 44:389-95.

Seite 40 Warzen können zuweilen durch die Kraft positiver Erwartungen weggewünscht werden. Bei einem Experiment wurden die Versuchspersonen unter Hypnose dahingehend informiert, daß die Warzen auf der einen Körperseite verschwinden würden. Innerhalb weniger Wochen waren die Warzen bei den meisten Patienten merklich kleiner geworden, aber nur auf der vorhergesagten Seite. Das zeigt die unglaubliche Macht positiver Gefühle. Warzen sind von Virusinfektionen verursachte Hauttumore. Und man beachte auch, wie sauber diese »Gedankenbehandlung« arbeitet: schnell, schmerzlos, ohne Nebenwirkungen und Narben. Vergleichen Sie diese Ergebnisse mit den grobschlächtigen Einfrier-, Wegbrenn-, Wegschneide- und Wegätztechniken, die bei der modernen medizinischen Warzenbehandlung üblich sind!

Weitere Informationen über Warzen und Hypnose geben T.X. Barber: Changing »unchangeable« bodily processes by (hypnotic) suggestions: A new look at hypnosis, cognition, imagining, and the mind-body problem. *Advances* 1984; 1:7-36. A.H.C. Sinclair-Gieben und D. Chalmers: Evaluation of treatment of warts by hypnosis. *Lancet* 1959; ii:480-82. O.S. Surman, S.K. Gottlieb, T.P. Hackett und E.L. Silverberg: Hypnosis in the treatment of warts. *Archives of General Psychiatry* 1973; 28:439-41. Die neuesten Experimente mit Warzen und Hypnose sind veröffentlicht in N.P. Spanos, R.J. Stenstrom und J.C. Johnston: Hypnosis, placebo, and suggestion in the treatment of warts. *Psychosomatic Medicine* 1988; 50:245-60.

Seite 41 Die Ergebnisse der Manitoba Longitudinal Study on Aging sind veröffentlicht in J.M. Mossey und E. Shapiro: Self-rated health: A predictor of mortality among the elderly. *American Journal of Public Health* 1982; 72:800-807. Siehe auch G.A. Kaplan und T. Camacho: Perceived health and mortality: A nine-year follow-up of the Human Population Laboratory cohort. *American Journal of Epidemiology* 1983; 117:292-304.

Seite 41 Ausführlichere Bemerkungen zu den gesundheitlichen Wirkungen des Optimismus und entsprechende Quellenangaben finden Sie im Kapitel 9.

4. Haben Sie Ihre fünf Sinne beisammen?

Seite 49 Was allgemeine Hinweise zum Thema Berührung betrifft, siehe A. Montagu: *Touching: The Human Significance of the Skin.* 3rd ed. New York, Harper & Row, 1986; J. Older: *Touching Is Healing.* New York, Stein & Day, 1982; und C.C. Brown (Hrsg.): *The Many Facets of Touch.* Skillman, New Jersey, Johnson & Johnson Baby Products, 1984.

Seite 49 Die Beobachtung von Berührungen im Café findet sich in S.M. Jourard: An exploratory study of body-accessibility. *British Journal of Social and Clinical Psychology* 1966; 5:221-31.

Seite 49 J. Gibson, K.K. Wurst und M. Cannonito: Observations on contact stimulation provided young children on selected areas of Greece, U.S.A., and U.S.S.R. *International Journal of Psychology* 1984; 19:233-43.

Seite 50 P.N.K. Heylings: The no touching epidemic: An English desease. *British Medical Journal*, 14. April 1973; 2(5858):111. Heylings beschreibt, wie der praktische Arzt diese Krankheit durch geschickte Berührungstechniken bei der Körperuntersuchung von Patienten und durch Massage behandeln kann.
Seite 51 F.S. Hammett: Studies in the thyroid apparatus : I. *American Journal of Physiology* 1921; 56:196-204: und F.S. Hammett: Studies in the thyroid apparatus : V. *Endocrinology* 1922; 6:221-29.
Seite 51 S.M. Schanberg und T.M. Field: Sensory deprivation stress and supplemental stimulation in the rat pup and preterm human neonate. *Child Development* 1987; 58:1431-47.
Seite 52 J.B. Watson: *Psychological Care of Infant and Child*. New York, Norton, 1928.
Seite 53 Die Geschichte von der alten Anna und Fritz Talbot ist zitiert in A. Montagu: *Körperkontakt. Die Bedeutung der Haut für die Entwicklung des Menschen*, Klett-Cotta, 1972.
Seite 54 Die positiven Wirkungen von Massagen auf Frühgeburten werden beschrieben in T.M. Field, S.M. Schanberg, F. Scafidi, C.R. Bauer, N. Vega-Lahr, R. Garcia, J. Nystrom und C.M Kuhn: Tactile/kinesthetic stimulation effects on preterm neonates. *Pediatrics* 1986; 77(5):654-58.
Seite 54 Tiere, die in frühester Kindheit berührt und gestreichelt werden, bleiben auch bis in höheres Alter hinein voller Spannkraft, haben geringeren Ausfall an Hirnzellen und in den letzten Lebensjahren ein besseres Gedächtnis. In neuesten Experimenten an der McGill-University wurden Rattenbabys während der ersten Lebenswochen aus dem Käfig geholt und fünfzehn Minuten pro Tag gestreichelt. Diese kurzen Streicheleinheiten bewirkten, daß Hirnschäden durch Streßhormone auch auf lange Sicht verringert wurden.
Die stimulierten Tiere waren das ganze Leben über besser in der Lage, mit Notsituationen fertig zu werden, was bedeutete, daß im Alter weniger Hirnzellen ausfielen. So schütteten z.B. die behandelten Ratten weniger Streßhormone aus und erholten sich schneller von deprimierender Gefangenschaft. Später im Alter lösten die behandelten Tiere ein Gedächtnisproblem (Schwimmen in einem Labyrinth) dreimal so schnell wie ihre Gefährten, die in den ersten drei Lebenswochen nicht gestreichelt worden waren.
M.J. Meaney, D.H. Aitken, C. Van Berkel, S. Bhatnagar und R.M. Sapolsky: Effect of neonatal handling on age-related impairments associated with the hippocampus. *Science* 1988; 239:766-68.
Streicheln in der Kindheit scheint auch die Immunfunktionen zu beeinflussen. Ratten, die in den ersten Wochen häufig gestreichelt werden, zeigen aktivere Immunreaktionen. G.F. Solomon, S. Levine und J.K. Kraft: Early experiences and immunity. *Nature* 1968; 220:821-23.
Seite 54 Zum Thema Berührung und ihre Wirkung auf die Mutter-Kind-Beziehung sowie Gesundheit (einschließlich Immunfunktion) siehe M. Reite: Touch, attachment, and health: Is there a relationship? in C.C. Brown (Hrsg.): *The Many Facets of Touch*. Skillman, New Jersey: Johnson & Johnson Baby Products, 1984.

Seite 55 Die Auswirkungen von Berührungen bei Patienten mit traumatischem Schock beschreibt J.J. Lynch: *The Broken Heart: The Medical Consequences of Loneliness*. New York, Basic Books, 1979.
Seite 55 Die möglichen Berührungseffekte bei verschiedenen Patienten werden behandelt in S.J. Weiss: Psychophysiological effects of caregiver touch on incidence of cardiac dysrhythmias. *Heart and Lung* 1986; 15:495-506. Andere Forscher entdeckten, daß weibliche Patienten günstiger auf die Berührung einer Krankenschwester reagierten als männliche. S.J. Whitcher und J.D. Fisher: Multidimensional Reaction to Therapeutic Touch in a Hospital Setting. *Journal of Personality and Social Psychology* 1979; 37:87-96. Siehe auch R. McCorkle: Effect of touch on seriously ill patients. *Nursing Research* 1974; 23:125-32.
Seite 55 V.M. Dreschler, W.H. Gantt und W.E. Whitehead: Heart rate response to touch. *Psychosomatic Medicine* 1980; 42:559-65; und V.M. Dreschler, W.E. Whitehead, E.D. Morrill-Corbin, und M.F. Cataldo: Physiological and subjective reactions to being touched. *Psychophysiology* 1985; 22:96-100.
Seite 56 Die therapeutischen Wirkungen von Massagen sind wissenschaftlich noch kaum erforscht. Eine Forschergruppe stellte nach Massagen keinen Anstieg der Endorphine im Blut fest. J.A. Day, R.R. Mason und S.E. Chesrown: Effect of massage on Serum level of beta-endorphin and beta-lipotropin in healthy adults. *Physical Therapy* 1987; 67(6):926-30.
Seite 56 Besondere gesundheitliche Wirkungen hat man sich immer von »Heilberührungen«, einer Form des Handauflegens, versprochen. Die Hände des Heilers werden dicht an den Körper des Kranken herangeführt, berühren ihn aber nicht. Dadurch kommt das »Energiefeld« des Patienten wieder ins Gleichgewicht. Zum Thema »Heilberührung« mit kritischer Stellungnahme siehe C.C. Brown (Hrsg.): *The Many Facets of Touch.* Skillman, New Jersey, Johnson & Johnson Baby Products, 1984.
Seite 56 Was die Wirkung von Massagen auf chronische Angstzustände anbelangt, siehe A.A. McKechnie, F. Wilson, N. Watson und D. Scott : Anxiety states: A preliminary report on the value of connective tissue massage. *Journal of Psychosomatic Research* 1983; 27:125-29.
Seite 57 K. Kauppinen und I. Vuori: Man in the sauna. *Annals of Clinical Research* 1986; 18:173-85. Ein ausgezeichneter Überblick über den Forschungsstand im Bereich der physiologischen Wirkungen einer durch Sauna erzeugten Hyperthermie.
Seite 58 Zum Absinken der Muskelspannung nach der Sauna siehe H.A. DeVries, P. Beckmann, H. Huber und L. Dieckmeir: Electromyographic evaluation of the effects of sauna on the neuromuscular system. *Journal of Sports Medicine* 1968; 8:61-69.
Seite 58 D. Jezova, M. Vigas, P. Tatar, J. Jurcovicova und M. Palat: Rise in plasma beta-endorphin and ACTH in response to hyperthermia in sauna. *Hormone and Metabolic Research* 1985; 17:693-94.
Seite 58 Ein Bericht über die deutsche Untersuchung von Kindern in der Sauna findet sich in K. Kauppinen und I. Vuori: Man in the sauna. *Annals of Clinical Research* 1986; 18:173-85.

Seite 59 C. Dinarello und S. Wolfe: Fever. *Human Nature* 1979; 2(2):66-74.
Seite 59 Man bedient sich heute der Hyperthermie, um bestimmte Krebsarten zu behandeln. Die Hitze zerstört nicht nur unmittelbar Krebszellen, sondern scheint sie auch anfälliger für die Wirkungen zusätzlicher Bestrahlung und Chemotherapie zu machen. Die dabei auftretenden Temperaturen können sehr hoch werden und dürften kaum als gesundes Vergnügen zu bezeichnen sein.
Seite 59 Eine kurze Analyse der Wirkungen von Saunen auf Herzkondition und Halten des Gewichts gibt W. Dean: Effect of sweating. *Journal of the American Medical Association* 1981; 246:623.
Seite 60 Der Fall Paul ist entnommen N.W. Rosenthal, A.J. Lewy, T.A. Wehr, H.E. Kern und F.K. Goodwin: Seasonal cycling in a bipolar patient. *Psychiatry Research* 1983; 8:25-31.
Seite 61 F.M. Jacobson, T.A. Wehr, D.A. Sack, S.P. James und N.E. Rosenthal: Seasonal Affective Disorder: A review of the syndrome and its public health implications. *American Journal of Public Health* 1987; 77:57-60. N.E. Rosenthal, D.A. Sack, J.C. Gillin, A.J. Lewy, F.K. Goodwin, Y. Davenport, P.S. Mueller, D.A. Nexsome und T.A. Wehr: Seasonal Affective Disorder: A description of the syndrome and preliminary findings with light therapy. *Archives of General Psychiatry* 1984; 41:72-80.
Seite 62 SAD scheint auch schon Kinder befallen zu können. Ihre Symptome sind unter anderem Reizbarkeit, Müdigkeit und Traurigkeit, aber nicht schwere Depression. N.E. Rosenthal, C.J. Carpenter, S.P. James, B.L. Parry, S.L.B. Rogers und T.A. Wehr: Seasonal Affective Disorder in children and adolescents. *American Journal of Psychiatry* 1986; 143:356-58.
Seite 62 Auch eine Umkehrung von SAD in Form sommerlicher Depressionen und winterlicher Hochstimmung ist möglich. Auslöser für diesen Depressionstyp scheinen hohe Sommertemperaturen zu sein. Man weiß jedoch nicht, ob Leute mit umgekehrter SAD direkt von der Hitze deprimiert werden oder von der Dunkelheit schattiger Räume, in die sie vor der Hitze flüchten. Die Stimmungsschwankungen können auf Temperaturveränderungen in der Umgebung zurückgeführt werden. T.A. Wehr, D.A. Sack und N.E. Rosenthal: Seasonal affective disorder with summer depression and winter hypomania. *American Journal of Psychiatry* 1987; 144:1602-1603.
Seite 63 W.P. London: Full-spectrum light and sickness in pupils. *The Lancet*, 21. November 1987; S. 205-206.
Seite 63 J.R. Joseph-Vanderpool und N.E. Rosenthal: Phototherapy for Seasonal Affective Disorder. *Drug Therapy*, Januar 1988; S. 57-64.
Seite 63 Man erforscht derzeit auch die Möglichkeit, Schichtarbeitern eine Anpassung an ihre Arbeitszeiten durch helles Licht zu erleichtern. Helles Licht erleichtert es den Arbeitern vielleicht, ihre Körperuhren physisch und psychisch eher auf die geänderte Umgebung einzustellen. C.A. Czeisler, J.S. Allan, S.H. Strogatz, J.M. Ronda, R. Sachez, D.C. Rios, W.O. Freitag, G.S. Richardson und R.E. Kronauer: Bright light resets the human circadian pacemaker independent of the timing of the sleep-wake cycle. *Science* 1986; 233:667-71.
Seite 63 R.S. Ulrich: Natural versus urban scenes: Some psychophysiological

effects. *Environment and Behavior* 1981; 13(5):523-56; und R.S. Ulrich: Human responses to vegetation and landscapes. *Landscape and Urban Planning* 1986; 13:29-44.

Seite 64 Über die Wirkungen von Naturfilmen auf Erholung von Streß siehe R.S. Ulrich und R.F. Simons: Recovery from stress during exposure to everyday outdoor environments. In J. Wineman, R. Barnes und C. Zimring (Hrsg.): *The Costs of Not Knowing. Proceedings of the Seventeenth Annual Conference of the Environmental Design Research Association.* Washington, DC: EDRA, 1986.

Seite 65 R.S. Ulrich: View through a window may influence recovery from surgery. *Science*, 27. April 1984; 224:420-21. Man könnte einfach schon dadurch, daß man Kranke in Zimmer mit Aussicht verlegt, die Anzahl der nach einer Operation im Krankenhaus verbrachten Tage um 8,5 % senken und auch das Quantum teurer Schmerzmittel erheblich reduzieren. Das würde sich in Ersparnissen von hunderten von Millionen Mark bei den Krankenhauskosten niederschlagen. Ulrich schreibt: »Diese Ergebnisse können allerdings nicht so ohne weiteres auch auf beliebige Ausblicke auf Straßen, Häuser usw. oder auf bestimmte Kranke, z.B. Langzeitpatienten, übertragen werden, die eher an zu wenig Anregung und Langeweile leiden als an den typischerweise nach Operationen auftretenden Angstzuständen. Vielleicht ist für einen chronisch unterforderten Patienten eine lebhafte Straßenszene anregender und daher gesünder als viele schöne Ausblicke in die Natur. Trotz dieser Vorbehalte legen es die Ergebnisse meiner Untersuchungen nahe, beim Bau von Krankenhäusern und in den Belegungsplänen die Zimmerausblicke der Patienten mit zu berücksichtigen.«

Seite 65 R.S. Ulrich: Effect of hospital environments on patient well-being. Research report from Department of Psychiatry and Behavioral Medicine, University of Trondheim, Norway. Band 9, Nr. 55, 1986.

Seite 65 So scheußlich ein Blick auf eine Ziegelmauer sein mag, er ist immer noch besser als gar kein Blick. Fensterlose Zimmer aber sind typisch für die meisten Intensivstationen (IS), in denen es häufig zum sogenannten »IS-Delirium« kommt. Man beobachtet diesen Zustand, der sich aus bizarren Halluzinationen, völliger Desorientierung, Gedächtnisverlust und emotionaler Labilität zusammensetzt, oft in nachoperativen Phasen. Er beeinträchtigt das Rekonvaleszenzgeschehen. Bei Patienten in fensterlosen Räumen kommt er zweimal so oft vor, und schwere Depressionen treten in Intensivstationen ohne Fenster dreimal so häufig auf. Man nimmt an, daß diese zeitweiligen psychischen Störungen z.T. durch Mangel an Sinnesreizen verursacht sind: niedrige Reizquanten in Verbindung mit gleichbleibenden Lichtverhältnissen. Die Patienten wissen nicht mehr, ob es Tag oder Nacht ist. Hier könnte ein Zimmer mit Aussicht Abhilfe schaffen. Siehe L.M. Wilson: Intensive care delirium: The effect of outside deprivation in a windowless unit. *Archives of Internal Medicine* 1972; 130:225-26.

Seite 67 A. M. Beck und A.H. Katcher: *Between Pets and People: The Importance of Animal Companionship*. New York, Putnam, 1983.

Seite 67 A.H. Katcher, H. Segal und A.M. Beck: Comparison of contemplation and hypnosis for the reduction of anxiety and discomfort during dental surgery. *American Journal of Clinical Hypnosis*, 1984; 27:14-21.

Seite 68 A.H. Katcher, E. Friedman, A.M. Beck und J. Lynch: Looking, talking and blood pressure: The physiological consequences of interaction with the living environment. In A.H. Katcher und A.M. Beck (Hrsg.): *New Perspectives on our Lives with Animal Companions.* Philadelphia: University of Pennsylvania Press, 1983. In bezug auf Tagträumerei in der Natur schreibt der Psychologe Aaron Katcher folgendes:

»Bilder der Natur, die zur Kontemplation anregen, also Naturschönheiten, die Tagträume hervorrufen, haben immer charakteristische Eigenschaften. Sie kombinieren Schönheit mit Beständigkeit, den Reiz des Neuen mit Kontinuität. Sie bieten plötzliche, überwältigend schöne Momente, die dann ununterscheidbar in die nächsten Eindrücke übergehen. Die Bewegungen eines leuchtend bunten Fisches im Aquarium oder an einem Tropenriff, das Schwirren der Vögel im Wald, die unaufhörlich neue Formen bildenden Wolken – das alles ist dadurch gekennzeichnet, daß einzelne Reize auftreten, die einerseits spontan den Blick auf sich ziehen, aber dann andererseits doch unmerklich zu einem weiten, kontinuierlichen Bild zerfließen. In dieser Hinsicht gibt es keinen Unterschied zwischen dem Meer, dem Feuer, den Bewegungen der Vögel im Wald oder der Wolken in der Luft.

Könnte man nun die Wolken, die Wellen, die Fische und die Flammen durch mechanische Objekte ersetzen? Durch Wolken-, Flammen-, Fisch- oder Wellenimitationen, die sich bewegen und die Farben wechseln? Oder haben Lebewesen etwas Besonderes an sich, was uns besonders anzieht, etwas, was sich nicht durch ihre physischen Eigenschaften, die mehr oder weniger nachgeahmt werden können, erklären läßt? Müssen wir also mit einem Leben an sich rechnen, einem Leben, das als solches Träger symbolischer Mitteilungen ist, die Geist und Sinn auf ganz eigene Weise berühren? Eine Antwort auf diese Fragen ist nicht leicht zu geben. Wenn Menschen in ein Kaleidoskop schauen, werden sie nachdenklich und geraten ins Träumen. Maschinen können also zur Entspannung beitragen. Aber der Mensch möchte doch auch lebende Wesen um sich haben. Er hält sich Fische, nicht bewegliche Fischmodelle. Er möchte offenes Feuer, keine elektrischen Holzscheite. Die Mehrzahl von uns fährt lieber ans Meer, als Wellenimitationen in Plastikkästen zu beobachten, die in jedem Kramladen zu kaufen sind. Aber ich kann keinen schlüssigen Beweis dafür erbringen, daß das Lebendige etwas an sich hat, was dazu führt, daß wir es mit besonderer Liebe betrachten.«

Seite 68 Der große Naturforscher Konrad Lorenz äußerte sich ebenfalls zum Tagträumen in der Natur:

»Ein Mensch kann stundenlang vor einem Aquarium sitzen und hineinstarren, ebenso in die Flammen eines offenen Feuers oder die schäumende Gischt eines Wasserfalls. Im Glück dieser ›Geistesabwesenheit‹ schwinden die bewußten Gedanken, und doch drängen sich in solchen Mußestunden große Wahrheiten über Makrokosmos und Mikrokosmos auf.«

K. Lorenz: *König Salomos Ring.*

Seite 69 Avram Goldstein von der Stanford University registrierte, was Menschen in Aufregung versetzt. Er blockierte auch die Entstehung von Erregungszuständen in Musikhörern, denen er Naloxon injizierte, eine chemische Substanz, welche die Wirkung der Endorphine dämpft.

Prozentzahlen der Bevölkerung, die erregt werden durch:
1. Musik – 96 %
2. Filme, Theater, Ballett oder Bücher – 92 %
3. Schönheiten in Natur oder Kunst – 87 %
4. Körperberührung mit anderen Menschen – 78 %
5. Höhepunkte in der Oper – 72 %
6. Liebesakt – 70 %
7. Nostalgische Momente – 70 %
8. Emotionalen Austausch zwischen anderen Menschen – 67 %
9. Schöne Gemälde, Fotos oder Skulpturen – 67 %
10. Augenblicke der Inspiration – 65 %
11. Unerwartete, spontane Ereignisse – 63 %
12. Heldenhaftes Verhalten, direkt oder in Schilderungen – 59 %
13. Plötzliche Einfälle, Verstehen und Lösen eines Problems – 57 %
14. Sportliche Ereignisse – 52 %
15. Sieg über einen Konkurrenten – 49 %
16. Besondere Gerüche – 39 %
17. Sportliche Betätigung – 36 %
18. Paraden – 26 %

A. Goldstein: Thrills in response to music and other stimuli. *Physiological Psychology*, 1980; 8(1):126-29.

Seite 69 Zur Frage, wie uns Musik beeinflußt, siehe A.H. Rosenfeld: Music, the beautiful disturber. *Psychology Today*, Dezember 1985; 19:48-56. B. Wein: Body and soul music. *American Health* 1987; 6(3):66-75. S. Katsh und C. Merle-Fishman: *The Music Within You*. New York, Simon & Schuster, 1985. A. Hodges (Hrsg.): *Handbook of Music Psychology*. Dubuque: Kendall/Hunt Publishing Co., 1985.

Seite 71 Über die Wirkungen von Musik auf Sport und Bewegung schreibt R. Brody: Which music helps your muscles? *American Health*, Januar/Februar 1988; 7:80-84

Seite 71 Über den Forschungsstand in bezug auf medizinische Anwendung von Musik berichtet J.M Standley: Music research in medical/dental treatment: meta-analysis; und R. Spintge und R. Droh (Hrsg.): *Musik-Medizin. Physiologische Grundlagen und praktische Anwendungen*, Fischer, 1992.

Seite 71 Die Experimente mit voroperativer Musik beschreiben H. Bonny und N. McCarron: Music as an adjunct to anesthesia in operative procedures. *Journal of the American Association of Nurse Anesthetists*, Februar 1984; 55-57. Die westdeutsche Arbeit ist veröffentlicht in *Medical Tribune*, 3. Juli 1985: Avoid sedatives, lull with music.

Seite 72 H. Bonny: Music listening for intensive coronary care units: a pilot project. *Music Therapy*, Herbst 1975; 12(3):121-35. Siehe auch C. Latteier: Music as medicine. *Medical Self-Care*, November/Dezember 1985; 48-52. Geführte Musikimagination ist ein Verfahren, das Helen Bonny in ihrer Eigenschaft als Musiktherapeutin entwickelte. Es beruht auf einer Reihe von Entspannungstechniken, verbaler Suggestionen und ausgewählter Musik, um Gedankenbilder, Erinnerungen und tiefe Empfindungen hervorzurufen. Es hat sich bei physischen und psychischen Störungen bewährt, wird aber auch bei Gesunden eingesetzt, die Selbsterfahrungen machen, persönlich reifen und Einsichten gewinnen sowie ihr Selbstbild verbessern wollen.

Seite 72 Nach Berichten der Krankenschwestern Susan Fowler-Kerry und Janice Lander lenkt Musik Kinder vom Schmerz bei Spritzen ab. Kurz vor und während Routineimpfungen setzten sie ihren Patienten Kopfhörer auf, und diese konnten Kinderlieder mit schönen Texten hören. Die Kinder stellten sich auf die Musik ein und vergaßen den Schmerz. Siehe den Artikel: Musik helps distract child from needle injection. *Family Practice News*, 15-31 Januar 1988; 60.

Auch quälende Migräne läßt sich durch Musik leichter ertragen. Die Psychologin Janet Lapp ließ Migränepatienten Entspannungsübungen machen und behandelte sie gleichzeitig mit Biofeedbackverfahren oder Musik. Bei der Biofeedback-Gruppe konnten die Patienten den Grad ihrer Entspannung an Meßgeräten ablesen. Die Musikgruppe sollte nur als Kontrollgruppe dienen, doch zur Überraschung der Psychologin schnitt sie besser ab als die Biofeedbackgruppe. Die Versuchspersonen gingen von der ursprünglichen Bach- und Händelmusik, die Lapp vorgegeben hatte, allmählich zu leichter Unterhaltungsmusik über, die sie sich selbst auswählen durften. Zusammen mit den Imaginationsverfahren und Entspannungstechniken verringerte die Musik die Zahl der Migräneanfälle nach fünfwöchiger Therapie fast um die Hälfte. Nach einem Jahr Behandlung hatten die Musikhörer nur noch ein Sechstel so oft Kopfweh wie vor dem Experiment – und es war nicht mehr so schlimm und dauerte nicht so lange. J.E. Lapp: Music vs. biofeedback for migraine headache. Paper presented at the Annual Convention of the American Psychological Association, August 1986. O. Skille und Mitarbeiter in Norwegen tauchen ihre Patienten in ein »Musikbad«. Die Kranken liegen auf einer Matratze, die in den Klängen zweier großer Lautsprecher vibriert. Die Musik verringert den Schmerz, die Muskelspannung und die Angst. Ein vorläufiger Bericht findet sich in R. Spintge und R. Droh (Hrsg.): *Musik-Medizin. Physiologische Grundlagen und praktische Anwendungen,* Fischer, 1992.

Seite 73 Die Forschungsergebnisse über Musik und Frühgeburten referiert J.S. Chapman: The relation between auditory stimulation of short gestation infants and their gross motor limb activity. Unpublished doctoral thesis. New York University, 1975.

Seite 74 M.S. Rider, J.W. Floyd und J. Kirkpatrick: The effect of music, imagery and relaxation on adrenal corticosteroids and the reentrainment of circadian rhythms. *Journal of Music Therapy* 1985; 22(1):46-58. M.S. Rider und J. Achterberg: The effect of music-mediated imagery on neutrophils and lymphocytes. Unpublished manuscript, 1987. M.S. Rider: Entrainment mechanisms are involved in pain reduction, muscle relaxation, and music-mediated imagery. *Journal of Music Therapy* 1985; 22(4):183-92.

5. Gute Gerüche und guter Sex

Seite 76 T. Engen: *The Perception of Odors*. New York, Academic Press, 1982.
Seite 78 B. Gibbon: The intimate sense of smell. *National Geographic* 1986; 170(3):324-60.
Seite 80 Zur Aromatherapie und der Verwendung von Gewürzäpfeln und anderen Gerüchen bei Streßreduzierung und Senkung des Blutdrucks siehe R. Brody: The sweet science of smell. *American Health* 1986; 5(Mai):55-60. J. Ogle: Exploring Scent Therapy, *New York Times Magazine*, 17. November 1985. T.L. Goldfarb: Fragrance update: Soothing strawberries. *American Health*, Oktober 1985. C. B. Warren, u.a.: United States Patent No. 4,671,959, 9.Juni 1987.
Seite 82 R. Rivlin und K. Gravelle: *Deciphering the Sense*. New York, Simon & Schuster, 1984.
Seite 82 Der Mensch erkennt Verwandte am Geruch. Siehe R.H. Porter, J.M. Cernoch und R.D. Balogh: Odor signatures and kin recognition. *Physiology and Behavior* 1984; 34:445-48. R.H. Porter, R.D. Balogh, J.M. Cernoch und C. Franchi: Recognition of kin through characteristic body odors. *Chemical Senses* 1986; 11(3):389-95.
Seite 83 M.S. Fanselow: Odors released by stressed rats produce opoid analgesia in unstressed rats. *Behavioral Neuroscience* 1985; 99(3):589-92.
Seite 84 A. R. Gustavson, M.E. Dawson und D.G. Bonett: Androstenol, a putative human pheromone, affects human (*Homo sapiens*) male choice performance. *Journal of Comparative Psychology* 1987; 101(2):210-12.
Seite 84 L. Thomas: *Lives of a Cell: Notes of a Biology Watcher*. New York, Viking 1974.
Seite 85 Es liegt schlüssiges Beweismaterial für die Existenz von Pheromonen bei Primaten vor. R. Michael, B. Keverne und R. Bonsall: Pheromones: Isolation of male sex attractants from a female primate. *Science* 1971; 172:964.
Seite 85 M. Kirk-Smith, D. Booth, D. Carroll, u.a.: Human social attitudes affected by androstenol. *Research on Communicative Psychiatric Behavior* 1978; 3:379.
Seite 85 S.K. Freeman: Pheromones (olfactory communication). *Journal of the Society of Cosmetic Chemistry* 1978; 29:47-58.
Seite 85 Eine kritische Sichtung der Forschungsergebnisse zu menschlichen Geschlechtspheromonen gibt D.M. Quadragno: Pheromones and human sexuality. *Medical Aspects of Human Sexuality*, November 1987; S. 149-54.
Seite 86 Die klassischen Experimente mit Frauen in Internatsschlafsälen werden dargestellt in M.K. McClintock: Menstrual synchrony and suppression. *Nature* 1971; 229:244-45.
Seite 86 G. Preti, W.B. Cutler, C.R. Garcia, G.R. Huggins und H.J. Lawley: Human axillary secretions influence women's menstrual cycles: The role of donor extract of females. *Hormones and Behavior* 1986; 20:474-82. W.B. Cutler, G. Preti, A. Krieger, G.R. Huggins, C.R. Garcia und H.J. Lawley: Human axillary secretions influence women's menstrual cycles: The role of donor extract from men. *Hormones and Behavior* 1986; 20:463-73.

Seite 87 M. Foucault: *Sexualität und Wahrheit,* Suhrkamp, 1989.
Seite 88 D. Hales und R. Hales: The Bonding Hormone. *American Health*, November/Dezember 1982; 37-44.
Seite 89 B. Zilbergeld: Married Women Can Have the Best Sex Lives. *Redbook*, April 1988; 108-109.
Seite 89 J.W. Howard und R.M. Dawes: Linear prediction of marital happiness. *Personality and Social Psychology Bulletin* 1976; 2:478-80.
Seite 90 S. Lieblum u.a.: Vaginal atrophy in the postmenopausal women. *Journal of the American Medical Associatio*, 22. April 1983; 249(16):2195.
Seite 91 J. Couch: Relief of migraine headache with sexual orgasm. *Headache*, Mai 1987; 27(5):287.
Seite 91 L. Barbach und L. Levine: *Der einzige Weg, Oliven zu essen und andere intime Geständnisse,* Ullstein, 1987. L. Barbach und L. Levine: Fühlst du mich? Männerphantasien, Ullstein, 1989. M. Castelman: *Sexual Solutions: A Family Guide*. New York: Simon & Schuster, 1980. B. Zilbergeld: *Männliche Sexualität,* 24. Aufl. 1993.

6. Konsumentenfreuden

Seite 93 J. Green (Hrsg.): *Consuming Passions: A Feast of Quotations Celebrating Food and the Art of Dining*. New York, Fawcett Columbine, 1985.
Seite 93 P. Farb und G. Armelagos: *Consuming Passions: The Anthropology of Eating*. New York, Pocket Books, 1980.
Seite 97 National Institutes of Health Consensus Development Conference, Health Implications of Obesity. *Annals of Internal Medicine* 1985; 103(6)981-1073. Ein vernichtendes Urteil über die gängigen medizinischen Anschauungen in bezug auf Dickleibigkeit und über die Diskriminierung »übergewichtiger« Personen fällt D. Atrens: *Don't Diet*. New York, Morrow, 1988.
Seite 97 J. Nash: Eating behavior and body weight: Physiological influences. *American Journal of Health Promotion* 1987; 5-15.
Seite 97 Zur Frage des »Idealgewichts« und der Gewichtstabellen siehe J. Gurin: What is your natural weight? *American Health,* Mai 1984; 43-47. R. Andres, D. Elahi, J.D. Tobin, D.C. Muller und L. Brant: Impact of age on weight goals. *Annals of Internal Medicine* 1985; 103:1030-33.
Seite 98 Georg Blackburns Arbeit über die gesundheitlichen Vorteile kleiner Gewichtsveränderungen wurde veröffentlicht in L. Piepenbrink: Poundwise: The big ten. *Health*, April 1988; 12.
Seite 98 T.A. Wadden und A.J. Stunkard: Social and psychological consequences of obesity. *Annals of Internal Medicine* 1985; 103:1062-67. A. H. Crisp und B. McGiuness: Jolly fat: Relation between obesity and psychoneurosis in general population. *Bristish Medical Journal* 1976; 3:7-9.
Seite 99 A. Stunkard, u.a.: An adoption study of obesity. *New England Journal of Medicine* 1986; 314(4):193-98. Siehe auch R. Gurney: Hereditary factors in obesity, *Archives of Internal Medicine* 1936; 57:557-61, zitiert in J. Nash, op.cit.
Seite 100 K. Brownell: The yo-yo trap. *American Health*, März 1988; 78-84. K. Brownell: Yo-yo dieting. *Psychology Today*, Januar 1988; 22(1):20-23.

Seite 100 R. Londer: The satisfaction diet. *American Health*, November 1987; 109-16.
Seite 101 R. Barnett: Why fat makes you fatter. *American Health*, Mai 1986; 38-41.
Seite 103 S. Schiffmann: The use of flavor to enhance efficacy of reducing diets. *Hospital Practice* 1986; 21(7):44H-44R.
Seite 103 C.J.K. Henry und B. Emery: Effect of spiced food on metabolic rate. *Human Nutrition: Clinical Nutrition* 1986; 40C:165-68.
Seite 106 J. Wurtman: *Managing Your Mind and Mood Through Food*. New York, Rawson Associates, 1986.
Seite 107 N. Josephson: The real power Lunch. *American Health*, Juni 1985; 100-104.
Seite 107 B. Spring u.a.: Carbohydrates, tryptophan, and behavior. *Psychological Bulletin* 1987; 102:234-56.
Seite 107 S. Chollar: Food for thought. *Psychology Today*, April 1988; 30-34.
Seite 107 B. Spring u.a.: Effects of protein and carbohydrate meals on mood and performance: Interactions with sex and age. *Journal of Psychiatric Research* 1983; 17(2):155-67.
Seite 107 B. Spring u.a.: Carbohydrates, tryptophan, and behavior: A methodological review. *Psychological Bulletin* 1987; 102(2):234-56.
Seite 108 Serotonin wird aus Tryptophan, einem Eiweißstoff, aufgebaut. Aber eiweißreiche Nahrung vermehrt die Tryptophanmenge im Gehirn nicht automatisch. Der Grund ist, daß Tryptophan neben anderen Aminosäuren im Blut zirkuliert. Mit ihnen konkurriert es um den Zugang zum Gehirn und verliert dabei in der Regel, wenn nicht besonders günstige Bedingungen herrschen. Der Verzehr von Kohlenhydraten schafft aber solche Bedingungen, weil dadurch der Insulinspiegel steigt. Dieser Vorgang verdrängt andere Aminosäuren aus dem Blut und schickt sie in die Muskeln und andere Zellen, so daß Tryptophan leichter ins Gehirn gelangt.
Seite 108 B. Justice: *Who Gets Sick*. Houston, Peak Press, 1987.
Seite 108 S. Liebowitz: Appetite regulation and eating disorders in relation to brain neurotransmitter systems. *Encyclopedia of Neuroscience*, Band 1, 1987; 71-72.
Seite 108 S. Liebowitz: Brain neurotransmitters and drug effects on food intake and appetite: implications for eating disorders. *Eating Behavior in Eating Disorders* (Walsh und Speigel, Hrsg.) American Psychiatric Press, 1988 (im Druck).
Seite 109 R. Wurtman und J. Wurtman: Nutrients, neurotransmitter synthesis, and the control of food intake. *Eating and Its Disorders* (Stunkard, Hrsg.) New York, Raven Press, 1984.
Seite 109 B. Morgan und R. Morgan: *Brainfood*. Tucson: The Body Press, 1987.
Seite 109 P. Raeburn: Eater's high. *American Health*, Dezember 1987; 42-43.
Seite 110 E. Behan: Some like it hot: *American Health*, September 1986; 109-16.
Seite 110 Die Einführung der Chili-Paprika ist eine interessante Geschichte.

Christoph Columbus wurde von Ferdinand und Isabella von Kastilien auf Reisen geschickt, eine kürzere Route nach dem reichen Ostindien, den »Gewürzinseln«, wie man sie nannte, zu finden. Er sollte Gold und den wertvollen schwarzen Pfeffer mit zurückbringen. Er fand aber weder das eine noch das andere.
Da er jedoch nicht mit leeren Händen zurückkommen wollte, sammelte er Proben von Paprikafrüchten, die bei den Eingeborenen wegen ihres scharfen Geschmacks beliebt waren. Zwar hat schwarzer Pfeffer nicht die geringste Ähnlichkeit mit der Chili-Paprika. Aber Columbus nannte seinen Fund (irrtümlich) »Chilipfeffer«. Anscheinend waren Ferdinand und Isabella entzückt. Der Rest ist Geschichte. Im Lauf von nur 50 Jahren hatten die spanischen und portugiesischen Forschungsreisenden den Erdball mit Chili »gepfeffert«.
Seite 110 P. Rozin und D. Schiller: The nature and acquisition of a preference for chili pepper by humans. *Motivation and Emotion* 1980; 4:77-101.
Seite 110 S. Visudhiphan, S. Poolsuppasit, O. Piboonnukarintr und S. Tumliang: The relationship between high fibrinolytic activity and daily capsicum ingestion in Thais. *American Journal of Clinical Nutrition* 1982; 35:1452-58.
Seite 111 J. Carper: *The Food Pharmacy*. New York, Bantam, 1988.
Seite 111 In der Volksmedizin vieler Kulturen gilt der brennende Chilipfeffer als bewährtes Mittel gegen Erkältung und sonstige Erkrankungen der Atemwege. Das Gewürz stimuliert Rezeptoren im Magen, die ihrerseits Reflexe in Lunge, Luftröhre und Nase auslösen, wodurch ein wäßriger Schleim erzeugt wird. Diese Flüssigkeit trägt dazu bei, daß Reizerreger leichter weggeschwemmt und die Luftwege geklärt werden. So zeigen schwedische Experimente, daß bei Ratten, denen man Capsaicin gab, die Luftwege nicht so stark anschwollen und beansprucht wurden, wenn man die Tiere Zigarettenrauch aussetzte. Chili hilft uns also, freier zu atmen. (Siehe J.M. Lundberg u.a.: Cigarette smoke-induced airway edema due to activation of capsaicin-sensitive vagal afferents and substance P. *Neuroscience* 1983; 10(4):1361-68.
Was den Einfluß von Chilipfeffer auf Krebs betrifft, so sind die Wirkungen teils günstig, teils ungünstig. In Indien und Korea, wo die Leute riesige Mengen Chili vertilgen, sind die Darmkrebserkrankungen häufiger. Auch Versuchstiere entwickeln mehr Darmkrebs, wenn sie mit viel Chili, d.h. 1% der täglichen Futtermenge, gefüttert werden.
Andererseits könnte es sein, daß kleinere Mengen doch Schutz gegen Krebs bieten. Capsaicin wird in der Leber in ein starkes krebsvorbeugendes Antioxidant umgewandelt. Dieses Antioxidant absorbiert im Blutkreislauf freie Radikale – die gewebeschädlichen Substanzen, die für Krebs und Alterungsprozesse mitverantwortlich sind. Massive Quantitäten können also ungesund sein, während regelmäßiger und mäßiger Genuß des Gewürzes vorbeugend gegen Krebs und Alterungsprozesse wirkt. (Siehe M. O'Meara: Flush out hot peppers' sweaty secrets. *Medical Tribune*, 23. September 1987; 25.)
So schmerzhaft eine scharfe Paprika brennen kann, ist doch auch möglich, daß Pfeffergewürze Schmerzen *lindern*. Capsaicin hemmt den Schmerz, indem es Nervenzellen die »Substanz P« entzieht, einen chemischen Stoff, der an der Schmerzübertragung und bestimmten Entzündungen beteiligt ist. Ohne die

»Substanz P« können die Zellen Schmerzsignale nicht zum Gehirn weiterleiten. Wenn Zahnfleisch mit Capsaicin behandelt wird, reagieren die Nerven nicht mehr auf Schmerzreize. Das Capsaicin schließt die Schmerzwahrnehmung kurz und kann auch eingesetzt werden, um die schmerzhaften Gelenkentzündungen bei Arthritis zu bekämpfen. Gibt man in ein von rheumatischer Arthritis entzündetes Gelenk eine Spritze, entsteht zuerst ein heftiger Schmerz, der aber gleich wieder zurückgeht. Ebenso geht die Entzündung zurück. Viele Forscher verfolgen im Moment die Spur scharfer Pfeffererzeugnisse bei ihrer Suche nach neuen Schmerzmitteln und Medikamenten gegen Arthritis.
Es kommt noch besser für die Liebhaber der Chili-Paprika. In einer jüngst durchgeführten Studie verglich man die Wirkung von vier verschiedenen Mahlzeiten auf die Magenschleimhäute: ein harmloses Menü mit ungepfeffertem Schnitzel und Pommes frites, ein harmloses Menü mit sechs Aspirintabletten (die ein gastrisches Reizmittel sind), eine würzige mexikanische Mahlzeit mit 30 g Jalapeñopfeffer und eine Pepperonipizza. Vor und nach jeder Mahlzeit führten die Forscher einen Glasfiberschlauch, ein sogenanntes Endoskop, durch die Speiseröhre der Versuchspersonen in den Magen ein und beobachteten, was sich dort abspielte. Nur bei den Aspirinessern wurden die Magenschleimhäute spürbar angegriffen. D.Y. Graham, J.L. Smith und A.R. Opekun: Spicy food and the stomach: Evaluation by videoendoscopy. *Journal of the American Medical Association* 1988; 260(23):3473-75.
Seite 111 P. Long : Garlic: It gets in your blood. *Hippocrates* 1988; 2(1):16-18.
Seite 111 B.S. Kendler : Garlic *(Allium sativum)* and Onion *(Allium cepa)*: A review of their relationship to cardiovascular disease. *Preventive Medicine* 1987; 16:670:85.

7. Warum sich umbringen, um am Leben zu bleiben?

Seite 117 R.E. LaPorte, S. Dearwater, J.A. Cauley, C. Siemenda und T. Cook: Cardiovascular fitness: Is it really necessary? *The Physician and Sportsmedicine* 198.; 13(3):145-50.
Seite 117 D. Hales und R.E. Hales: How much ist enough? *American Health*, Juli/August 1983; 37-45.
Seite 117 T. Monahan: Is »activity« as good as exercise? *The Physician and Sportsmedicine* 1987; 15:181-86.
Seite 118 Über die Erhebung bei Harvardstudenten wird berichtet in R.S. Paffenbarger, R.T. Hyde, W.L. Wing, u.a.: Physical activity, all-cause mortality, and longevity of college alumni. *New England Journal of Medicine*, 6. März 1986; 314:605-13.
Seite 118 Der Bericht über die Untersuchung von 12.000 Männern im Zusammenhang mit Herzerkrankungen und Freizeitaktivitäten ist veröffentlicht in A.S. Leon, J. Connett, D.R. Jacobs, u.a.: Leisure-time physical activity levels and risk of coronary heart disease and death. *Journal of the American Medical Association*, 6. November 1987; 258:2388-95.
Seite 118 Eine sehr ausführliche, kritische Analyse von mehr als 40 Untersuchungen über den Zusammenhang zwischen Sport und Herzkrankheit ergab,

daß totale Inaktivität ein ebenso starker Risikofaktor war wie Rauchen, hoher Blutdruck und hoher Cholesterinwert. Je besser die jeweilige Studie konzipiert, je strenger die Kontrollen und je größer die Zahl der Versuchspersonen waren, desto überzeugender stellte sich dieser Zusammenhang dar. K.E. Powell, P.D. Thompson, C.J. Caspersen, u.a.: Physical activity and the incidence of coronary heart disease. *Annual Review of Public Health* 1987; 8:253-87. C.J. Caspersen: Physical inactivity and coronary heart disease. *The Physician and Sportsmedicine* 1987; 15:43-44.

Seite 119 The health benefits of exercise (Teil 1 und 2): A round table. *The Physician and Sportsmedicine* 1987; 15(10):115-32 und 15(11):121-31.

Seite 119 E. Olsen: Exercise, more or less. *Hippocrates*, Januar/Februar 1988; 2(1):65-72.

Seite 119 Injuries. J.M. Rippe: 29 tips for staying with it. *American Health*, Juni 1988; 43-46.

Seite 120 J.S. Raglin und W.P. Morgan: Influence of exercise and quiet rest on state anxiety and blood pressure. *Medicine and Science in Sports and Exercise* 1987; 19:456-63.

Seite 120 J.E. Vena, S. Graham, M. Zielezny, u.a.: Lifetime occupational exercise and colon cancer. *American Journal of Epidemiology* 1985; 122:357-65.

Seite 120 Empirische Untersuchung, in welchem Ausmaß Spazierengehen das Energieniveau und den Optimismus hebt. *Psychology Today* 1988; 22(8):12-13. R.E. Thayer: Energy, tiredness, and tension effects of a sugar snack versus moderate exercise. *Journal of Personality and Social Psychology* 1987; 52(1):119-25.

Seite 120 Zur Euphorie des Langstreckenläufers siehe P. Perry: Are we having fun yet? *American Health*, März 1987; 6(2):59-63.

Seite 120 D. Hales und R.E. Hales: Using the body to mend the mind. *American Health*, Juni 1985; 27-31.

Seite 120 T. Monahan: Exercise and Depression F: Swapping sweat for serenity? *The Physician and Sportsmedicine* 1986; 14:192-97.

Seite 120 W.P. Morgan und P.J. O'Connor: Exercise and mental health, in R.K. Dishman (Hrsg.): *Exercise Adherence*. Champaign, IL: Human Kinetics Publishers, 1987. W. P. Morgan und S.E. Goldston (Hrsg.): *Exercise and Mental Health*. Washington, DC: Hemisphere Publishing Co., 1987.

Seite 120 Zum Vergleich der Auswirkungen von Psychotherapie und Sport auf Depression: J.H. Greist, R.R. Eischens, u.a.: Running out of depression. *The Physician and Sportsmedicine* 1978; 6(12):49-56.

Seite 121 D.L. Roth und D.S. Holmes: Influence of aerobic exercise training and relaxation training on physical and psychological health following stressful life events. *Psychosomatic Medicine* 1987; 49:355-65.

Seite 121 W.E. Sime: Psychological benefits of exercise. *Advances* 1984; 1:15-29.

Seite 121 T. Stephens: Physical activity and mental health in the United States and Canada: Evidence from four population surveys. *Preventive Medicine* 1988; 15:35-47.

Seite 121 L.A. Tucker, G.E. Cole und G.M. Friedman: Physical fitness: A buffer against stress. *Perceptual and Motor Skills* 1986;63:955-61.
Seite 121 D.M.W. de Veale: Exercise and mental health. *Acta Psychiatrica Scandinavia* 1987; 76:113-20.
Seite 125 J.M. Rippe, A. Ward, J.P. Porcari und P.S. Freedson: Walking for health and fitness. *Journal of the American Medical Association* 1988; 259(18):2720-24.
Seite 125 H. Higdon: 12 minutes does it. *American Health*, Juni 1988; 41-46.

8. Ruhe

Seite 126 F.J. Heide und T.D. Borkovec: Relaxation-induced anxiety: Paradoxical anxiety anhancement due to relaxation training. *Journal of Counseling and Clinical Psychology* 1983; 51(2):171-82. F.J. Heide und T.D. Borkovec: Relaxation-induced anxiety: Mechanisms and theoretical implications. *Behavior Research Therapy* 1984; 22(1):1-12.
Seite 126 D. Goleman: What's your stress style? *American Health*, April 1986; 41-45.
Seite 127 R.J. Davidson und G.E. Schwartz: Matching relaxation therapies to types of anxiety: A patterning approach. In J. White und F. Fadiman (Hrsg.): *Relax*. New York, Dell, 1976.
Seite 127 J.S. Raglin und W.P. Morgan: Influence of exercise and quiet rest on state anciety and blood pressure. *Medicine and Science in Sports and Exercise* 1987; 19(5):456-63.
Seite 127 K. Harby: Troubles float away. *Psychology Today* 1988; 22(2):20. P. Suedfeld und J.L. Kristeller: Stimulus reduction as a technique in health psychology. *Health Psychology* 1982; 1(4):337-57. P. Suedfeld the benefits of boredom: Sensory deprivation reconsidered. *American Scientist* 1975; 63:60-69. J.W. Turner und T.H. Fine (Hrsg.): *Proceedings of the Second International Conference on Restricted Environmental Stimulation Techniques* (REST). Toledo, Iris, 1987.

Mögliche Entspannungsmethoden

- *Tiefe Entspannung der Muskeln*: Bei der »progressiven Entspannung« spannen und lockern Sie abwechselnd verschiedene Muskeln im ganzen Körper, bis Sie den Unterschied zwischen Spannung und Entspannung deutlich spüren. Beginnen Sie damit, die Muskeln Ihrer rechten Hand und Ihres Vorderarms einige Sekunden lang anzuspannen. Drücken Sie die Hand fest zusammen, so daß es fast wehtut. Dann lassen Sie plötzlich los. Achten Sie auf das wohlige Gefühl der Entspannung, das sich einstellt. Spannen und entspannen Sie nun nacheinander Ihren ganzen Körper: linke Hand, Oberarme, Stirn, Augen und Nase, Wangen und Mund, Nacken und Hals, Brust, Rücken, Bauch, Oberschenkel, Waden, Füße.
- *Autogenes Training*: Wiederholen Sie bestimmte positive Aussagen, während Sie Ihren Körper mit wohlwollender, »passiver« Aufmerksamkeit beobachten.

Wenn Sie nacheinander die jeweiligen Körperteile entspannen, sagen Sie einige Male leise vor sich hin: 1. »Mein Arm (Bein usw.) fühlt sich schwer an.« 2. »Ich spüre, wie mein Arm (Bein usw.) warm wird.« 3. »Mein Herz schlägt ruhig und regelmäßig.« 4. »Mein Atem geht entspannt und mühelos.« 5. »Mein Bauch ist warm.« 6. »Meine Stirn ist kühl.«

- *Atemübungen*: Machen Sie tiefe, langsame Atemzüge. Fühlen Sie dabei, wie Ihr Bauch mit jedem Atemzug an- und abschwillt. Atmen Sie langsamer aus als ein.
- *Meditation*: Zwar waren Meditationsübungen ursprünglich nicht als Entspannungstechniken gedacht, doch ist Entspannung eine willkommene Nebenwirkung. Meditation bedeutet, daß man sich vollständig auf ein Wort, einen Ton, ein Bild konzentriert. Herbert Benson führte die »Entspannungsreaktion« ein, die aus folgenden Schritten besteht: 1. Setzen Sie sich in ruhiger Umgebung bequem hin. 2. Schließen Sie die Augen. 3. Entspannen Sie tief Ihre Muskeln, beginnend mit den Füßen und fortschreitend bis zum Gesicht. Lassen Sie sie entspannt. 4. Atmen Sie durch die Nase, und zwar bewußt. Wenn Sie ausatmen, sprechen Sie leise das Wort »eins« aus. Also: Einatmen ... Ausatmen mit »eins«. Ein ... aus mit »eins«. 5. Tun Sie das 20 Minuten lang. Sie können Ihre Augen öffnen, um nach der Zeit zu sehen, aber verwenden Sie keinen Wecker. Wenn Sie aufhören, bleiben Sie noch ein paar Minuten sitzen, zuerst mit geschlossenen, dann mit offenen Augen. 6. Treten ablenkende Gedanken auf, ignorieren Sie sie und sagen weiterhin »eins« beim Ausatmen. Falls das Wort »eins« Ihnen nicht gefällt, können Sie ruhig ein anderes nehmen.
- *Imagination*: Bilden Sie sich nach ein paar tiefen Atemzügen ein, Sie befänden sich an einem ruhigen Ort, den Sie besonders lieben – einem Strand, einem Bergbach, einer Wiese. Lassen Sie nun Ihrer Phantasie und allen Sinnen freien Lauf. Was hören, sehen, riechen, schmecken, spüren Sie? Sie können auch mit anderen Bildern experimentieren. Stellen Sie sich zum Beispiel vor, daß Ihr Körper von einem warmen goldenen Licht durchströmt wird.

Seite 128 M. Csikszentmihalyi: *Beyond Boredom and Anxiety*. San Francisco, Jossey-Bass, 1975.

Seite 129 J. Zulley und S.S. Campbell: Napping behavior during »spontaneous internal desynchronization«: Sleep remains in sychrony with body temperature. *Human Neurobiology* 1985; 4:123-26. S.R. Daiss, A.D. Bertelson und L.T. Benjamin: Napping versus resting: Effects on performance and mood. *Psychophysiology*, Januar 1986; 23(1):82-88. M. Lumley, T. Roehrs, F. Zorick, J. Lamphere und T. Roth: The alerting effects of naps in sleep-deprived subjects. *Psychophysiology* 1986; 23(4):403-408. B. Carey: In praise of napping. *Hippocrates*, März/April 1988; 49.

Seite 130 D. Trichopoulos, A. Tzonou, C. Christopoulos, S. Havatzoglou und A. Trichopoulou: Does a siesta protect from coronary heart disease? *Lancet*, August 1987; 2:269-70.

Seite 130 D.L. Wingard und L.F. Berkman: Mortality risk associated with sleeping patterns among adults. *Sleep* 1983; 6(2):102-107. D.F. Kripke, R.N. Simons, L. Garfinkel und E.C. Hammond: Short and long sleep and sleeping pills: Is increased mortality associated? *Archives of General Psychiatry*, Januar 1979; 36:103-16.

Seite 131 J.M. Krüger und M.L. Karnovsky: Sleep and the immune response. *Annals of the New York Academy of Science* 1987; 496:510-16. H. Moldofsky, F.A. Lue, J. Eisen, E. Keystone und R.M. Gorczynski: The relationship of interleukin-1 and immune functions to sleep in humans. *Psychosomatic Medicine* 1986; 48(5):309-18.

Seite 131 J. Horne: *Why We Sleep*. New York, Oxford University Press, 1988.

Seite 131 I. Oswald: Sleep as a restorative process: human clues. *Progress in Brain Research* 1980; 53:279-88.

Seite 131 Der größte Vorteil eines guten Ausgeruhtseins für die Gesundheit besteht vielleicht darin, daß dann weniger Unfälle passieren. An mehr als 20 % der Autounfälle sind müde Fahrer beteiligt. Ein Ausschuß von Wissenschaftlern der Association of Professional Sleep Societies schlug kürzlich Alarm, weil so viele Katastrophen durch menschliches Versagen in den frühen Morgenstunden passieren.

»Der schwerste Unfall in einem amerikanischen Atomreaktor der privaten Wirtschaft ereignete sich am 28. März 1979 um vier Uhr morgens in Block 2 des Three-Mile-Island-Reaktors in Pennsylvania. Zwischen 4 und 6 Uhr morgens übersahen Schichtarbeiter, daß für den Reaktorkern bestimmtes Kühlwasser wegen eines klemmenden Ventils austrat. Obwohl ein technischer Fehler den Unfall auslöste, waren in der Hauptsache dieses menschliche Versagen und die Verzögerungen bei der Korrektur des Fehler schuld daran, daß der Reaktor dann am Vormittag fast ganz schmolz ... Am alarmierendsten ist vielleicht die Tatsache, daß auch der Unfall am Atomreaktor in Tschernobyl nach offiziellen Angaben um 1,23 morgens eintrat, ebenfalls infolge menschlichen Versagens.

... Der neueste Bericht der vom Präsidenten eingesetzten Kommission zur Untersuchung des Unfalls der Raumfähre ›Challenger‹ macht besonders auf den Anteil aufmerksam, den durch Schlafmangel und Schichtarbeit in den frühen Morgenstunden bedingtes menschliches Versagen und Fehlurteil dabei hatten. Der Bericht geht vor allem auf den Schlafmangel bei leitenden Angestellten im Marshall-Raumflugzentrum vor der abendlichen Telekonferenz mit Morton-Thiokol am 27. Januar 1986 ein und stellt fest, daß die ›Entscheidung für den Start von technischen Überlegungen hätte abhängig gemacht werden müssen. Statt dessen haben andere Faktoren mit großer Wahrscheinlichkeit einen effektiven Informationsaustausch behindert oder gar verhindert.‹ Unregelmäßige Arbeitszeiten und ungenügender Schlaf der leitenden Angestellten ›könnten die Atmosphäre der Telekonferenz in Marshall entscheidend beinflußt haben‹. Manche Entscheidungsbefugte der höchsten Ränge hatten die Nacht zuvor kaum zwei Stunden geschlafen und waren an diesem Morgen seit 1 Uhr früh im Dienst. Der Bericht stellte fest, daß ›Zeitdruck, insbesondere durch dauernde Wartungsarbeiten und Aufschübe des Starts verursacht, Schlafmangel und Fehlurteile begünstigte‹.«

M.M. Mitler, M.A. Carskadon, C.A. Czeisler, W.C. Dement, D.F. Dinges und

R.C. Graeber: Catastrophes, sleep, and public policy: Consensus report. *Sleep* 1988; 11(1):100-109.
Seite 132 D. Hales: *How to Sleep Like a Baby*. New York, Ballantine, 1987. D. Hales: *The Complete Book of Sleep*. M.A. Reading: Addison-Wesley, 1981. T.J. Coates und C.E. Thoresen: *How to Sleep Better*. Englewood Cliff, NJ, Prentice-Hall, 1977.
Seite 132 D.L. Roth und D.S. Holmes: Influence of aerobic exercise training and relaxation training on physical and psychological health following stressful life events. *Psychosomatic Medicine* 1987; 49:355-65.

9. ... und das Streben nach Glück

Seite 136 Das Zitat von Eda LeShan stammt aus Dennis Wholeys *Happiness* (New York, Ballantine Books, 1988).
Seite 140 Bei der Einstufung von Glück und Zufriedenheit verwenden die Forscher verschiedene Meßskalen. Manche haben vier Stufen, manche fünf, sieben, neun oder elf. Der Übersichtlichkeit halber haben wir hier alle Ergebnisse in diese Standardskala mit neun Stufen integriert, so daß nicht miteinbezogene Untersuchungen doch leicht verglichen werden können. Daraus mögen sich kleinere Ungenauigkeiten ergeben, doch diese Standardisierung bringt auch größere Klarheit in hier nicht berücksichtigte Studien.
Seite 141 Vergleichsprozesse beziehen sich von Bewertungen einfachster Empfindungen (z. B. von Schwere und Hitze) bis zum sozialen Status. Empfindungen kommen immer durch Vergleiche zustande: Sie sind lauter und leiser, heller und dunkler, wärmer und kälter, grüner und röter als andere Reize.
Auch Anpassung ist ein gängiger Weg, auf dem sich das Bewußtsein die Welt stabilisiert. Schätzen Sie das Gewicht von Gegenständen zwischen 50 und 150g. Ein einpfündiger Gegenstand wird Ihnen danach »schwer« erscheinen, während er Ihnen »leicht« vorkommt, wenn Sie vorher mit drei- bis sechspfündigen Objekten experimentiert haben.
Wir urteilen also nach einem Maßstab, der von Erfahrungen der Vergangenheit abhängig ist. Daher können dieselben Umstände Lust oder Unlust bringen, je nach dem vorherigen »Anpassungsniveau«. Wir gewöhnen uns an Lärm und Luftverschmutzung, ohne es zu merken, weil sich im Vergleich zu unseren Standards die Dinge kaum ändern. Aber Sie fahren im Sommer nach New York und sagen: »Die Luft ist so feucht!« Und erhalten zur Antwort: »Na, da hätten Sie erst einmal gestern dasein müssen!«
Seite 141 Siehe auch L. Festinger: A theory of social comparison processes. *Human Relations* 1954; 7:117-40.
Seite 142 Die Untersuchung an Lotteriegewinnern führte P. Brickman durch: Adaptation level determinants of satisfaction with equal and unequal outcome distributions in skill and chance situations. *Journal of Personality and Social Psychology* 1975; 32:191-98.
Seite 144 Allgemeines über die Psychologie des Glücks findet sich in M. Argyle und M. Henderson: *The Anatomy of Relationships*. New York, Penguin Books, 1985; und M. Argyle: *The Psychology of Happiness*. London, Methuen, 1987.

Seite 144 Der Abschnitt über Geld und Glück beruht auf Ausführungen in *The Psychology of Happiness* von M. Argyle.

Seite 146 Milan Kundera nimmt in seinem Buch »Die unerträgliche Leichtigkeit des Seins« die Position ein, gegen die wir uns hier wenden, obwohl wir sonst in vieler anderer Hinsicht begeisterte Leser seiner Romane sind.

Seite 149 Das Zitat stammt wieder aus Dennis Wholeys *Happiness* (New York, Ballantine Books, 1988).

Seite 149 Von Ed Diener und Mitarbeitern stammt die Erklärung, warum Glück eher von den vielen kleinen schönen Augenblicken als von den großen Ereignissen abhängt. R.J. Larsen, E. Diener und R.S. Cropanzano: Cognitive operations associated with individual differences in affect intensity. *Journal of Personality and Social Psychology*, Oktober 1987; 53(4):767-74.

Seite 151 Das Experiment mit den Banknoten wird dargestellt in A.M Isen: Affect, cognition, and social behavior. In R.S. Wyer und T.K. Srull (Hrsg.): *Handbook of Social Cognition*, Band 3. N.J. Hillsdale: Erlbaum and Company; 1984; 179-236. In diesem Zusammenhang gewinnt der Wunsch: »Einen schönen Tag noch« eine neue Bedeutung. Lächeln setzt die Mechanik einer externen Rückkoppelung in Gang – der andere lächelt vielleicht zurück, und beide sind tagsüber zufriedener. Aber Lächeln kann auch eine interne Rückkoppelung aktivieren, indem es weitere angenehme Gefühle auslöst. Darum haben kleine Ereignisse wie Streicheln des Hundes, Werkeln im Garten, eine uns selbst erzählte angenehme Story oder ein lustiger Film vielleicht viel tiefer gehende Wirkungen, als wir ahnen.

Seite 153 Die Arbeiten der deutschen Psychologen Strack und Schwartz haben einen bedeutenden Beitrag zur Psychologie des Glücks geliefert. F. Strack, L.L. Martin und S. Stepper: Inhibiting and facilitating conditions of the human smile: A nonobtrusive test of the facial feedback hypothesis. *Journal of Personality and Social Psychology*, Mai 1988; 54(5):768-77. D. Kommer, N. Schwarz, F. Strack und G. Bechtel: [Mood and social information processing in depressive disorders]. Z *Klinical Psychology, Psychopathology, and Psychotherapie* 1986; 34(2):127-39.

Bei diesem Experiment wurden die Versuchspersonen aufgefordert, an vergangene Ereignisse zu denken: positive und angenehme, negative und unangenehme. Sie markierten dann auf einer Skala von 1 bis 11, wie zufrieden und glücklich sie sich dabei fühlten. Ein positives vergangenes Ereignis bewirkte, daß sie sich auf durchschnittlich 6,23 einstuften, ein negatives dagegen auf 7,23!

Seite 155 Eine andere deutsche Erhebung bestätigte diese Ergebnisse. Bei dieser Studie versetzte man Leute in gute Stimmung, indem man sie bat, an angenehme oder aufregende Erlebnisse zu denken. Die Forscher testeten dann die Auswirkungen des Wetters, des Zimmers, in dem sich die Versuchspersonen aufhielten, oder des Spiels des bevorzugten Sportclubs auf die Stimmung. Die Ergebnisse zeigten wieder, daß schlechtes Wetter einen sehr negativen, ein schöner Raum einen sehr positiven Einfluß hatten, während ein häßliches Zimmer die Stimmung drückte. Das Abschneiden des Sportclubs hatte erstaunlich starke Wirkungen.

10. Gegenmittel Optimismus

Seite 158 Einen ausgezeichneten Überblick über die Bedeutung der Illusion und die Beziehung zwischen Depression und Wahrnehmung der Wirklichkeit geben S.E. Taylor und J.D. Brown: Illusion and well-being: A social psychological perspective on mental health. *Psychological Bulletin* 1988; 103(2):193-210.

Seite 162 Zum Forschungsstand im Hinblick auf Vor- und Nachteile von Illusionen und Verweigerungshaltung siehe S. Bresnitz (Hrsg.): *The Denial of Stress.* New York: International Universities Press, 1983; und D. Goleman: Denial and hope. *American Health*, Dezember 1984; 3:54-61.

Seite 162 Der Psychologe Richard Lazarus schreibt über die Notwendigkeit von Illusionen für unseren seelischen Haushalt:

> »Was uns das Leben bringt, hängt zum Teil von Illusionen und ungeprüften Überzeugungen ab. Zum Beispiel haben wir die kollektive Illusion, daß unsere Gesellschaft moralisch einwandfrei und gerecht ist, was natürlich keineswegs immer der Fall ist. Dann sind da die zahllosen privaten Vorurteile, die die Menschen über sich selbst und ihre Welt haben – zum Beispiel daß wir besser sind als der Durchschnitt oder immer zum Scheitern verurteilt sind, daß das Schicksal es gut mit uns meint oder uns feindlich gesinnt ist. Viele solcher Überzeugungen gehen von den Eltern auf die Kinder über und werden niemals hinterfragt. Die Menschen halten starr an solchen Vorstellungen fest, obwohl sie keine oder kaum eine reale Grundlage in der Wirklichkeit besitzen. ›Was dem einen sin Uhl, ist dem andern sin Nachtigall.‹ Im Endeffekt orientieren wir uns also zum Teil an Illusionen und Selbsttäuschungen, die unserem Leben Sinn und Inhalt geben.«

R. Lazarus: Positive denial: The case for not facing reality. *Psychology Today*, November 1979; 44-60.

Seite 163 Eine hervorragende Arbeit über die biologische Notwendigkeit der Verweigerung ist D. Goleman: *Lebenslügen*, Heyne, 1993.

Seite 163 Verweigerung kann Probleme für Asthmatiker mit sich bringen, die es dann versäumen, bei den ersten Symptomen Vorkehrungen gegen schwere Asthmaanfälle zu treffen. H. Staudenmayer, R.A. Kinsman, J.F. Dirks, S.L. Spector und C. Wangaard: Medical outcome in asthmatic patients: Effects of airways hyperreactivity and symptom-focused anxiety. *Psychosomatic Medicine* 1979; 41:109-18.

Seite 163 F. Cohen und R.S. Lazarus: Active coping processes, coping dispositions, and recovery from surgery. *Psychosomatic Medicine* 1973; 35:375-89.

Seite 164 T.P. Hackett, N.H. Cassem und H.A. Wishnie: The coronary care unit: An appraisal of its psychological hazards. *New England Journal of Medicine* 1968; 279:1365-70. T.P. Hackett und N.H. Cassem: Psychological management of the myocardial infarction patient. *Journal of Human Stress* 1975; 1:25-38. J. Levine, S. Warrenberg, R. Kerns, G. Schwartz, R. Delaney, A. Fontana, A. Gradman, S. Smith, S. Allen und T. Cadcione : The role of denial in recovery from coronary heart disease. *Psychosomatic Medicine* 1987; 49:109-17.

Seite 165 Zum Thema »Hoffnung« in therapeutischen Beziehungen siehe J.G. Bruhn: Therapeutic value of hope. *Southern Medical Journal* 1984; 77:215-19.

Seite 165 M. Mills, M. Mimbs, E.E. Jayne und R.R. Reeves: Prediction of results in open heart surgery. *Journal of Religion and Health* 1975; 14(3):159-64. R.C. Mason, G. Clark, R.B. Reeves und B. Wagner: Acceptance and healing. *Journal of Religion and Health* 1969; 8:123-30.

Seite 165 A. Schmale und H. Iker: The affect of hopelessness and the development of cancer: I. Identification of uterin cervical cancer in women with atypical cytology. *Psychosomatic Medicine* 1966; 28:714-21. A. Schmale und H. Iker: Hopelessness as a predictor of cervical cancer. *Social Science and Medicine* 1971; 5:95-100. K. Goodkin, M.H. Antoni und P.H. Blaney: Stress and hopelessness in the promotion of cervical intraepithelial neoplasia to invasive squamous cell carcinoma of the cervix. *Journal of Psychosomatic Research* 1986; 30(1):67-76.

Seite 165 Unsere Ausdrücke lassen Rückschlüsse auf den Grad unserer Hoffnung und damit auf unsere Krebsgefährdung zu. Forscher analysierten Interviews mit Frauen, bevor ihnen die Ergebnisse der Gebärmutterhalskrebsuntersuchungen, die mit diesen Frauen durchgeführt wurden, bekannt waren. Sie achteten auf besondere Schlüsselwörter wie »dunkel«, »ekelhaft«, »Schwierigkeit«, »Konflikt«, »Krebs« und »Spannung«, die auf Hoffnungslosigkeit schließen lassen. Andere Ausdrücke wie »Verlangen«, »Sehnsucht«, »Erwartung«, »Begehren«, »Wunsch« und »Wollen« ließen eine hoffnungsvollere Einstellung erkennen. Die Frauen mit weniger Hoffnung hatten wieder mit größerer Wahrscheinlichkeit Gebärmutterhalskrebs. Zu Einzelheiten und zur Signalwirkung solcher Wörter siehe D. Spence : The paradox of denial. In S. Bresnitz (Hrsg.): *The Denial of Stress.* New York, International Universities Press, 1983.

Seite 166 J. Rodin: Aging and health; Effects of sense of control. *Science* 1986; 233:1271-76.

Seite 166 Ein wachsendes Gefühl, Herr der Lage zu sein, kann gesundheitlich zu Buch schlagen. In einem etwas riskanten Experiment gab man den Bewohnern eines Altenheimes mehr Spielraum, ihre Lebensumstände selbst zu bestimmen. Z.B. durften sie ihren Speiseplan selbst festlegen, die Stunden angeben, wann man sie anrufen konnte, oder sich wünschen, wie ihre Möbel standen. Man bat sie außerdem, sich eine Zimmerpflanze auszusuchen und sie zu pflegen. Das sind scheinbar geringfügige Änderungen, aber die gesteigerte Verantwortung und der größere Aktionsradius machten die Alten glücklicher, tätiger, munterer, und, was das auffälligste ist, senkten im Lauf von 18 Monaten die Sterblichkeitsrate verglichen mit Bewohnern, die weniger Bewegungsspielraum hatten, um 50 %. E.J. Langer und J. Rodin: The effects of choice and enhanced personal responsibility for the aged: A field experiment in an institutional setting. *Journal of Personality and Social Psychology* 1976; 34:191-98; und J. Rodin und E.J. Langer: Long-term effects of a control-relevant intervention with the institutionalized aged. *Journal of Personality and Social Psychology* 1977; 35:897-902.

Seite 166 G.S. Stern, T.R. McCants und P.W. Pettine: Stress and illness: Controllable and uncontrollable life events' relative contributions. *Personality and Social Psychology Bulletin* 1982; 8(1):140-45.

Seite 166 J.W. Pennebaker, M.A. Burnam, M.A. Schaeffer und D.C. Harper: Lack of control as a determinant of perceived physical symptoms. *Journals of Personality and Social Psychology* 1977; 35:167-74.
Seite 166 M. L. Laudenslager, S.M Ryan, R.C. Drugan, R.L. Hyson und S.F. Maier: Coping and immunosuppression: Inescapable but not escapable shock suppresses lymphocyte proliferation. *Science* 1983;221:568-70. Ihr Review-Artikel: S.F. Maier und M. Laudenslager: Stress and health: Exploring the links. *Psychology Today*, August 1985; 44-49.
Seite 166 H.L. Bennett, E.R. Benson und D.A. Kuiken: Preoperative instruction for decreased bleeding during spine surgery. *Anesthesiology* 1986; 65(3A):A245.
Seite 167 K. Gravelle: Can a feeling of capability reduce arthritis pain? *Advances* 1985; 2:8-13. K. Lorig, J. Laurin und H. Holman: Arthritis self-management: A study of the effectiveness of patient education for the elderly. *The Gerontologist* 1984; 24:455-57. S. Lenker, K. Lorig und D. Gallagher: Reasons for the lack of association between changes in health behavior and improved health status: An exploratory study. *Patient Education and Counseling* 1984; 6:69-72.
Seite 168 Zur von Albert Bandura entwickelten »Theorie des Selbstvertrauens« siehe A. Bandura: Self-efficacy mechanism in human agency. *American Psychologist* 1982; 37;122-47. Zum Zusammenhang zwischen Selbstvertrauen, Rückfall von Rauchern, Umgang mit Schmerzen, Nahrungsaufnahme und Gewicht, Rekonvaleszenz bei Herzinfarkten und Ausdauer bei Präventivprogrammen siehe A. O'Leary: Self-efficacy and health. *Behavioral Research and Therapy* 1985; 23:437-51.
Eine Untersuchung wies nach, daß die Überzeugung von Menschen, zu bestimmten Dingen imstande zu sein, physiologische Auswirkungen hatte. Bei 12 Frauen mit Spinnenphobie wurde die Sekretion von Catecholamin, einer chemischen Substanz, mit der der Mensch auf Streß reagiert, gemessen. Und die Menge des sekretierten Catecholamins verglich man damit, wie gut oder schlecht sich die Frauen zutrauten, mit einer Spinne fertig zu werden (eine Spinne zu betrachten, die Hand in eine Schüssel mit einer Spinne zu stecken und sich eine Spinne über die Hand krabbeln zu lassen).
Je höher das Selbstvertrauen war, das gefährliche Abenteuer zu bestehen, desto geringer waren die Aufregung und die chemische Sekretion. Auch wenn das Selbstvertrauen bei jeder einzelnen Aufgabe, die die phobischen Reaktionen auslöste, stieg, sank die Sekretion. So schlägt sich der Glaube an die eigenen Fähigkeiten in positiven physiologischen Reaktionen nieder. A. Bandura, C.B. Taylor, S.L. Williams, I.N. Mefford und J.D. Barchas: Catecholamine secretion as a function of perceived self-efficacy. *Journal of Consulting and Clinical Psychology* 1985; 53:406-14.
Seite 169 Die Ergebnisse der Manitoba Longitudinal Study on Aging sind veröffentlicht in J.M Mossey und E. Shapiro: Self-rated health: A predictor of mortality among the elderly. *American Journal of Public Health* 1982; 72:800-807. Eine andere Studie mit 7000 Erwachsenen im Alameda County, Kalifornien, bestätigte, wie wichtig die Einstellung des Menschen zu seiner Gesundheit

ist. Männer, die ihren Gesundheitszustand als schlecht einschätzten, starben mit 2,3 mal so großer Wahrscheinlichkeit wie jene, die sich für kerngesund hielten. Bei Frauen war der Unterschied fünfmal so hoch. Der Einfluß der subjektiven Einschätzung der Gesundheit wirkt sich auch auf gesundheitlich relevantes Verhalten (Rauchen, Trinken und Sport), soziale Beziehungen (Ehe und Freundschaften) und die seelische Verfassung aus (Glück und Depression). G.A. Kaplan und T. Camacho: Perceived health and mortality: A nine-year follow-up of the Human Population Laboratory cohort. *American Journal of Epidemiology* 1983; 117:292-304.

Seite 171 M.F. Scheier und C.S. Carver: Optimism, coping, and health: Assessment and implications of generalized outcome expectancies. *Health Psychology* 1985; 4(3):219-47. M.F. Scheier und C.S. Carver: Dispositional optimism and physical well-being: the influence of generalized outcome expectancies on health. *Journal of Personality*, Juni 1987; 55(2):169-210. M.F. Scheier, J.K. Weintraub und C.S Carver: Coping with stress: Divergent strategies of optimists and pessimists. *Journal of Personality and Social Psychology*, Dezember 1986; 51(6):1257-64. S. Strack, C.S. Carver und P.H. Blaney: Prediction successful completion of an aftercare programm following treatment for alcoholism: The role of dispositional optimism. *Journal of Personality and Social Psychology*, September 1987; 53(3):579:84.

Seite 172 Die Frage, warum (und wodurch) Menschen in Streßsituationen doch gesund bleiben, erörtert A. Antonovsky: *Unraveling the Mystery of Health.* San Francisco, Jossey-Bass, 1987.

Seite 173 Aus welchem Holz »tüchtige« Männer geschnitzt sind, zeigt Ihnen der folgende Text:

»Ein schmaler, drahtiger Mann Mitte fünfzig, erweckte L. Chuck den Eindruck, er fühle sich erst wohl, wenn er sich mit Problemen herumschlagen konnte. In seiner Firma ist er auf Kundenbetreuung spezialisiert, obwohl er eine Ausbildung als Ingenieur hat. Mit leuchtenden Augen beschreibt er die diffizilen Schritte, wenn er die Kunden nach ihren Wünschen und Beschwerden ausforscht, den Kundendienst der Firma mit allen Rechten und Pflichten organisiert, im Konfliktfall allen Parteien gerechtwerdende, faire Lösungen ausarbeitet und den Kontrahenten die Zustimmung dazu abringt. Seiner Meinung nach wird die Kundenbetreuung dadurch sehr erschwert, daß die Firma im Augenblick rationalisiert und umorganisiert. Auf die mitfühlende Frage, ob seine Aufgabe dadurch nicht überhaupt unlösbar wird, gibt er zu, daß es anstrengender geworden ist, meint aber, die Arbeit sei jetzt erst richtig interessant und reizvoll. Und er geht davon aus, daß seine Rolle im Zuge der Reorganisation sogar noch an Bedeutung zunimmt. In diesem Sinne hat er bereits Pläne entworfen, wie man die Kundenbetreuung noch umfassender gestalten könnte.

Aber bei allem intellektuellen Einsatz und Engagement am Beruf vernachlässigt Chuck die Familie nicht im geringsten. Er hatte schon als Student geheiratet, das Paar hat zwei erwachsene Kinder. Seine Frau studiert wieder und möchte einen Abschluß machen, da sie seinerzeit das Studium abbrechen

mußte. Obwohl ihre Abwesenheit von zu Hause etwas unbequem für Chuck ist, hatte er sie natürlich zu diesem Schritt ermuntert. Er steckt immer voller Pläne, wie er das Familienleben intensivieren könnte. Sollte er einmal zu viel Zeit für sich haben, möchte er sich ehrenamtlichen Aufgaben widmen.
Ereignisreiche Jahre liegen hinter ihm und seiner Familie. Das Söhnchen seiner Tochter starb mit zwei Jahren. Dann trennte sich ihr Mann von ihr, und sie kam für ein Jahr wieder nach Hause. Das war eine schwere Zeit, nicht nur für sie selbst, sondern auch für Chuck und seine Frau, denen der Schmerz der Tochter, die glaubte, versagt zu haben, sehr zu Herzen ging. Chuck beschreibt die langen Gespräche mit ihr. Er erwähnt dabei zwar, daß sie manchmal zusammen weinten, läßt aber auch keinen Zweifel daran, daß er stets nach einem Weg, einer Formel suchte, das gemeinsame Leid zu mindern. Er redete seiner Tochter gut zu, die Scherben ihres Lebens fortzuräumen, aus der Vergangenheit zu lernen und neu zu beginnen. Seiner Frau versuchte er klarzumachen, daß sie an den Ereignissen kaum eine Schuld trug und daß deswegen die Welt noch lange nicht unterginge. Genauso pflegte er mit sich selbst zu sprechen. Nach seiner Auffassung schweißte diese schwierige Zeit die drei noch enger zusammen.«

S.R. Maddi und S.C. Kobasa: *The Hardy Executive: Health Under Stress.* Homewood, Illinois, Dow Jones-Irwin, 1984. S.C. Kobasa: Stressful life events, personality and health: an inquiry into hardiness. *Journal of Personality and Social Psychology* 1979; 37:1-11. S.C. Kobasa, S. Maddi und S. Kahn: Hardiness and health: A prospective study. *Journal of Personality and Social Psychology* 1982; 42:168-77. S.C. Kobasa und M.S. Puccetti: Personality and social resources in stress-resistance. *Journal of Personality and Social Psychology* 1983; 45:839-50.

Manche Menschen gebrauchen ihren Verstand, um ihr Denken zu ändern und dadurch auch die Immunität zu verbessern. In einer Untersuchung zeigte sich, daß tüchtige Männer, die niemals krank wurden, stark an sich selbst, an ihrer Arbeit, Familie und anderen wichtigen Dingen *interessiert* waren, das Gefühl hatten, ihr Leben *meistern* zu können und Änderungen eher als *Herausforderung* denn als Bedrohung auffaßten! Dieser Komplex positiver Überzeugungen wird dort als »Tüchtigkeit« bezeichnet.

Maddi und Kabasa bauten nun »Ertüchtigungsgruppen« auf, in denen Interesse an den Dingen und die Fähigkeit, das Leben zu meistern und sich Herausforderungen zu stellen, gefördert wird. Die Mitglieder der Gruppe lernen, in Krisensituationen auf Körper, Gefühle und Gedanken zu achten. Sie stellen sich Fragen der Art: »Was hält mich davon ab, mich heute enorm zu fühlen?« Das fördert Optimismus.

Die Leute werden außerdem aufgefordert, an eine Krisensituation der letzten Zeit zu denken. Sie sollen sich dann drei Möglichkeiten vorstellen, wie es noch schlechter, und drei Möglichkeiten, wie es besser hätte gehen können. Überdies werden ihnen Ideen vermittelt, wie zu verfahren ist, wenn sie mit einem Ereignis konfrontiert werden, das nicht vermieden oder beeinflußt werden kann, sagen wir dem Tod des Ehepartners oder einer schweren Krankheit. Sie versetzen sich in einem solchen Fall in einen anderen Bereich ihres Lebens, wo sie eine neue

Aufgabe lösen und dadurch ihr Gefühl, stark und kompetent zu sein, wieder aufbauen können. Sie lernen z.B. eine neue Fertigkeit, etwa Schwimmen, oder halten selbst Kurse.
Das scheint zu funktionieren. Acht stark angespannte, unter hohem Blutdruck leidende Manager nahmen achtmal an einer wöchentlichen Gruppensitzung teil. Am Ende hatten sie ihr Selbstvertrauen wiedergewonnen, zeigten weniger Symptome seelischer Anspannung, und ihr Blutdruck war niedriger im Vergleich zu einer Kontrollgruppe. Es ist also möglich, optimistische Einstellung zu erlernen.
Seite 174 Eine populäre Darstellung des Zusammenhangs zwischen Optimismus und Gesundheit geben N. Silver: Do optimists live longer? *American Health*, November 1986; 50-53; und R.J. Trotter: Stop blaming yourself. *Psychology Today*, Februar 1987; 21(2):31-39. Zu den Forschungen selbst siehe M.E. Seligman, C. Castellon, J. Cacciola, P. Schulman, u.a.: Explanatory style change during cognitive therapy for unipolar depression. *Journal of Abnormal Psychology*, Februar 1988; 97(1).13-8. C. Peterson und M.E. Seligman: Explanatory style and illness: *Journal of Personality*, Juni 1987; 55(2):237-65. S. Nolen-Hoeksema, J.S. Girgus und M.E. Seligman: Learned helplessness in children: a longitudinal study of depression, achievement, and explanatory style. *Journal of Personality and Social Psychology*, März 1984; 46(3):681-87. C. Peterson, B.A. Bettes und M.E. Seligman: Depressive symptoms and unprompted causal attributions: Content analysis. *Behavior Research and Therapy* 1985; 23(4):379-82. C.S. Raps, C. Peterson, K.E. Reinhard, L.Y. Abramson und M.E. Seligman: Attributional style among depressed patients. *Journal of Abnormal Psychology,* April 1982; 91(2):102-108.

11. Erzählen Sie sich eine gute Geschichte

Seite 180-186 Es hat sich gezeigt, daß die kognitive Therapie wirklich den größten Beitrag zur Änderung von Vorstellungen und entsprechendem Verhalten leistet. Ihr wichtigster Exponent ist, neben anderen, Aaron Beck: Cognitive therapy: Nature and relation to behavior therapy. *Behavior Therapy* 1970; 1:184-200. A. Beck und M. Bohnert: Ideational components of anxiety neurosis. *Archives of General Psychiatry* 1974; 31:319-25. A.T. Beck: *Cognitive Therapie and the Emotional Disorders.* New York: International Universities Press, 1976: A.T. Beck: *Depression: Causes and Treatment.* Philadelphia, University of Pennsylvania Press, 1972: A.T. Beck: Thinking and depression. *Archives of General Psychiatry* 1963; 9:324:33. A. Beck, A.J. Rush, B. Shaw und G. Emery: *Cognitive Therapy of Depression: A Treatment Manual.* New York, Guilford Press, 1979. A. Ellis: *Growth Through Reason: Verbatim Cases in Rational-Emotive Psychotherapy.* Palo Alto, Science & Behavior Books, 1971. G. Emery: *Getting Un-Depressed* (auf den neuesten Stand gebrachte Neuausgabe von *A New Beginning*), New York, Simon & Schuster, 1988.
Seite 187 Über die relative Wirksamkeit verschiedener Therapieformen wird berichtet in J.D. Frank: Therapeutic components shared by all psychotherapies. In J.H. Harvey und M.M. Parks (Hrsg.): *Psychotherapy Research and Behavior Change.* Washington, D.C.: American Psychological Association, 1981.

Seite 188 Die Probleme und Leiden vieler berühmter Leute werden geschildert in *Not a Good Word About Anybody,* von Jane Goodsell (New York, Ballantine Books, 1988).
Seite 190 J.W. Pennebaker: Confiding traumatic experiences and health. In S. Fisher und J. Reason (Hrsg.): *Handbook of Life Stress, Cognition, and Health.* New York, John Wiley & Sons, 1988. J.W. Pennebaker, J.K. Kievolt-Glaser und R. Glaser: Disclosure of traumas and immune function: Health implications for psychotherapy. *Journal of Consulting and Clinical Psychology* 1988; 56(2):239-45. J.W. Pennebaker, C.F. Hughes und R.C. O'Heeron: The psychophysiology of confession: Linking inhibitory and psychosomatic processes. *Journal of Personality and Social Psychology* 1987; 52(4):781-93.

12. Investieren in sich selbst

Seite 194 P.W. Linville: Self-complexity as a cognitive buffer against stress-related illness and depression. *Journal of Personality and Social Psychology* 1987; 52(4):663-76.
Patricia Linville, Psychologin an der Yale University, testete die günstigen Wirkungen der Komplexität von Persönlichkeiten. Sie forderte ihre Versuchspersonen auf, die verschiedenen Aspekte ihrer Persönlichkeit zu benennen und zu bewerten: ob sie sich in ihren jeweiligen Rollen, Beziehungen und Tätigkeiten unternehmungslustig, spielerisch, strebsam oder phantasievoll verhielten. Aus diesen Elementen konstruierte sie das Maß der Komplexität einer Persönlichkeit – also wie komplex und eigenständig das Bild war, das jede Versuchsperson von sich entwarf. Ferner maß sie die Anzahl ihrer Schicksalsschläge, privates und familiäres Unglück, finanzielle Schwierigkeiten, berufliche Rückschläge und ähnliches.
In den beiden Wochen, die der ersten Befragung folgten, zeigten Menschen mit größerer Komplexität beträchtlich weniger seelische und körperliche Streßsymptome. Sie berichteten von weniger Depressionen, schlechten Stimmungen, Erkältungen, Husten, Bauch-, Kopf- und Muskelschmerzen als ihre weniger komplexen Kollegen.
Seite 196 Zur Wirkung des Ausbildungsniveaus auf die Sterblichkeitsrate siehe L.A. Sagan: *The Health of Nations.* New York, Basic Books, 1987. Und E. Kitagawa und P. Hauser: *Differential Mortality in the United States* 1978. Vital and Health Statistics, series 10, no. 142. Washington, DC: U.S. Government Printing Office, 1983. R. Mulcahy, L. Daley, I. Graham und N. Hickey: Level of education, coronary risk factors, and cardiovascular disease. *Irish Medical Journal* 1984; 77 no. 10:316-18.
Seite 200 S.M. Sales und J. House: Job dissatisfaction as a possible risk factor in coronary heart disease. *Journal of Chronic Disease* 1971; 23:861-73.
Seite 201 E. Palmore: Predicting longevity: A follow-up controlling for age. *The Gerontologist* 1969;9:247-50.
Seite 201 B.T. Lohrer, R.A. Noe, N.R. Moeller und M.P. Fitzgerald: A meta-analysis of the relation of job characteristics to job satisfaction. *Journal of Applied Psychology* 1985; 70:280-89.

Seite 201 M. Argyle: *The Psychology of Happiness.* London, Methuen, 1987.
Seite 202 R. Karasek, D. Baker, F. Marxer, A. Ahlbom und T. Theorell: Job decision latitude, job demands, and cardiovascular disease: A prospective study of Swedish men. *American Journal of Public Health* 1981; /1(7):694-705. L. Alfredsson, R. Karasek und T. Theorell: Myocardial infarction risk and psychosocial work environment: An analysis of the male Swedish working force. *Social Science and Medicine* 1982; 16:463-67. R.A. Karasek, T. Theorell, J.E. Schwartz, P.L. Schnall, C.F. Pieper und J.L. Michela: Job characteristics in relation to the prevalence of myocardial infarction in the U.S. Health Examination Survey (HES) and the Health and Nutrition Examination Survey (HANES). *American Journal of Public Health* 1988; 78(8):910-18.

13. Verwöhnen Sie sich selbst

Seite 206 C.A. Rinzler: *The Book of Chocolate.* New York, St. Martins, 1977.
Seite 206 A. Weil und W. Rosen: *Chocolate to Morphine: Understanding Mind Active Drugs.* Boston, Houghton Mifflin, 1983.
Seite 206 V.J. Paolini und S. Kashket: Inhibition by cocoa extracts of biosynthesis of extracellular polysaccharide by human oral bacteria. *Archives of Oral Biology* 1985; 30(4):359-63.
Seite 206 E.C. Reynolds: The prevention of sub-surface demineralization of bovine enamel and change in plaque composition by casein in an intra-oral model. *Journal of Dental Research* 1987; 66(6):1120-27.
Seite 206 M. Roach: More reasons to love chocolate. *Hippocrates* 1988; 2(5):18-21. (Das hier verwendete Material stammt z.T. aus diesem Artikel.)
Seite 207 M. Schuman, M.J. Gitlin und L. Fairbanks: Sweets, chocolate, and atypical depressive traits. *Journal of Nervous and Mental Disease* 1987; 175(8):491-95.
Seite 207 M.R. Liebowitz und D. Klein: Hysteroid dysphoria. *Psychiatric Clinics of North America* 1979; 2(3):555-75.
Seite 207 F. Karoum, H. Nasrallah, S. Potkin, L. Cuang, J. Moyer-Schwing, I. Phillips und R.J. Wyatt: Mass fragmentography of phenylethylamine, m- and p-tyramine and related amines in plasma, cerebrospinal fluid, urine, and brain. *Journal of Neurochemistry* 1979; 33:201-12.
Seite 207 S. Boynton: *Chocolate – the Consuming Passion.* New York, Workman Publishing, 1982.
Seite 208 M.J. Eckardt, T.C. Hartford, C.T. Kaelber u.a.: Health hazard associated with alcohol consumption. *Journal of American Medical Association* 1981; 246(6):648-66.
Seite 208 W.J. Darby: The benefits of drink. *Human Nature* 1978; 1(2):30-37.
Seite 209 A. L. Klatsky, G.O. Freidman und A.V. Siegelaub: Alcohol consumption before myocardial infarction: Results from the Kaiser-Permanente epidemiological study of myocardial infarction. *Annals of Internal Medicine* 1974; 81:294-301. A.L. Klatsy, G.O. Freidman und A.B. Siegelaub: Alcohol and mortality: A ten-year Kaiser-Permanente experience. *Annals of Internal Medicine* 1981; 95:139-45.

Seite 209 K. Yano, G.G. Thoads und A. Kagan: Coffee, alcohol and risk of coronary heart disease among Japanese men living in Hawaii. *New England Journal of Medicine* 1977; 297:405-409.
Seite 209 M.G. Marmot, M.J. Shipley, G. Rose und B.J. Thomas: Alcohol and mortality: A U-shaped curve. *Lancet* 1981; 1:580-83.
Seite 210 H.W. Gruchow und E.W. Levin: Drinking patterns and coronary occlusion. *Primary Cardiology*, November 1981; 129-37.
Seite 210 Man hatte immer gedacht, daß Alkohol den Spiegel von HDL-Cholesterin im Blut erhöht, also des sogenannten »guten« Cholesterins, das das Risiko von Herzerkrankungen verringert. Aber es ist doch etwas anders: Alkohol läßt die Werte des Apoliproproteins A1 steigen, einer an das HDL-Cholesterin gebundenen Eiweißsubstanz, die mit dafür sorgt, daß Cholesterin aus dem Blut verschwindet, und Arterienverkalkung vorbeugt. Bei einer Untersuchung verursachte eine Diät mit einem Bier pro Tag den Anstieg der Apoliproprotein A1-Werte um fast 7 %, während sie ohne Bier um 4 % fielen. Da hohe Apoliproproteinwerte stark positiv mit niedrigem Herzrisiko korrelieren, kann schon ein kleiner, durch ein Bierchen am Tag bewirkter Anstieg signifikante Schutzwirkungen haben. R.D. Moore und T.A. Pearson: Moderate alcohol consumption and coronary artery disease: A review. *Medicine* (Baltimore) 1986; 65(4):242-67.
Seite 210 Es gibt Forscher, die Vorbehalte gegen die Hypothese anmelden, mäßiger Alkoholkonsum habe vorbeugende Wirkung. Mäßiger Alkoholgenuß ist nämlich bei Menschen mit gehobenem sozioökonomischem Status verbreiteter als in anderen Schichten, so daß vielleicht der Status für den besseren Gesundheitszustand verantwortlich ist. Viele der hier relevanten Studien (obzwar nicht alle) zogen Rauchen oder Sport in Betracht, und manche machten keinen Unterschied zwischen lebenslangen Abstinenzlern und ehemaligen Trinkern. Die ehemaligen Trinker haben das Trinken vielleicht aus gesundheitlichen Gründen aufgegeben, woraus erhellt, daß Nichtmehrtrinker gefährdeter sind als mäßige Trinker.
E.R. Eichner: Alcohol versus exercise for coronary protection. *American Journal of Medicine* 1985; 79:231-40. A. G. Sharper, A.N. Philips, S.J. Pocock und M. Walker: Alcohol and ischaemic heart disease in middle aged British men. *British Medical Journal* 1987; 294(6574):733-37.
Seite 210 D.J. Forkner: Should wine be on your menu? *The Professional Nutritionist* 1981; 14(2):1-3. D.O. Irvine: Influence of tannic, tartaric and acetic acid upon olfactory acuity. *American Journal of Digestive Diseases* 1953; 20:17-21. R.W. Vilter: Nutritional problems in surgical patients. *Postgraduate Medicine* 1964; 36:34-38. F.R. Goetzl: A note on the possible usefulness of wine in the management of anorexia. *The Permanente Medical foundation Bulletin* 1950; 8:72-86. C.A. Camargo, K.M Vranizan, D.M. Dreon, B. Frey-Hewitt und P.D. Wood: Alcohol, calorie intake, and adiposity in overweight men. *Journal of American College of Nutrition* 1987; 6(3):271-78.
Seite 210 B. Kastenbaum: *Alcohol and Old Age*. New York, Grune & Stratton, 1980. C.M. Steele, B. Critchlow und T.J. Liu: Alcohol and social behavior II: The helpful drunkard, *Journal of Personality and Social Psychology* 1985; 48(1):35-46.

Seite 212 G.A. Marlatt und D.J. Roshsenow: The think-drink effect. *Psychology Today*, Dezember 1981; 60-93.

Seite 208 Es sind Berichte erschienen, daß nur drei Gläser Alkohol pro *Woche* das Risiko von Frauen, Brustkrebs zu bekommen, um 50 % erhöhen. Diese Zahl ist oft gröblich mißverstanden worden, denn viele glaubten z.B., das Risiko betrage bei Frauen mit mäßigem Alkoholkonsum 50 % – ein völliges Mißverständnis. Andere zogen, da das lebenslange Risiko bei allen Frauen, Brustkrebs zu bekommen, 9 % (eine von 11) beträgt, irrtümlich den Schluß, bei Alkoholkonsumentinnen erhöhe sich dieses Risiko auf 14 %. Das Problem bei dieser Interpretation ist, daß sich die Zahl 9 % auf das lebenslange Risiko *aller* Frauen bezieht, also jene mit mäßigem Konsum schon einschließt. Die 9 % sind ebenfalls irreführend, wenn man sie auf erwachsene Frauen bezieht, die noch keinen Brustkrebs entwickelt haben. Das wirkliche Risiko für eine Frau, im Alter zwischen 40 und 60 Brustkrebs zu bekommen, liegt bei 3,3 %. Selbst wenn also die jüngst veröffentlichten Zahlen über das Risiko Alkohol trinkender Frauen korrekt sind, würde das Risiko einer Frau mit mäßigem Konsum nur auf 4,3 % steigen, was weit weniger alarmierend wäre als die oft zitierten 14 %.
W.C. Willet, M.J. Stampfer, G.A. Colditz, et.al.: Moderate alcohol consumption and the risk of breast cancer in the epidemiological follow-up study of the first national health and nutrition examination survey. *New Endland Journal of Medicine* 1988; 316:1169-73. L.A. Webster, P.A. Wingo, P.M. Layde und H.W. Ory: Alcohol consumption and risk of breast cancer. *Lancet*, 24. September 1983; 723-26. R.E. Harris und E.L. Wynder: Breast cancer and alcohol consumption: A study in weak associations. *Journal of American Medical Association* 1988; 259(19):2867-71. M.P. Longnecker, J.A. Berlin, M.J. Orza und T.C. Chalmers: A meta-analysis of alcohol consumption in relation to risk of breast cancer. *Journal of American Medical Association* 1988; 260(5):652-56.

Seite 213 »Sind Sie gefährdet?« Die Liste wurde aus verschiedenen Fragebögen über Alkoholkonsum zusammengestellt. M.L. Selzer, A. Vinokur und L. van Rooijan: A self-administered short Michigan Alcoholism Screening Test (SMAST). *Journal of Studies on Alcohol* 1975; 36(1):117-26. J.S. Powers und A. Spickerd: Michigan Alcoholism Screening Test to diagnose early alcoholism in a general practice. *Southern Medical Journal* 1984; 77(7):852-56.

Seite 214 B. Morris : Born to shop. *Wall Street Journal* – Artikel, neu abgedruckt in *San Jose Mercury News*, 27. September 1987.

Seite 214 D. W. Rook: The buying impulse. *Journal of Consumer Research* 1987; 14:189-99.

Seite 216 S.A. Shapiro und A.J. Tuckman: *Time Off: A Psychological Guide to Vacations.* New York, Doubleday, 1978.

Seite 216 Die Studie über Touristen am Great Barrier Riff findet sich in P.L. Pearce: *The Social Psychology of Tourist Behavior.* Oxford, Pergamon, 1982.

Seite 216 E. Padus: *The Complete Guide to Your Emotions and Your Health.* Emmaus, PA: Rodale Press, 1986.

Seite 218 C. Rubinstein: *PT's* survey report on how Americans view vacations. *Psychology Today*, Mai 1980; 13:62-76.

Seite 219 R. Brody: Anatomy of a laugh. *American Health*, November/Dezember 1983; 43-47.
Seite 220 P. Long: Laugh and be well ? *Psychology Today*, Oktober 1987; 28-29.
Seite 220 N. Cousins: *Anatomy of an Illness as Perceived by the Patient: Reflections on Healing and Regeneration.* New York, Bantam, 1979. R. Cogan, D. Cogan, W. Waltz und M. McCue: Effects of laughter and relaxation on discomfort thresholds. *Journal of Behavioral Medicine* 1987; 10(2):139-44.
Seite 220 K.M. Dillon, B. Minchoff und K.H. Baker: Positive emotional states and enhancement of the immune system. *International Journal of Psychiatry in Medicine* 1985-86; 15:13-17.
Seite 221 L.S. Berk, S.A. Tan, S.L. Nehlsen-Cannarella, B.J. Napier, J.E. Lewis, J.W. Lee, W.F. Fry und W.C. Eby: Laughter decreases cortisol, epinephrine, and 3,4-dihydroxyphenyl acetic acid (DOPAC). Abstract, Society of Behavioral Medicine, 1988.
Seite 221 N.F. Dixon: Humor: A cognitive alternative to stress? In I.G. Sarason und C.D. Spielberger (Hrsg.): *Stress and Anxiety* (Band 7). Washington, DC, Hemisphere, 1980. H.M. Lefcourt und R.A. Martin: *Humor and Life Stress: Antidote to Adversity*. New York, Springer-Verlag, 1986.
Seite 222 E. Blumenfeld und L. Alpern: *The Smile connection: How to Use Humor in Dealing with People.* Englewood Cliffs, NJ, Prentice-Hall, 1986.
Seite 223 A. Borquist: Crying. *American Journal of Psychology* 1906; 17:149-205. W.H. Frey, D. DeSota-Johnson, C. Hoffman und J.T. McCall: Effect of stimulans on the chemical composition of human tears. *American Journal of Ophthalmology* 1981; 92(4):559-67. W.H. Fry: Not-so-idle tears. *Psychologie Today*, Januar 1980; 91-92.

14. Selbstlose Freuden

Seite 222 Einen ausgezeichneten Überblick über den derzeitigen Forschungsstand in bezug auf soziales Engagement und Gesundheit geben J.S. House, K.R. Landis und D. Umberson: Social relationships and health. *Science*, Juli 1988; 241:540-45. S. Cohen, S.L. Syme (Hrsg.): *Social Support and Health.* New York, Academic Press, 1985. Siehe auch W.E. Broadhead, B.H. Kaplan, S.A. James, E.H. Wagner, V.J. Schoenbach, R. Grimson, S. Heyden, G. Tibblin und S.H. Gehlbach: The epidemiological evidence for a relationship between social support and health. *American Journal of Epidemiology* 1983; 117:521-37. L. Berkman und S.L. Syme: Social networks, host resistance, and mortality: A nine-year follow-up study of Alameda County residents. *American Journal of Epidemiology* 1979; 109:186-204.
Seite 227 Eine ausführlichere Darstellung der Evolution des sozialen Organismus geben R. Ornstein und S. Sobel: *The Healing Brain*. New York: Simon & Schuster, 1987. Eine gut lesbare Schilderung des Lebens unserer ersten Ahnen ist D. Johansen und M. Edey: *Lucy: The Beginnings of Humankind*. New York: Simon & Schuster, 1981; und R. Leakey und R. Lewin: *Origins*. New York, E.P. Dutton, 1977.

Seite 228 Über die lebensentscheidende Rolle zwischenmenschlicher Beziehungen nach der Geburt schreibt J. Bowlby: *Attachment and Loss*, Band 1,2,3. New York, Basic Books, 1969. Siehe auch M.D.S. Ainsworth: *Infancy in Uganda.* Baltimore, Johns Hopkins University Press, 1967. M.D.S. Ainsworth, M. Blehar, E. Waters und S. Wall: *Patterns of Attachment: A Psychological Study of the Strange Situation*. Hillsdale, NJ: Lawrence Erlbaum, 1978.
Seite 229 Zum Thema der unterschiedlichen Typen sozialer Beziehungen von Männern und Frauen siehe C.F. Longino und A. Lipman; Married and spouseless men and women in planned retirement communities: Support network differentials. *Journal of Marriage and the Family* 1981; 43:169-77. Die unterschiedlichen Auswirkungen von Scheidungen auf die seelische Gesundheit von Männern und Frauen untersuchen N. Gerstel und C. Riesman: Social networks in a vulnerable population: The separated and divorced. Paper presented at the American Public health Association Meetings, Los Angeles, CA, 4. November 1981.
Seite 231 M.H. Brenner : Importance of the economy to the nation's health. In L. Eisenberg und A. Kleinman (Hrsg.): *The Relevance of Social Science for Medicine.* Dordrecht, Holland, D. Reidel Publishing Co., 1980.
Seite 231 F.E. Kobrin und G.E. Hendershot: Do family ties reduce mortality?: Evidence from the United States, 1966-1968. *Journal of Marriage and the Family* 1077; 39:737-45.
Seite 232 A. Beck und A. Katcher: *Between Pets and People: the Importance of Animal Companionship.* New York: Putnam, 1983. A. Katcher und A. Beck (Hrsg.): *New Perspectives on Our Lives with Companion Animals*. Philadelphia , University of Pennsylvania Press, 1983. F.T. Fitzgerald: The therapeutic value of pets. *Western Journal of Medicine* 1986; 144:103-105. E. Friedman. A. Katcher, J. Lynch und S.A. Thomas: Animal companions and one-year survival of patients after discharge from a coronary care unit. *Public Health Reports* 1980; 95:307-12.
Seite 235 R.H. Rosenman, R. J. Brand, C.D. Jenkins, M. Friedman, u.a.: Coronary heart disease in the western Collaborative Study: Final follow-up experience of eight and one-half years. *Journal of the American Medical Association* 1975; 223:872-77. M. Friedman und R. Rosenman: *Type A Behaior and Your Heart.* New York, Alfred A. Knopf, 1974. M Friedman und D. Ulmer: *Treating Type A Behavior and Your Heart.* New York, Alfred A. Knopf, 1984.
Seite 235 T.M. Dembrowski, J.M MacDougall, R.S. Eliot und J.C. Buell: Moving Beyound type A. *Advances* 1984; 1:16-26.
Seite 236 Zu den neuesten Forschungsergebnissen über die Rolle von Zorn und Feindseligkeit bei Herzgefäßerkrankungen siehe M. Chesney und R.H. Rosenman (Hrsg.): *Anger and Hostility in Cardiovascular and Behavioral Disorders.* Washington, DC, Hemisphere Publishing Corp., 1985.
Seite 236 Einen Überblick über den Zusammenhang zwischen Ichbezogenheit und Herzkrankheit geben L. Scherwitz, L.E. Graham und D. Ornish: Selfinvolvement and the risk factors for coronary heart disease. *Advances* 1985; 2:6-18. Ebenso L. Scherwitz, R. McKelvain, C. Laman, u.a.: Type A behavior, selfinvolvement, and coronary arterosclerosis. *Psychosomatic Medicine* 1983; 45:47-57.

Seite 237 A. Kohn: Beyound selfishness. *Psychology Today* 1988; 22(10):34-38. A. Luks: Helper's high. *Psychology Today* 1988; 22(10):39-42. A. Luks und E. Growald: *American Health*, März 1988. J. Panksepp: The psychobiology of prosocial behavior: Separation distress, play and altruism. In W. Zahn-Waxler, E.M. Cummings und R. Iannotti (Hrsg.): *Altruism and Aggression: Biological and Social Origins.* New York, Cambrigde University Press, 1986. E. Staub: A conception of the determinants and development of altruism and aggression: Motives, the self, and the environment. In C. Zahn-Waxler, E.M Cummings und R. Iannotti (Hrsg.): *Altruism and Aggression: Biological and Social Origins*. New York, Cambridge University Press, 1986.
Seite 237 A. Gartner und F. Riessman: *Self-help in the Human Services.* San Francisco, Jossey-Bass, 1977. D. Hurley: Getting help from helping. *Psychology Today*, Januar 1988; 22(1):63-67.
Seite 238 J.S. House, C. Robbins und H.L. Metzner: The association of social relationships and activities with mortality. *American Journal of Epidemiology* 1982; 116:123-40.

15. Gesunde Pluspunkte durch Lebensfreude

Seite 240 Gute Laune steigert die Bereitschaft, anderen zu helfen. Siehe A.M. Isen und P.F. Levin: The effect of feeling good on helping: Cookies and kindness. *Journal of Personality and Social Psychology* 1972; 21:384-88.

Register

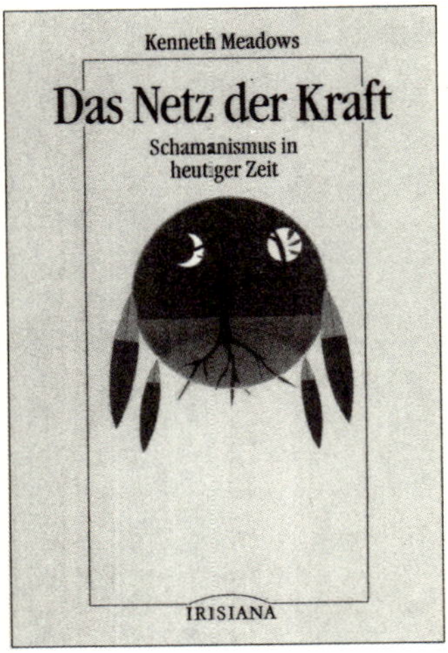

Kenneth Meadows

Das Netz der Kraft

Praktische Anleitungen zum Schamanismus in heutiger Zeit

266 Seiten mit Abbildungen, Festeinband

Im Prozeß evolutionären Wachstums wenden sich die Menschen vor allem der westlichen Kulturen heute verstärkt der Erforschung des Inneren Raumes zu, den nicht-physischen Wirklichkeiten in uns selbst. Seit Jahrtausenden war dieser Innere Raum die Domäne der Schamanen und Schamaninnen verschiedenster Traditionen. Kenneth Meadows bietet eine präzise und übersichtliche Einführung in den Schamanismus, wie wir ihn heute praktizieren können, erläutert, auch mit vielen praktischen Übungen, wie wir schamanische Prinzipien und Techniken für uns selbst und im Alltagsleben anwenden und so unsere verborgenen Potentiale entwickeln können.